JN336837

内科患者の
メンタルケアアプローチ
循環器疾患編

監修 樋口輝彦 | 国立精神・神経医療研究センター 理事長・総長

編著 桑原和江・伊藤弘人 | 国立精神・神経医療研究センター 精神保健研究所

株式会社 新興医学出版社

Mental Care Approach to Patients with Physical Illnesses: Cardiovascular Care

supervised by
Teruhiko Higuchi

edited by
Kazue Kuwahara, Hiroto Ito

© First edition, 2013 published by
SHINKOH IGAKU SHUPPAN CO., LTD TOKYO.
Printed & bound in Japan

監修

| 樋口　輝彦 | 国立精神・神経医療研究センター　理事長・総長 |

編著

| 桑原　和江 | 国立精神・神経医療研究センター　精神保健研究所　社会精神保健研究部 |
| 伊藤　弘人 | 国立精神・神経医療研究センター　精神保健研究所　社会精神保健研究部 |

執筆者一覧（執筆順）

桑原　和江	国立精神・神経医療研究センター　精神保健研究所　社会精神保健研究部
伊藤　弘人	国立精神・神経医療研究センター　精神保健研究所　社会精神保健研究部
奥村　泰之	国立精神・神経医療研究センター　精神保健研究所　社会精神保健研究部
村松公美子	新潟青陵大学大学院　臨床心理学研究科
川井　真	東京慈恵会医科大学　内科学講座　循環器内科
吉村　道博	東京慈恵会医科大学　内科学講座　循環器内科
大塚　邦明	東京女子医科大学東医療研究センター　内科
吉村　玲児	産業医科大学　医学部　精神医学教室
杉田　篤子	産業医科大学　医学部　精神医学教室
中村　純	産業医科大学　医学部　精神医学教室
笠貫　宏	早稲田大学理工学術院 東京女子医科大学・早稲田大学共同研究院
永井　道明	庄原市国民健康保険総領診療所 自治医科大学　医学部内科学講座　循環器内科学部門
苅尾　七臣	自治医科大学　医学部内科学講座　循環器内科学部門
志賀　剛	東京女子医科大学　循環器内科
鈴木　豪	東京女子医科大学　循環器内科
萩原　誠久	東京女子医科大学　循環器内科

中村　俊一	日本医科大学　内科学第一講座（循環器・肝臓・老年・総合病態部門）
加藤　浩司	日本医科大学　内科学第一講座（循環器・肝臓・老年・総合病態部門）
水野　杏一	日本医科大学　内科学第一講座（循環器・肝臓・老年・総合病態部門）
佐藤　　洋	関西学院大学　人間福祉学部・保健館
中谷　大作	大阪大学大学院　医学系研究科　循環器内科学
安野　史彦	国立循環器病研究センター　精神科
野々木　宏	地方独立行政法人静岡県立病院機構　静岡県立総合病院　循環器内科
横山　広行	国立循環器病研究センター　心臓血管内科部門　救急治療科
小鳥居　望	久留米大学　医学部　神経精神医学講座
内村　直尚	久留米大学　医学部　神経精神医学講座
西村　勝治	東京女子医科大学　医学部　精神神経医学教室
伊藤　克人	東京急行電鉄株式会社　東急病院　心療内科
大坪　天平	東京厚生年金病院　精神科（心療内科・神経科）
宮坂亜希子	あきメンタルクリニック
坂元　　薫	東京女子医科大学　神経精神科
中嶋　義文	社会福祉法人三井記念病院　精神科
宇田川雅彦	船橋市立医療センター　精神科
菅原亜有美	船橋市立医療センター　リエゾン精神看護師
山田　浩樹	昭和大学附属烏山病院　精神科
長山　雅俊	榊原記念病院　循環器内科部門
加藤　尚子	東京大学医学部附属病院　循環器内科 日本学術振興会特別研究員PD
絹川弘一郎	東京大学大学院　医学系研究科　重症心不全治療開発講座
木村　慧心	一般社団法人日本ヨーガ療法学会　理事長
杉江　　征	筑波大学大学院　人間総合科学研究科　ヒューマン・ケア科学専攻
松岡　志帆	東京女子医科大学　看護学部　成人看護学
鈴木　伸一	早稲田大学　人間科学学術院　臨床心理学研究域

序　文

　本書は，循環器疾患と精神疾患の併存に関する知見を，内科医の臨床に役立つという観点から企画したものである．身体疾患を患うと，だれもが落ち込み不安となる．その多くは，患者のセルフヘルプを支援することで回復できるが，一方で抗うつ薬が奏効するうつ病があり，治療が長引く難治性うつ病もある．また診察場面でのうつ状態が軽度であっても難治性の場合もあり，横断的に診断することには困難が伴う．内科医は，どのような姿勢でこの課題への治療戦略を立てればよいのか．これが本書を企画した問題意識である．

　循環器疾患とうつなどの精神疾患は高率に併発し，併発すると予後を悪化させることは，国際的に高いエビデンスで確認されている．このことは，両疾患の治療を並行し，双方向からアプローチすることによって，予後の改善につながる可能性があることを示している．本書は，循環器科での多様な患者への治療の手がかりとなることに心がけて構成されている．

　第1章は総論で，循環器疾患と精神疾患の併存の頻度とその背景に考えられるメカニズムについて概説してある．後者については，心臓病学と精神医学の両面から考えられる仮説について執筆していただいた．

　第2章では，循環器領域でよく見られる疾患や問題について循環器科医の立場から論じている．なお，心移植に関するメンタルヘルスケア，睡眠障害とせん妄については，精神科医が執筆しており，具体的案対応に関する示唆が得られるであろう．

　第3章は，精神科入門編とトピックスである．前者では，内科医と精神科医がどのように連携をとればよいのかについて，具体的なポイントが述べられている．後半のトピックスでは，循環器科の中で取り組む可能性のある治療について紹介している．

　本書のテーマは，海外では活発に臨床研究成果が発表されているが，わが国では一部の先進的な専門家や医療機関を除いては，それほど活発ではなかった．本書の執筆者は，わが国でこのテーマに初期から取り組んでこられた循環器科医および循環器科チームの方々である．その意味でこれまでにわが国で蓄積されてきた経験が，本書に満載されているといっても過言ではない．関係者のご理解とご協力に感謝するとともに，本書が全国の循環器科において活用されることを期待する．

国立精神・神経医療研究センター
総長　樋口　輝彦

目次 Contents

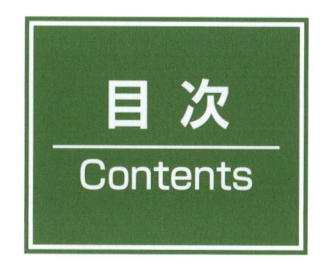

第1章 概論

- I. 総論 …………………………………………………… 桑原和江, 伊藤弘人 … 3
- II. 疫学と評価 ……………………………………………… 奥村泰之, 伊藤弘人 … 11
- III. 米国心臓協会（American Heart Association：AHA）指針と評価 …… 村松公美子 … 15
- IV. 循環器領域からみた循環器疾患と精神疾患のメカニズム①
    内分泌系（免疫，炎症，神経体液性因子） ………………… 川井 真, 吉村道博 … 23
- V. 循環器領域からみた循環器疾患と精神疾患のメカニズム②
    自律神経系 …………………………………………………… 大塚邦明 … 30
- VI. 精神科領域からみた循環器疾患と精神疾患のメカニズム
    うつ病の観点から ……………………………… 吉村玲児, 杉田篤子, 中村 純 … 37
- VII. 循環器心身医学による全人医療と包括医療 ………………………… 笠貫 宏 … 42

第2章 各論（循環器疾患と精神疾患との関連を中心に）

- I. 高血圧 ……………………………………………………… 永井道明, 苅尾七臣 … 51
- II. 心不全 ……………………………………………………………………… 志賀 剛 … 58
- III. 不整脈・デバイス ……………………………………… 鈴木 豪, 志賀 剛, 萩原誠久 … 68
- IV. 冠動脈疾患と抑うつ・不安 ………………………… 中村俊一, 加藤浩司, 水野杏一 … 73
- V. 急性心筋梗塞とうつ …………………………………………… 佐藤 洋, 中谷大作 … 81
- VI. 心移植 ……………………………………………………………………… 安野史彦 … 88
- VII. 心不全の緩和ケア ………………………………………… 野々木宏, 横山広行 … 94
- VIII. 睡眠障害（睡眠時無呼吸症候群） ………………………… 小鳥居望, 内村直尚 … 101
- IX. せん妄 ……………………………………………………………………… 西村勝治 … 110

第3章　各専門医との連携に向けて（精神科医からのアドバイス），トピックス

i．精神科入門編（うつ，不安を中心に）
- I．どこまで循環器内科・内科医が診療できるか ……………………… 伊藤克人　121
- II．DSM-Ⅳを用いた診断および評価法の実際 …………………………… 大坪天平　125
- III．内科医と精神科医の共通言語①
  精神科への紹介のポイント ………………………………… 宮坂亜希子，坂元　薫　130
- IV．内科医と精神科医の共通言語②
  精神科との連携の実際とポイント ……………………………………… 中嶋義文　136
- V．患者への対応の仕方−こんな患者へどう対応するか？ ……… 宇田川雅彦，菅原亜有美　140
- VI．循環器系疾患における向精神薬処方の留意点 ……………… 山田浩樹，大坪天平　146

ii．トピックス
- I．治療について① 心臓リハビリテーション ………………………………… 長山雅俊　154
- II．治療について② 行動変容（アドヒアランス向上） ……………… 加藤尚子，絹川弘一郎　159
- III．治療について③ ヨーガ療法 ……………………………………………… 木村慧心　164
- IV．治療について④ 自律訓練法（Autogenic Training） ……………………… 杉江　征　167
- V．治療について⑤ 認知行動療法 ……………………………… 松岡志帆，鈴木伸一　171
- VI．治療について⑥ 協働ケア（collaborative care） ……………………… 西村勝治　177

第 1 章
概 論

Ⅰ．総論
Ⅱ．疫学と評価
Ⅲ．米国心臓協会（American Heart Association：AHA）指針と評価
Ⅳ．循環器領域からみた循環器疾患と精神疾患のメカニズム① 内分泌系（免疫，炎症，神経体液性因子）
Ⅴ．循環器領域からみた循環器疾患と精神疾患のメカニズム② 自律神経系
Ⅵ．精神科領域からみた循環器疾患と精神疾患のメカニズム うつ病の観点から
Ⅶ．循環器心身医学による全人医療と包括医療

第1章 概論

I. 総論

国立精神・神経医療研究センター 精神保健研究所 社会精神保健研究部
桑原和江, 伊藤弘人

重要ポイント！

- 冠動脈疾患をはじめとする循環器疾患の発症において, 心理社会的因子が影響を及ぼす.
- 近年, ストレス, 性格傾向, 内分泌および自律神経の変化だけでなく, うつ病などの気分障害が循環器疾患の発症や予後に影響を与える, というエビデンスが蓄積され, 注目されるようになった.
- 循環器内科診療において, 日頃より患者の心理社会的側面を積極的に評価し, 精神科領域, 特にうつや不安障害などの精神疾患の診断能力を身に付け, スムーズに専門医を連携できるようにすることが重要である.

近年, 平均寿命ののびとともに高齢社会となり, 心疾患は死亡の第二位を占め, 特に生活の欧米化に伴い冠動脈疾患（CAD）の予防, 診断, 治療は急速に進歩している. 心疾患は心理社会的因子がその発症, 増悪に影響を及ぼし, その観点からは心身症の一つとも言える. さらに心身症の域にとどまらず, 精神疾患との合併, 特にうつ病との合併が予後に影響を与えることが明らかになり, 問題視されてきた.

このことは, 循環器領域において, 今までのような臓器に特化した治療だけではなく, 合併する精神疾患のアセスメントおよび治療方針の立て方が患者の予後を左右することを認識する必要があることを示している. 加えて, 循環器疾患罹患後に精神疾患に罹患することを予防することも重要である. 循環器疾患患者に対する精神医学的な問題, 特に抑うつ・不安などの気分障害を意識し, アプローチしていくことが求められる.

これからの循環器内科医が必要とされるのは, 以下であると考える.

① プライマリケア, 一般内科医, 医療関係者が, 循環器疾患と精神疾患の合併の事実, 最近の知見を把握すること
② 精神疾患の見立て方について, 理解すること
③ 精神疾患（主に気分障害）の合併を疑った場合の対応（患者への説明の仕方, 内科治療可能な範囲と専門医へ紹介する必要のある奨励の見極め, そのタイミング）
④ 循環器疾患罹患後の, 心身医学的アプ

> ローチ，精神医学的アプローチをもちいた精神面のケア

しかし，循環器内科医にとって，循環器疾患患者に対する心身医学的アプローチはあまりその重要性が認識されていない．本論では，循環器心身症から始まり，精神疾患合併の重要性とその歴史的経緯も含めて概説を加える．

A 心疾患と心身相関とは

生体は，外的・内的なストレッサーに対して生体の恒常性を維持するために，神経，内分泌，免疫系の調節系により内部環境の調節を行っている．その反応として生体の歪みが生じた状態がストレスである．しかし，一般的にストレッサーを含めてストレスと呼ばれることが多い．心理社会的ストレッサーによる情動ストレスは，大脳皮質から大脳辺縁系を介して視床，視床下部へと伝達される．視床下部は自律神経系と内分泌系の統合中枢として内臓諸器官の活動を調節しているが，視床下部に伝達されたストレス情報は交感神経-副腎髄質系を介して心拍数の増加や血圧や呼吸数の上昇，発汗，筋緊張，血糖値の上昇などを引き起こす．また，下垂体-副腎皮質系を介してグルココルチコイドの分泌が促進される．交感神経-副腎髄質系の活動変化は，免疫系に作用し，リンパ球や抗体産生に影響を及ぼす．神経，内分泌，免疫系の活動変化は，ホルモン，サイトカイン，神経伝達物質などの情報伝達物質を介して中枢神経系にフィードバックされ，生体の恒常性が維持される．

B 冠動脈疾患の心身医学

ストレス

ストレスは，循環器疾患の主要なリスクファクターであることが知られている．INTER-HEART（52ヵ国，約2万5千人を対象としたケースコントロールスタディ）では，心理社会的ストレスが急性心筋梗塞（AMI）の発症と有意な関連があることが明らかになり，ストレスが他の危険因子と同様に AMI の危険因子であると実証された[1]．

ストレスが心血管系へ作用するメカニズムは不明な点も多いが，視床下部に伝達されたストレス情報によって交感神経-副腎髄質系が活性化されるとアドレナリン，ノルアドレナリンが放出され心拍数の増加や血圧の上昇，発汗，呼吸数の上昇，筋の緊張，血糖値の上昇などを引き起こし，これらのストレス状態が繰り返されると恒常的な心筋酸素需要量が増加する．また，視床下部-下垂体-副腎皮質軸（HPA 軸）を介してグルココルチコイドの分泌が促進される．グルココルチコイドは血圧上昇，インスリン抵抗性や内臓脂肪型肥満の増悪，血管内皮機能障害を誘導し，血管平滑筋細胞におけるアンジオテンシンⅡタイプ1（AT1）受容体の発現も増加させる．また，血中のコレステロール値の上昇や血小板の活性化をきたし，動脈硬化を促進する．抹梢血のアンジオテンシンⅡは血管収縮作用，副腎皮質からのアルドステロン分泌，HPA 軸の活性化を促進する．さらに交感神経の活性化から，レニン-アンジオテンシン-アルドステロン（RAA）系賦活化の関与も推定される．

①急性ストレス反応

情動ストレスには非日常的で急性かつ深刻な

ものと，日常的に経験しうる緊張，不安感といったレベルのものがある．前者は「急性ストレス反応」とよばれ，大震災や大規模な事故や火災によって心身へさまざまな症状を引き起こすが，わが国では1995年の阪神淡路大震災に関する研究・報告がある．震災後の高血圧の悪化や震災後4週間での心筋梗塞発症数が例年に比べて有意に増加していた[2]．また，失意・憂うつ・友人の死・悪夢などが24時間以内の心筋梗塞発症に有意に関与していた，というドイツの報告もあり，深刻な情動ストレスが心筋梗塞発症の契機となりうることを示唆する結果といえる．

②慢性ストレス

　長期のストレスは高コレステロール血症，血液機能亢進を介して狭心症の病態となる動脈硬化を促進する．Ghiadoniらは上腕動脈のFMD (flow-mediated dilation)を計測し，ストレスを受けた後は内皮依存性の血管拡張が減弱しており，内皮障害が出現することを証明した[3]．Lesgardsらはヒトの血液を用いて精神的ストレスが酸化ストレスに対する抵抗力を低下させることを示した[4]．これらにより障害をうけた内皮の修復が遅れ，動脈硬化形成の第一歩である炎症細胞浸潤が促進される．

　このような直接的な影響のみならず，日常生活においてのストレスは間接的に生活習慣に悪影響を与えている．ストレスの蓄積は，喫煙，アルコール摂取，インスリン抵抗性・耐糖能異常などの冠危険因子を助長し動脈硬化病変形成の促進に関与する．

性格傾向，行動様式

①タイプA性格傾向

　1959年に，アメリカの心臓病学者FriedmanとRosenmanがCADの危険因子としてのタイプA行動（＝タイプA性格傾向）を発表した．タイプA行動パターンの主な特徴は以下のとおりである．

> ① 自分が定めた目標を達成しようとする持続的な強い欲求
> ② 競争を好み追求する傾向
> ③ 永続的な功名心
> ④ 時間に追われながらの活動
> ⑤ 潜在的な敵意性

　これに対し，タイプBは，タイプAと反対のタイプで，リラックスして，急がず，積極性は低く，都合が悪くなったときも動揺しない．タイプCはタイプBと類似しているが，慢性の不安ないし非安全感を含むものをいう．

　1970～1980年代のWestern Collaborative Group Studyを含む大規模前向き試験では，8.5年間の前向き調査でタイプAはタイプBに対し，CHD（冠動脈性心疾患）の発症率が2倍，心筋梗塞は5倍上昇していた．

　タイプAは日常ストレスに対して過敏に反応し，慢性的に闘争反応を継続しているような性格であるため，ストレスに対する心血管反応がより強く起こり，交感神経系の亢進，副交感神経系の低下が起こる．その結果，心筋酸素消費量亢進，脂質代謝異常，血液凝固能亢進，などの機序が働いてCADを発症してくると考えられる．その後，タイプAは内面の情動として理解されるようになり，怒りおよび怒りの抑制がタイプAの発病要素であるとされ，怒りと敵意が冠動脈疾患の独立した危険因子であることが示された．日本人においてはむしろ仕事に対する熱心さが危険因子と考えられている．

②タイプD性格傾向

　タイプD性格傾向とは，不安などの負の感情を決して表出しない性格傾向であるが，近年，

冠動脈疾患罹患後の長期死亡率に対する独立した因子であると報告された[5]．また，左室駆出率（EF）50%以下のAMI患者の追跡調査で，EF30%以下とタイプD性格傾向が心臓死およびAMI再発の予測因子であることが示された[6]．

うつと不安

近年，冠動脈疾患の発症，経過，転帰に及ぼす抑うつの影響や，それより程度は低いが不安の影響が注目されている．

①うつ

健常人とCAD患者の双方を対象とした多くの前向き研究によれば，うつ病と境界域のうつ症状は，その後の心血管系イベントのリスクを上昇させることが示されている．

⑴ CAD患者におけるうつ病の有病率

うつ病の診断基準，診察方法などの研究体制が整ってきた1980年代後半以降の研究では，冠動脈疾患後のうつ病の有病率は17～46%となっている．また，冠動脈疾患後の患者の20～45%が何らかのうつ症状を呈していた[7,8]．この割合は，一般人口の5%に比べて多い[9]．ある研究では臨床的に有意なうつ症状は，心筋梗塞後の40～65%にみられ，うつの有病率は，このような患者の20～25%である[10]．また，うつ病の有病率は最近新たな心筋梗塞やその他の心事故を起こしていない安定したCAD患者，および冠動脈バイパス術を受けた患者においても上昇する[11]．

⑵ うつ病のCADの経過と転帰に対する影響

CAD患者において，うつ病の合併は将来の心事故を予測し，心死亡率を有意に上昇させる[10,12]．AMI発症時のうつ病の合併は心筋梗塞後の心死亡率の有意な予測因子であり，さらにうつ病の重症度が高くなるほどAMI患者の予後が悪くなると報告されている．6～27年という長期間でみた研究では，うつ病を伴う患者のAMIまたは心死亡率への相対リスクは，心疾患の重症度を調整した場合1.5～6であることが報告されている[12,14]．

AMIにおいて，うつ病は再狭窄，心停止，死亡を含む将来の冠動脈イベントのリスクを増加させる．

⑶ うつ病が冠動脈疾患発症，悪化へ影響する機序

　(a) 社会的要因

多くの心理社会的・文化的・環境的因子は，独立してあるいは複合してCADリスクを上昇させる．生活習慣に関連するCADの危険因子は喫煙，肥満，運動不足，高血圧，糖尿病などがあるが，うつ病ではこれらの割合が高い．また，指示遵守度（adherence）とは患者がいったん了承した治療法をほとんど監視なしで継続する度合いのことをいうが，うつ病を併発しているCAD患者は，うつ病を併発していないCAD患者に比べて，各種治療法に対する指示遵守度・コンプライアンスが悪い．また，うつ病を伴うCAD患者はアスピリン治療の指示遵守度が悪く，AMI後のリハビリテーションプログラムもドロップアウトしやすい．さらに，AMI後のうつ病患者は独身で，親しい人が少なく，社会や支援ネットワークとの接触が少なく，この社会的孤立はAMIの心疾患の増悪と関係する[14]．

　(b) 病態生理学的機序

うつ病は視床下部-副腎皮質および交感神経副腎機能活性化を伴い自律神経系を亢進させる．また高コルチゾル血症を示し，コルチコステロイドは高血圧の誘導，コレステロールおよび遊離脂肪酸の増加などアテローム形成作用を有す

る．さらに，うつ状態ではノルエピネフリンの過剰分泌がみられ，このような交感神経副腎活性化は，心機能，血管，血小板へのカテコーラミンの直接作用によって心血管系疾患に影響を及ぼしうる．

また，うつ病患者は心拍数の変動が小さくなる．これはうつ病の心臓病患者で特に顕著に認められる[16]．この原因として，交感神経緊張および／または副交感神経緊張の低下が考えられ，うつ病の心疾患患者が致命的不整脈となるリスクを大きくする．

さらに，うつ病は血小板凝集の変化を伴うことがある．セロトニンは，うつ病に関与しており血栓形成に影響を及ぼし，血小板活性化と他の血栓形成薬物への反応性を亢進する．

② 不安

うつ病に加えて，慢性的不安とパニック障害および恐怖症などの不安障害は，心臓に対して負の影響を及ぼし，いくつかの研究では，不安障害は，心罹患率と死亡率の増加に関係があることが示されている．いくつかの研究において不安は CHD を発症しやすくする危険因子である証拠や，不安が心筋梗塞後の心事故の独立した予測因子であった．この関連を説明する機序として，強度の不安障害において迷走神経作用の低下，その後の心拍数変動の低下，微小血管性狭心症あるいは特発性心筋症が考えられる．

C 心理社会的アプローチとは

精神面からのアプローチの重要性

冠動脈疾患の経過，転帰に心理社会的因子が大きく関与し，そのストレッサーに対する反応は個々の性格により異なる．その経過としての不安・うつは CHD の QOL，生活予後，生命予後に大きく影響する．したがって冠動脈疾患に伴うストレス，不安，うつ等を正確に把握し適切な対応をすることが不可欠である．特に近年うつ病の臨床的意義が注目されている．SSRI など副作用の少ない抗うつ剤の開発により循環器医にとってもその診断と治療が求められている．

アプローチの仕方

循環器疾患に限らず，あらゆる疾患において心身両面から患者の全体像を把握し，問題点を抽出すること，および医師と患者の信頼関係（ラポール）を確立することが第1である．簡易精神療法は一般内科医，循環器専門医で行うべき心身医学的アプローチであり①受容，②支持，③保証の3原理に基づくものである．特に CAD の場合にはホルター心電図，トレッドミル運動負荷テスト，冠動脈カテーテル検査が保証としての意義が大きい．また CAD の場合，発作が起こるかもしれない，という予期不安あるいは死に対する恐怖を感じることが多いので，不安，緊張，抑うつに対する適切な判断，対応が必要となる．特にうつに関してその診断，治療法について述べる．

循環器の臨床における うつ病診断のポイント

うつ病・うつ状態の患者は一般的に精神症状に多彩な身体症状が加わった形の症状を呈する．食欲不振，倦怠感，睡眠障害，朝具合が悪く夕方になると少しよくなるという特徴でうつ状態に気づくことが多い．

うつ病の診断は精神科領域では DSM-IV あるいは ICD-10 といった診断基準が用いられるが，精神科が専門でない循環器専門医にはなじみにくい一面がある．簡単なうつ病の診断方法

として，古くから簡単なSDS（自己評価式抑うつ尺度）が用いられている．また，より簡便なうつ病診断法M.I.N.I.（the Mini international neuropsychiatric interview；精神疾患簡易構造化面接法）が利用可能である．特にM.I.N.I.の質問項目の中の，ここ1ヵ月，

> ① 毎日のようにほとんど一日中憂うつだったり，沈んだ気持ちでいましたか？
> ② ほとんどのことに興味がなくなったり，大抵いつもなら楽しめていたことが楽しめなくなっていましたか？

この①，②のうち，1または2項目に該当した場合の感度は90％前後とされている．内科や循環器内科に通院するうつ病は心因性の軽症のものと思われるので，SDS，MINIを活用し，軽症うつを見逃さないようにすることが望まれる．

CAD患者のうつ病治療における心理社会的介入

①心理社会的介入

一般的には休職も含めた充分な休養の勧め，家族への充実などを目的に行われている．CADの急性期を過ぎた段階で，運動療法を薦める場合があるが，うつ病も回復期に入っていれば，本人との相談で徐々に身体的負荷を増やしながら，本人の認知を扱っていくことができれば，行動によって自信「自分もやれる」という認知の回復につながる可能性があるだろう．しかし，焦りや不安から運動が過度になることがないように，留意する必要がある．

②うつ・不安に対する認知行動療法

不安障害，うつ病の治療，およびストレスマネージメントにおいて認知行動療法（CBT）が効果をあげている．認知行動療法は，人間の思考・行動・感情の関係性に焦点をあて，生活上の問題に関連する思考，行動様式を修正していく治療法である．このCBT併用が，うつ病合併ないしはソーシャルサポートの乏しい2,481名の心筋梗塞患者の予後に与える影響をRCTで検証したのがthe Enhancing Recovery in Coronary Heart Disease Patients（ENRICHD）である[16]．CBTは6ヵ月間に11回行われて抗うつ効果，冠動脈疾患の予後を比較した．その結果，心筋梗塞の予後改善を示すデータは得られなかったが抗うつ効果は立証された．

③薬物療法

うつ病の薬物療法の中心は，抗うつ剤である．抗うつ剤には三環系，四環系，selective serotonin reuptake inhibitors（SSRI），serotonin noradrenaline reuptake inhibitors（SNRI）などがある．AMIに伴ううつ病に対するSSRIの効果についてAMIの予後に寄与するかどうかのthe Sertraline Anti Depressant Heart Attack Randomized Trial（SADHART）という大規模なRCTが行われている[18]．急性冠症候群（ACS）の既往があるうつ病患者（大うつ病性障害）369人を対象にして，SSRIとプラセボを24週投与して，抗うつ効果，心血管系副作用，CADの予後を比較検討した．その結果，死亡率やAMIの再発について優位差は得られなかったものの抗うつ効果，安全性，QOLの向上が立証された．SSRIは活性の落ちた脳内のセロトニン系の活性を高め，抗うつ効果を示し，抗コリン作用，抗ヒスタミン作用，抗アドレナリンα_1作用に基づく副作用も少なく，消化器症状の副作用（25％で内服初期に嘔気，嘔吐）があるものの，心臓への影響は少ないという報告が相次いでなされており比較的安全に使える薬剤である．

1. 喫煙：完全な禁煙を実施
2. 運動：中等度の運動（1回30分以上）
3. 栄養：糖質エネルギー比を50％以上，脂肪エネルギー比を20〜25％以上，食物繊維を十分に食塩摂取10 g/日未満に
4. 体重：BMIを25未満に，BMI 25以上の場合，ウエスト周囲径を男性では85 cm未満，女性では90 cm未満に
5. 精神保健：作業量を工夫し，長時間労働を避け，休日・休息をきちんと取る．タイプA行動に気づきコントロールする
特記事項：仕事の要求度と裁量権のバランスを確保する．職場における社会的支援を増やす

患者の心身医学的把握
- 家庭，職場，地域などのストレス状況
- 心理状態（抑うつ，不安，心気的，など）
- 性格，パーソナリティ
- 病気に対する理解と治療意欲
- ライフスタイルの歪み

心理医学的アプローチが必要

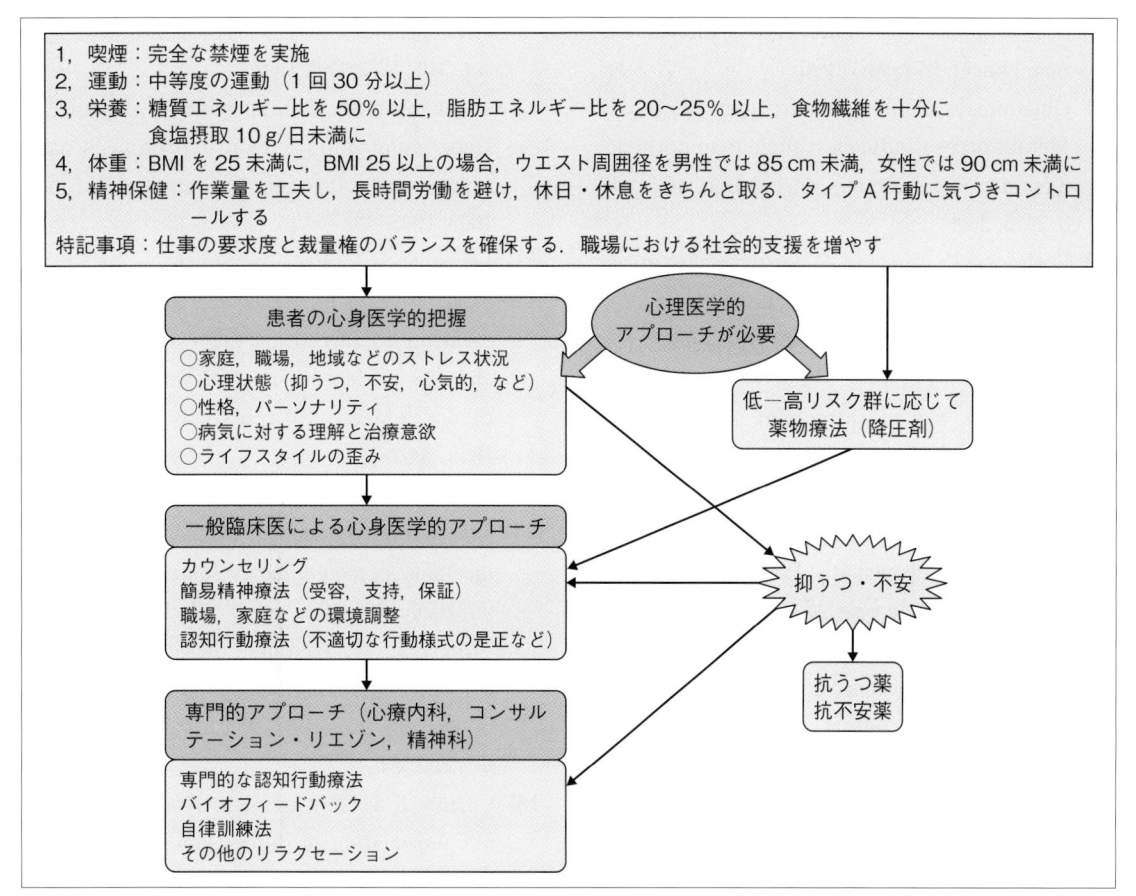

低〜高リスク群に応じて薬物療法（降圧剤）

一般臨床医による心身医学的アプローチ
カウンセリング
簡易精神療法（受容，支持，保証）
職場，家庭などの環境調整
認知行動療法（不適切な行動様式の是正など）

抑うつ・不安

抗うつ薬
抗不安薬

専門的アプローチ（心療内科，コンサルテーション・リエゾン，精神科）
専門的な認知行動療法
バイオフィードバック
自律訓練法
その他のリラクセーション

図1 日本循環器学会虚血性心疾患の一次予防ガイドラインに基づく生活習慣改善のための心身医学的アプローチ

日本循環器学会虚血性心疾患の一次予防ガイドラインに基づく生活習慣改善のための心身医学的アプローチを図1に示す．

D まとめ

我が国において循環器疾患に対する精神医学的アプローチに関するエビデンスは，極めて少ない．特に，狭心症発作に対する不安はより強いと考えられ今後の課題である．しかし，何よりも大切なのは，良好な医師-患者関係と，心理・社会的因子を積極的に評価していく中にうつ病などを早期発見することも可能になり，さらに適切な治療を行うことで心疾患の予後に好影響をもたらすこととなる．これには精神科，コンサルテーション・リエゾンチーム，心療内科など，専門医とのスムーズな連携が不可欠である．

❖ 参考文献 ❖

1) Rosengren A, Hawken S, Ounpuu S, et al, INTERHEART investigators: Association of psychosocial risk factors with risk of acute myocardial infarction in 11119 cases and 13648 controls from 52 countries (the INTERHEART study): case-control study. Lancet, 364 (9438): 953-962, 2004.
2) Suzuki S, Sakamoto S, Miki T: Hanshin-Awa-

ji earthquake and acute myocardial infarction. Lancet, 345: 981, 1995.
3) Ghiadoni L, Donald AE, Cropley M, et al.: Mental stress induces transient endothelial dysfunction in humans. Circulation, 102: 2473-2478, 2000.
4) Lesgards JF, Durand P, Lassarre M, et al.: Assessment of lifestyle effects on the overall antioxidant capacity of healthy subjects. Environ Health Perspect, 110: 479-486, 2002.
5) Denollet J, Sys SU, Stroobant N, et al.: Personality as independent predictor of long-term mortality in patients with coronary heart disease. Lancet, 347: 417-421, 1996.
6) Denollet J, Brutsaert DL: Personality, disease severity, and the risk of long-term cardiac events in patients with a decreased ejection fraction after myocardial infarction. Circulation, 97: 167-173, 1998.
7) Frasure-Smith N, Lesperance F, Juneau M, et al.: Gender, depression, and one-year prognosis after myocardial infarction. Psychosom Med, 61: 26-37, 1999.
8) Lesperance F, Frasure-Smith N, Juneau M, et al.: Depression and 1-year prognosis in unstable angina. Arch Intern Med, 160: 1354-1360, 2000.
9) Katon W, Schulberg H: Epidemiology of depression in primary care. Gen Hosp Psychiatry, 14: 237-247, 1992.
10) Frasure-Smith N, Lesperance F, Talajic M: Depression following myocardial infarction. Impact on 6-month survival. JAMA, 270: 1819-1825, 1993.
11) McKhann GM, Borowicz LM, Goldsborough MA, et al.: Depression and cognitive decline after coronary artery bypass grafting. Lancet, 349: 1282-284, 1997.
12) Frasure-Smith N, Lesperance F, Talajic M: Depression and 18-month prognosis after myocardial infarction. Circulation, 91: 999-1005, 1995.
13) Lespérance F, Frasure-Smith N, Talajic M, et al.: Five-year risk of cardiac mortality in relation to initial severity and one-year changes in depression symptoms after myocardial infarction. Circulation, 105(9): 1049-1053, 2002.
14) Barefoot JC, Schroll M: Symptoms of depression, acute myocardial infarction, and total mortality in a community sample. Circulation, 93: 1976-1980, 1996.
15) Ruberman W, Weinblatt E, Goldberg JD, et al.: Psychosocial influences on mortality after myocardial infarction. N Engl J Med, 311: 552-559, 1984.
16) Carney RM, Saunders RD, Freedland KE, et al.: Association of depression with reduced heart rate variability in coronary artery disease. Am J Cardiol, 76: 562-564, 1995.
17) Berkman LF, Blumenthal J, Burg M, et al.: Effects of treating depression and low perceived social support on clinical events after myocardial infarction: the Enhancing Recovery in Coronary Heart Disease Patients (ENRICHD) Randomized Trial. JAMA, 289: 3106-3116, 2003.
18) Glassman AH, O'Connor CM, Califf RM, et al.: Sertraline treatment of major depression in patients with acute MI or unstable angina. JAMA, 288: 701-709, 2002.

第1章 概論

II. 疫学と評価

国立精神・神経医療研究センター 精神保健研究所 社会精神保健研究部
奥村泰之, 伊藤弘人

> **重要ポイント！**
> - 循環器疾患とうつ病は併発することが多く, そのことはさまざまな悪影響を及ぼす.
> - スクリーニング検査を活用することで, うつ病と気づかれていない循環器疾患患者を減らすことが期待できる.
> - 患者がメリットを享受するためには, スクリーニング検査を実施するだけではなく, うつ病治療の体制を組織的に整えることが必要である.

A 疫学

うつ病の症状

うつ病性障害は, 多くの活動に対して興味を感じなくなるなど, 気分が障害される病気の一種である[1]. うつ病性障害の「特徴的な症状」は, ①気分の落ち込み, ②興味の喪失, ③過去の失敗を繰り返し思い悩む, ④集中力の低下, ⑤死について繰り返し考えることなどである. うつ病性障害の種類は, 「特徴的な症状が持続している期間」と「症状の数」などにより, ①大うつ病性障害, ②気分変調性障害, ③特定不能のうつ病性障害の3つに分類される[1]. 本稿では, 以下, うつ病性障害をうつ病と略記する.

循環器疾患とうつ病の併存

すべての疾患の中で, 国民の医療費をもっとも費やしている疾患は循環器疾患である. 厚生労働省の報告によると, 循環器疾患の医療費は, 全医療費の20.4%を占め, 1年間で5兆2980億円になると計上されている[2]. つまり, 国家全体にとって, 重点的な対策をする必要性の高い疾患であると言える. この循環器疾患を患う人は, うつ病「も」併せて患うことが多い. 世界精神保健調査の報告によると, 一般人口の中で過去1年間に「大うつ病性障害」を患っている人の割合は, 循環器疾患を患っていない人の場合は2.1%であるが, 循環器疾患を患う人の場合は4.6%であることが示されている[3]. また, メタ・アナリシスによると, 軽症のうつ病を含めると, 循環器疾患患者の18〜26%は, うつ病を併発していることが明らかになっている[4].

循環器疾患にうつ病が併存することは，患者自身にとっても，社会全体にとっても，望ましいことではない．循環器疾患患者において，うつ病を併発していない人と比べて，うつ病を併発している人のほうが，適切に服薬をしないリスク（オッズ比）が2.8倍高いこと[5]，食事制限や運動をしないリスクが高いこと[6]，生活の質が悪いリスクが3.1倍高いこと[7]，死亡するリスクが2.2倍高いこと[8]，医療費が25％以上高いこと[9]が示されている．

B 評価

うつ病のスクリーニング検査の推奨

上述のように，循環器疾患とうつ病は併発することが多く，そのことはさまざまな悪影響を及ぼす．それにもかかわらず，循環器疾患とうつ病の併発症例のうち，大部分（75％）はうつ病と気づかれず，うつ病の治療がなされていないことが報告されている[10]．このような背景から，アメリカ心臓協会は，通常診療の一環として，すべての循環器疾患患者に，うつ病のスクリーニング検査を実施し，適切な治療に結びつけるよう推奨している[11]．このアメリカ心臓協会による推奨は次節で詳述するため，ここでは，うつ病のスクリーニング検査に限定して概説する．

アメリカ心臓協会による，うつ病のスクリーニング検査の使用アルゴリズムは，2段階の検査法を採用している．まず，第1段階では，自己記入式尺度であるPatient Health Questionnaire[12]の2項目バージョン（PHQ-2）[13]を全症例に実施することを推奨している．ここで，PHQ-2は，過去2週間の間に，「気分の落ち込み」あるいは「興味の喪失」の症状で苦しむことがあったかを，4件法で回答を求める質問紙である．PHQ-2の実施に要する時間は1分未満である[14]．この第1段階で，うつ病の疑いがある患者は，第2段階の検査を受ける．第2段階では，Patient Health Questionnaire[12]の9項目バージョン（PHQ-9）[15]を実施することを推奨している．ここで，PHQ-9は，過去2週間の間に，うつ病の特徴的な症状である9つの症状について苦しむことがあった頻度を，4件法で回答を求める質問紙である．PHQ-9の実施に要する時間は2分未満である[14]．この第2段階で，うつ病の疑いや自殺リスクがある患者は，うつ病の診断と治療を実施できる専門家の診療を受けるよう推奨している．

スクリーニング検査の使用アルゴリズムの改善案

アメリカ心臓協会によるうつ病のスクリーニング等の推奨がなされた後，実際の臨床場面での実施可能性が検討され，その改善案が提唱されている[16]．第1に，2段階の検査法の実施は煩雑であるため，PHQ-9を単体で全症例に実施するよう提案されている．第2に，循環器科の診療スタッフに対して，継続的にうつ病に関する教育を実施することが必要であると指摘されている．こうした取り組みにより，うつ病と気づかれていない循環器疾患患者が減少することが期待される．

スクリーニング検査の課題

アメリカ心臓協会の推奨のように，精神科以外の慢性疾患の診療科において，うつ病のスクリーニング検査を実施することは一般的に推奨されている[17]．なお，さまざまなスクリーニング検査のうちPHQ-9の診断精度が特別優れているわけではなく，そのほかにBeck Depression Inventory（BDI）やCenter for Epidemiology Studies-Depression（CES-D）などの診断精度も良好であることが確認されている[17]．しかし，こういったスクリーニング検査を実施する「だけ」では，患者にメリットはないという批判[18,19]には留意する必要がある．患者がメリットを享受するためには，スクリーニング検査を実施するとともに，うつ病の正確な診断を行い，効果のある治療を実施し，フォローアップを行う体制を組織的に整えることが不可欠である[18,19]．

❖ 参考文献 ❖

1) 高橋三郎, 大野　裕, 染矢俊幸, 訳：DSM-Ⅳ-TR 精神疾患の診断・統計マニュアル. 医学書院, 東京, 2003.
2) 厚生労働省大臣官房統計情報部：国民医療費. 厚生統計協会, 東京, 2010.
3) Ormel J, Von Korff M, Burger H, et al.: Mental disorders among persons with heart disease: results from World Mental Health surveys. Gen Hosp Psychiatry, 29: 325-334, 2007.
4) Rutledge T, Reis VA, Linke SE, et al.: Depression in heart failure a meta-analytic review of prevalence, intervention effects, and associations with clinical outcomes. J Am Coll Cardiol, 48: 1527-1537, 2006.
5) Gehi A, Haas D, Pipkin S, et al.: Depression and medication adherence in outpatients with coronary heart disease: findings from the Heart and Soul Study. Arch Intern Med, 165: 2508-2513, 2005.
6) Ziegelstein RC, Fauerbach JA, Stevens SS, et al.: Patients with depression are less likely to follow recommendations to reduce cardiac risk during recovery from a myocardial infarction. Arch Intern Med, 160: 1818-1823, 2000.
7) Ruo B, Rumsfeld JS, Hlatky MA, et al.: Depressive symptoms and health-related quality of life: the Heart and Soul Study. JAMA, 290: 215-221, 2003.
8) Barth J, Schumacher M, Herrmann-Lingen C: Depression as a risk factor for mortality in patients with coronary heart disease: a meta-analysis. Psychosom Med, 66: 802-813, 2004.
9) Sullivan M, Simon G, Spertus J, et al.: Depression-related costs in heart failure care. Arch Intern Med, 162: 1860-1866, 2002.
10) Amin AA, Jones AM, Nugent K, et al.: The prevalence of unrecognized depression in patients with acute coronary syndrome. Am Heart J, 152: 928-934, 2006.
11) Lichtman JH, Bigger JT, Blumenthal JA, et al.: Depression and coronary heart disease: recommendations for screening, referral, and treatment: a science advisory from the American Heart Association Prevention Committee of the Council on Cardiovascular Nursing, Council on Clinical Cardiology, Council on Epidemiology and Prevention, and Interdisciplinary Council on Quality of Care and Outcomes Research: endorsed by the American Psychiatric Association. Circulation, 118: 1768-1775, 2008.
12) Spitzer RL, Williams JB, Kroenke K, et al.: Utility of a new procedure for diagnosing mental disorders in primary care. The PRIME-MD 1000 study. JAMA, 272: 1749-1756, 1994.
13) Kroenke K, Spitzer RL, Williams JB: The Patient Health Questionnaire-2: validity of a two-item depression screener. Med Care, 41: 1284-1292, 2003.
14) Riley AA, McEntee ML, Gerson L, et al.: Depression as a comorbidity to diabetes: implications for management. J Nurse Pract, 5: 523-535, 2009.
15) Kroenke K, Spitzer RL, Williams JB: The PHQ-9: validity of a brief depression severity measure. J Gen Intern Med, 16: 606-613,

2001.
16) Smolderen KG, Buchanan DM, Amin AA, et al.: Real-world lessons from the implementation of a depression screening protocol in acute myocardial infarction patients: implications for the American Heart Association depression screening advisory. Circ Cardiovasc Qual Outcomes, 4: 283-292, 2011.
17) National Institute for Health and Clinical Excellence: Depression in adults with a chronic physical health problem: Treatment and management. British Psychological Society and Gaskell, London, 2009.
18) Gilbody S, Sheldon T, House A: Screening and case-finding instruments for depression: a meta-analysis. CMAJ, 178: 997-1003, 2008.
19) USPSTF: Screening for depression in adults: U.S. preventive services task force recommendation statement. Ann Intern Med, 151: 784-792, 2009.

第1章 概論

III. 米国心臓協会(American Heart Association：AHA)指針と評価

新潟青陵大学大学院 臨床心理学研究科
村松公美子

重要ポイント！

- 米国心臓協会（AHA）は，冠動脈疾患（CHD）におけるうつ病性障害およびうつ状態について，日常臨床でスクリーニング評価し専門医との連携下における包括的治療指針を推奨している．
- うつ病性障害およびうつ状態の評価にスクリーニングツールとして，Patient Health Questionnaire-9（PHQ-9）を推奨している．
- 冠動脈疾患（CHD）にうつ病性障害およびうつ状態の併存が疑われる場合は，専門医による包括的臨床評価を行い，治療アドヒアランス，薬物効果，安全性などを，注意深くモニタリングする．

冠動脈疾患（CHD）にうつ病が併存することは，日常臨床では，比較的ありふれている．この約40年間，うつ病が，CHD患者の予後に関連する要因であるかどうかについて，60以上の前方視研究において検証されてきた．心血管疾患の有病率や死亡率とうつ病との関連性についての100を超えるレビュー論文やメタアナリシスによる検討が行われてきた．これらの研究における対象，観察期間，うつ病やうつ症状の評価方法は，様々であるにも関わらず，うつ病CHDの関連性について相対的に一貫して同様のエビデンスが認められている．

本稿では，米国心臓協会（American Heart Association：AHA）が，医療従事者向けに提示している推奨事項にもとづいて，CHDおけるうつ病性障害およびうつ状態の評価方法，治療指針[1]について述べる．

A うつ病性障害およびうつ状態の評価

CHD患者においては，うつ病性障害をスクリーニングすることにより，見逃さないことが重要である．AHAは，比較的短時間で実施でき患者への負担が少ないこと，また質問票の信頼性が高いことから，Patient Health Questionnaire-9（PHQ-9）[2]をスクリーニングツールとして推奨している．適確にうつ病性障害をスクリーニングした後，より詳細な評価と治療のために専門医に連携紹介することが重要である．まず，PHQ-9を使用した気分障害のスクリーニング評価方法について述べ，次にスクリーニング評価後の選択する治療指針として，AHAが推奨しているうつ病性障害およびうつ状態の重症度に応じた治療指針について述べる．

PRIME-MD Patient Health Questionnaire-9（PHQ-9）[2,5,8]

米国で多忙なプライマリケア医が，短時間で精神疾患を診断・評価するためのシステムPRIME-MD（Primary Care Evaluation of Mental Disorders）[3]が開発された．さらに実施時間の短縮化のためにPRIME-MDの自己記入式質問票版としてPHQ（Patient Health Questionnaire）[4,5]が開発された．PHQはプライマリケア医が日常診療において遭遇する8種類の疾患の診断・評価ができるようになっている．これらの中から大うつ病性障害に関わる9つの質問項目を抽出して作成された質問票をPHQ-9と呼ぶ[2]．PHQ-9日本語版[5,6,8]をもとに作成された簡易スクリーニングツールが，PHQ-9「こころとからだの質問票」[5,7]である（図1）．

PHQ-9「こころとからだの質問票」[5,8]を使用した気分障害スクリーニング評価[9]（図2参照）

本稿では，うつ病性障害をスクリーニングする上で，気分障害圏における大うつ病性障害，その他のうつ病性障害，双極性障害の位置づけをイメージするためのフローチャートを図2に示し，PHQ-9「こころとからだの質問票」[5,8]を使用した気分障害スクリーニング評価について述べる．

【ステップ1：問診】

PHQ気分モジュール質問項目1および質問項目2[4,5,6]（表1参照）によるスクリーニングをまず行う．

質問項目1，2のいずれか1項目以上が「はい」の場合，次の2つの中から治療方針を選択する．

図1　PHQ-9こころとからだの質問票

PRIME-MD™ Patient Health Questionnaire-9（PHQ-9）日本語訳版[5,7]
PHQ-9 Copyright© 1999 Pfizer Inc. 無断複写・転載・改変を禁じます．
PRIME-MD™ および PRIME-MD TODAY™ は，ファイザー社の商標です．

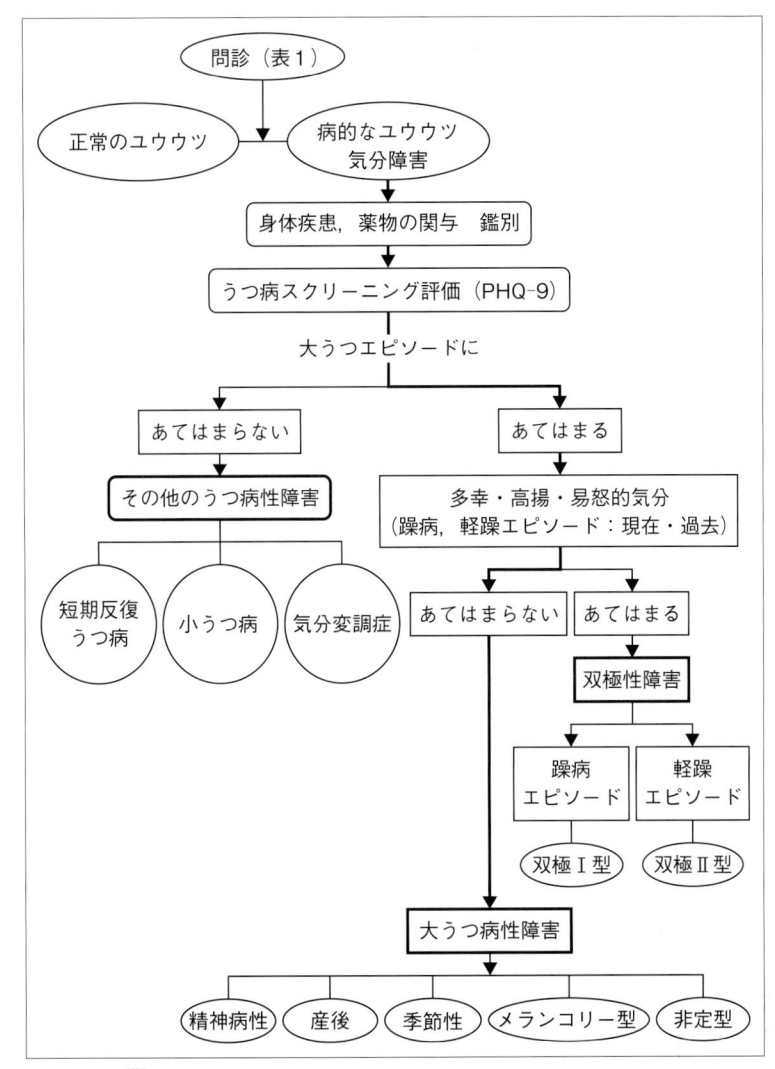

図2　気分障害の評価・診断・鑑別のための概略図

（村松公美子：プライマリケア医に有用な気分障害の認識・評価方法．最新うつ病のすべて（樋口輝彦，編）．別冊医学のあゆみ．医歯薬出版，東京，pp.33-39，2010[9]）より一部改変）

> この2週間，次のような問題にどのくらい頻繁に悩まされていますか？
>
> 質問項目 a(1) 物事に対してほとんど興味がない，または楽しめない
> 質問項目 b(2) 気分が落ち込む，憂うつになる，または絶望的な気持ちになる

表1　Patient Health Questionnaire(PHQ)[4~6]気分モジュール2項目；PHQ-2

注1：上記の2項目の質問において，1項目以上で「はい」の回答の場合は，さらに包括的臨床評価のために，適切な診断とマネジメントが可能な専門医への紹介を行う．
　　　もしくはPHQ-9スクリーニング評価に進む．
注2：質問項目表示は，PHQ気分モジュール9個の質問項目：アルファベット表示 a~i
　　　PHQ-9質問項目表示：数字表示(1)~(9)に対応している．

Ⅲ．米国心臓協会（American Heart Association：AHA）指針と評価　17

① PHQ-9スクリーニングを行う→ステップ2に進む．
② PHQ-9スクリーニングを行わない→専門医に紹介する．

【ステップ2：身体疾患および薬物の関与によるうつ状態を鑑別】

身体疾患にうつ症状が認められる場合，身体疾患の症状としてうつ状態を発現している場合であるのか，身体疾患にうつ病が併存しているのかについて鑑別が必要である．しかし両者の鑑別は困難であることが多いが，まず前者を疑ってみる．CHD患者の場合は，CHDに起因する身体的因子の影響によるうつ状態（身体疾患による気分障害）を鑑別する必要がある．また，脳器質性要因（認知症など）がある場合は，除外する．さらに投与されている薬物が原因によって起こる薬剤惹起性うつ病[10]との鑑別が必要であることから服薬状況を確認する．特にβ遮断薬，カルシウム拮抗剤，副腎皮質ステロイド，抗パーキンソン薬，H_2受容体拮抗薬，抗ヒスタミン剤，経口避妊薬，インターフェロンなどによって惹起されたうつ病に注意を要する．身体的因子の影響が考えにくく，薬物の関与や脳器質性要因がないと判断された場合，内因性のうつ病性障害の併存をスクリーニング評価するために次のステップ3に進む．

【ステップ3：PHQ-9スクリーニング評価（DSM-Ⅳアルゴリズム診断）】

PHQ-9は，PHQのうつ病評価に関する9つの質問項目で構成されている．

過去2週間の症状について，「全くない」，「数日」，「半分以上」，「ほとんど毎日」，の4段階で回答する．9つの質問項目のうち，5つ以上が過去2週間の「半分以上」に存在し，そのうち1つに「抑うつ気分（質問項目1）」もしくは，「興味または喜びの消失（質問項目2）」が存在した場合に"大うつ病性障害"を疑う．また，9つの質問項目のうち，2〜4つの症状が過去2週間に「半分以上」存在しており，そのうち1つに「抑うつ気分（質問項目1）」もしくは，「興味または喜びの消失（質問項目2）」が含まれる場合は"その他のうつ病性障害"とする．なお，質問項目9の「死んだ方がましだ，あるいは自分を何らかの方法で傷つけようと思ったことがある」については，「数日」にチェックがあった場合も1点と数えるため，評価時には特に注意が必要である．また"大うつ病性障害"，"その他のうつ病性障害"の診断・評価には，ステップ2で，前述したような「一般身体疾患による気分障害の場合，物質誘発性（投薬を含む）の場合，器質的要因がある場合」，また死別反応の場合や躁病エピソードの既往がある場合，は除外する．PHQ-9スクリーニング評価・診断における注意事項を表2に示す．

【ステップ4：PHQ-9スクリーニング評価（症状レベルの評価）】

症状レベルの指標として，回答について「全くない＝0点」「数日＝1点」「半分以上＝2点」，「ほとんど毎日＝3点」として総得点を算出したものが，PHQスコアとする．その範囲は0〜27点である．プライマリケア医が，簡単に記憶できるように，5点，10点，20点を症状レベルのカットポイントとしている．

1〜4点は軽微，5〜9点は軽度，10〜14点は中等度，15〜19点は中等度〜重度，20〜27点は重度の症状レベルであると評価する．1つのカットポイントのみを選択する場合は，PHQ-9の開発者のKroenke Kら[2,11]は，「10点以上」が大うつ病性障害が存在する可能性の閾値としている．著者らが，PHQ-9日本語版（J-PHQ-9）について行った検討においても同様に「10点以上」が大うつ病性障害が存在する可能性の閾値であった[8]．

【精神科専門医に紹介・併診が望ましい場合】
1. 自殺のリスクが高い場合
　；自殺念慮が強い場合や自殺企図がある場合は，迅速に精神科医療機関に紹介をする
2. 双極性障害の場合（疑われる場合）
3. 産後発症のうつ病性障害の場合
4. 初期の治療反応性が乏しい場合
　（一定期間，十分な容量で薬物療法を行っても症状が改善しない場合など）
5. 複雑な心理社会的要因が背景にある場合
　（家庭や職場の環境が症状の遷延化因子になっている場合など）
6. 診断に苦慮する場合
　（統合失調症，パーソナリティ障害等の精神疾患や脳器質性疾患が疑われたり，併存の可能性などが疑われる場合など）
7. 軽度～中等度うつ症状（小うつ病性障害）が遷延している場合（可能性の場合）
　a. 中等度うつ症状を2年以上呈しているならば，慢性うつ病性障害がある．
　b. 日常生活・社会生活機能障害が重度である．（長期休職中など）
　c. 注意深く経過観察しながら専門医への積極的治療介入待機中に，寛解状態に至ることが困難であることが予想される．
8. 不安障害を併存している場合

表2　PHQ-9スクリーニング評価の注意事項

（村松公美子，宮岡　等，上島国利，ほか：プライマリケアにおけるうつ病スクリーニングに有用な評価ツール－Patient Health Questionnaire（PHQ）-9について．精神科治療学，24：1299-1306，2008[6]より一部改変）

【ステップ5：PHQ-9スクリーニング評価後の治療指針[1]】

AHAが推奨するCHD患者のPHQ-9スクリーニング評価後に選択する治療指針（図3）を下記にまとめた．

1) 短期の軽微・軽度の症状レベル：PHQ-9が10点以下
　① 1ヵ月間，支持的，教育的にフォローアップする．
　② 1ヵ月後も症状が持続しているか，あるいは悪化している場合には，適切な診断と治療が可能な専門医に紹介し，さらに包括的臨床的評価を行う．

2) PHQ-9が10点以上
　(1) 軽度～中等度　大うつ病性障害（併存精神疾患がなく複雑な病像でないタイプ）：PHQ-9アルゴリズム診断において，大うつ病性障害に適合し，かつPHQ-9スコア10～19点である．

大うつ病エピソードの既往は，1～2回までである．

双極性障害の既往，自殺の危険性，薬物依存，併存精神疾患がなく，他の精神医学的問題は認められない．

　(2) 中等度以上　大うつ病性障害：PHQ-9アルゴリズム診断において，大うつ病性障害に適合し，かつPHQ-9スコア20点以上である．

3回以上の大うつ病エピソードの既往がある．

双極性障害の既往，自殺の危険性，薬物依存，他の併存精神疾患や精神医学的問題などが認められる．

(1)および(2)の場合は，適切な病像の評価と診断および治療マネジメントが可能な専門医に紹介し，うつ病性障害以外の他の精神疾患ついての評価を含めた詳細な包括的臨床評価を行い，適切な治療（抗うつ薬，認知行動療法，補助的介入）を導入することが必要である．

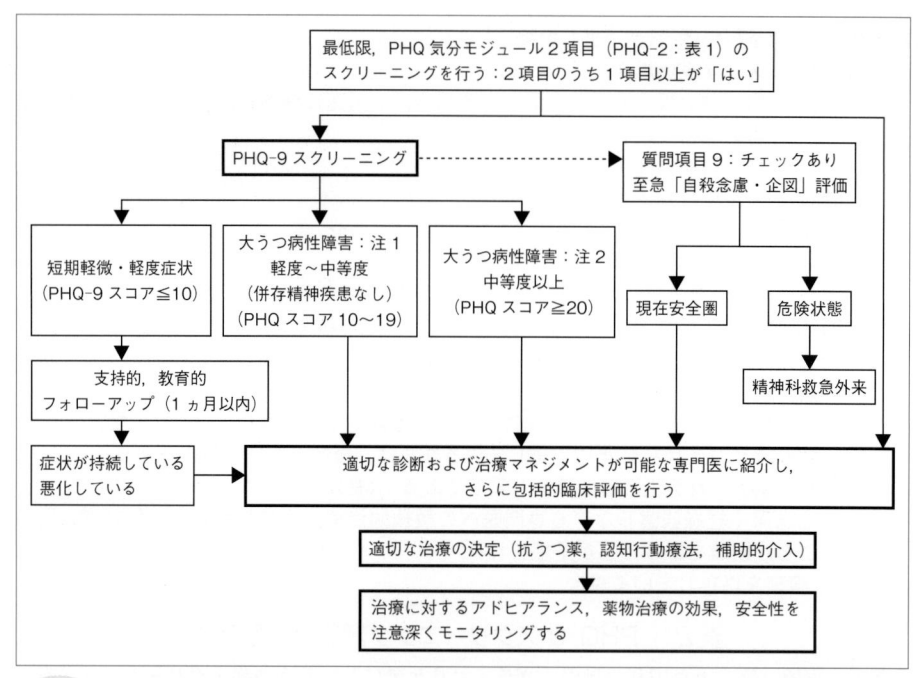

図3 冠動脈心疾患（CHD）患者のうつ病スクリーニングフローチャート[1,6]

```
最低限，PHQ気分モジュール2項目（PHQ-2：表1）の
スクリーニングを行う：2項目のうち1項目以上が「はい」
            ↓
    PHQ-9スクリーニング ---------- 質問項目9：チェックあり
            ↓                    至急「自殺念慮・企図」評価
  ┌─────────┼─────────┐                    ↓
短期軽微・軽度症状  大うつ病性障害：注1  大うつ病性障害：注2   現在安全圏  危険状態
（PHQ-9スコア≦10） 軽度～中等度      中等度以上                    ↓
            ↓    （併存精神疾患なし） （PHQスコア≧20）        精神科救急外来
     支持的，教育的 （PHQスコア10～19）
     フォローアップ
     （1ヵ月以内）
            ↓
   症状が持続している → 適切な診断および治療マネジメントが可能な専門医に紹介し，
   悪化している          さらに包括的臨床評価を行う
                              ↓
                  適切な治療の決定（抗うつ薬，認知行動療法，補助的介入）
                              ↓
                  治療に対するアドヒアランス，薬物治療の効果，安全性を
                  注意深くモニタリングする
```

注1：大うつ病性障害（診断基準適合）：既往歴：過去1～2回までの大うつ病エピソード（＋），スクリーニング：双極性障害（－），自殺の危険性（－），明らかな薬物乱用（－），他の主要精神疾患（－）

注2：大うつ病性障害（診断基準適合）：既往歴：3回以上の大うつ病エピソード（＋），スクリーニング：双極性障害（＋），自殺の危険性（＋），明らかな薬物乱用（＋），他の主要精神疾患（＋）

(3) PHQ-9：質問項目9「自殺念慮，自殺企図」の評価：「数日」，「半分以上」，「ほとんど毎日」のいずれかにチェックしている場合は，緊急に自殺念慮，自殺企図について確認し，リスクがある場合には，精神科救急医療に至急紹介する．

3）PHQ-9によるスクリーニング評価の限界

PHQ-9の症状レベルの得点結果から，単純に「うつ病」であると安易に診断してしまうことは，過剰診断傾向に陥る可能性がある．PHQ-9は，DSM-IVの第Ⅰ軸のみをスライスして「症状群」のみを評価するため，病態の全体像を把握するためには，Ⅱ～Ⅴ軸までの多軸診断が必要による包括的臨床評価が必要である．一般科医が，一般身体疾患を診察する際，ごくありふれた「軽症の疾患」である場合，概ね「診断」が困難であることはない．しかし，精神疾患の場合は，「軽症」であるほどカテゴリー診断による明確なラベル付けが困難になる．PHQ-9によって症状レベルが，「軽度～中等度」である場合，明らかに症状が顕在している「重度」の「大うつ病性障害」よりも，診断面では相応の専門的力量を要する．すなわち，PHQ-9でスクリーニングされた特に「軽症」の症例については，適切な診断と治療戦略のためには，「大うつ病性障害」以外の疾患についての十分な診断弁別能力と臨床能力が要請されるので注意を要する．循環器領域において，CHD患者に対し，PHQ-9をスクリーニングツールとして使用する場合においても，スクリー

ニングツールが内包する問題点を念頭におき，先に示した注意事項（表2）のもとに使用することが望ましい．

B うつ病性障害およびうつ状態の治療

CHDに併存するうつ病性障害およびうつ状態に対する治療には薬物療法，認知行動療法，身体活動/運動（有酸素運動など），心臓リハビリテーションなどがある．

薬物療法

疫学調査[12]においては，抗うつ薬の使用が，心疾患系の発症リスクを低減するという報告や逆にリスクを高めるという報告などがある．

ランダム化臨床試験（SADHEART）では，選択的セロトニン再取り込み阻害薬（SSRI）のセルトラリン（sertraline）およびシタロプラム（citalopram）が，CHDに安全な薬剤であり，中等度，重症のうつ病，再発したうつ病に有効であることが実証されている．認知行動療法（CBT）あるいは通常ケアが割り付けられた非ランダム化臨床試験（ENRICHD）では，SSRIの投与を受けている患者は抗うつ薬の治療を受けていない患者に比べて死亡率や心筋梗塞の再発率が42%減少した．急性心筋梗塞（AMI）後に早期にSSRI治療を開始することは安全であり，相対的に費用がかからない．またAMI後に発症するうつ病に対して予防効果があることから，うつ病をスクリーニングし治療することは適切であると思われる．

抗うつ薬の治療が，気分状態や生活の質を改善するだけでなく，AMI後の薬物治療のアドヒアランスを改善する可能性が報告されている．CHD患者に対する抗うつ薬治療の第1選択薬は，セルトラリン（sertraline）とシタロプラム（catalopram）である．以前のうつ病エピソードにおいて，抗うつ薬に認容性を示したり，反応性がよかった再発・再燃うつ病の患者の抗うつ薬の選択については，次のことに注意する．現在の心疾患の状態から，以前使用した抗うつ薬が禁忌である場合は，前回のうつ病エピソード使用した薬剤から変更し，心疾患に影響がない新たな抗うつ薬を再開する．例えば，三環系抗うつ薬やモノアミンオキシダーゼ阻害薬は，心毒性のために多くの心疾患に対しては，禁忌である．また，QT延長などの副作用がある抗うつ薬についても注意を要する．CHD患者に薬物治療を開始した場合，最初の2ヵ月間は注意深く観察し，うつ症状についてもモニタリングしなくてはいけない．

認知行動療法

認知行動療法は，心疾患患者におけるうつ病性障害およびうつ状態に対して有効であると報告されている[13]．薬物療法に耐性を示す患者や非薬物療法やカウンセリングを好む患者の場合には，認知行動療法が，薬物療法に替わる有効な治療になりうる．また多くの中等度〜重症のうつ病性障害患者は，薬物療法に心理療法を単独で行うよりも，併用したほうが治療反応性がよい．臨床現場で認知行動療法を導入する場合は，個々の患者のニーズに応じた柔軟なプログラムを設定する．

身体活動/運動

有酸素運動および心臓リハビリテーションは，心血管機能の改善だけでなく，うつ症状の軽減にも効果がある．うつ病性障害やうつ状態が心臓リハビリテーションや運動プログラムへの参加を阻む要因になっていることがある．心臓専門医は，心臓の状態や運動能力に応じた運動処

方を行う際，配偶者や家族の協力も得ながら，うつ症状についても評価し対処することにより，アドヒアランスを向上させ，この障壁を取り除くことが可能となる．

C AHAによるCHD患者のうつ病に関する推奨事項

1) CHD患者に対して，病院，診療所，心臓リハビリテーションセンターなどの複数の医療機関でうつ病スクリーニングを日常的に実施する．
2) うつ病スクリーニングの結果，うつ病が疑われる場合は，より正確な診断および治療管理のために専門医に紹介する．
3) うつ病の治療を受けている循環器疾患患者については，治療に対するアドヒアランス，薬物治療の有効性および安全性について，心血管系と精神状態像の両者について慎重にモニタリングする．

以上のことは，他章で，詳述されている医療機関の連携のもとに実施されることが推奨される．

❖ 参考文献 ❖

1) Lichtman JH, Bigger T, Blumenthal JA, et al.: Depression and coronary heart desease. Circulation, 118: 1768-1775, 2008.
2) Spitzer RL, Williams JBW, Kroenke K, et al.: Utility of a new procedure for Diagnosing Mental Disorders in Primary Care; the PRIME-MD 1000 study. JAMA, 272: 1749-1756, 1994.
3) Spitzer RL, Kroenke K, Williams JBW, et al.: Validation and utility of a self-report version of PRIME-MD: The PHQ Primary Care Study. JAMA, 282: 1737-1744, 1999.
4) Kroenke K, Spitzer RL, Williams JBW: The PHQ-9: Validity of a brief depression severity measure. J Gen Intern Med, 16: 606-613, 2001.
5) Muramatsu K, Miyaoka H, Kamijima K, et al.: The Patient Health Questionnaire, Japanese version: validity according to the Mini-International Neuropaychiatric Interview-Plus. Psychological Reports, 101: 952-960, 2007.
6) 村松公美子，宮岡 等，上島国利，ほか：プライマリケアにおけるうつ病スクリーニングに有用な評価ツール—Patient Health Questionnaire（PHQ）-9について．精神科治療学，24：1299-1306，2008.
7) 村松公美子，上島国利：プライマリ・ケア診療とうつ病スクリーニング評価ツール：Patient Health Questionnaire-9日本語版「こころとからだの質問票」．診断と治療，97：1465-1473，2009.
8) Muramatsu K, Miyaoka H, Kamijima K, et al.: The Japanese version of Patient Health Questionnaire-9（J-PHQ-9）; validity according to the Mini-International Neuropaychiatric Interview-Plus（submitted）.
9) 村松公美子：プライマリケア医に有用な気分障害の認識・評価方法．最新うつ病のすべて（樋口輝彦，編）．別冊医学のあゆみ．医歯薬出版，東京，pp. 33-39，2010.
10) 厚生労働省：重篤副作用疾患別対応マニュアル 薬剤惹起性うつ病（平成20年6月）．
11) Kroenke K, Spitzer RL: The PHQ-9: A new depression diagnostic and severity measure. Psychiatric Annals, 32: 509-515, 2002.
12) Sherwood A, Blumenthal JA, Trivedi R, et al.: Relationship of depression to death or hospitalization in patients with heart failure. Arch Intern Med, 167: 367-373, 2007.
13) Lett HS, Davidson J, Blumenthal JA: Nonpharmacologic treatments for depression in patients with coronary heart disease. Psychosom Med, 67（suppl 1）: S58-S62, 2005.

Ⅳ. 循環器領域からみた循環器疾患と精神疾患のメカニズム①
内分泌系（免疫，炎症，神経体液性因子）

東京慈恵会医科大学 内科学講座 循環器内科
川井　真，吉村道博

重要ポイント！

- 精神的ストレスは神経体液性因子に影響を及ぼし，循環器疾患発症に強く関与する．
- ストレスによる視床下部-下垂体-副腎皮質系を介したコルチゾール分泌と，RAAS亢進によるアルドステロン産生は，MR刺激により組織傷害を起こす．
- 過剰な交感神経活性亢進は循環動態刺激により心血管イベントを発症するが，副交感神経活性も冠攣縮に深く関与することから，循環器疾患における精神的ストレスによる影響は大きい．

循環器疾患と精神疾患は，お互いに影響し合うことで病態を複雑にしている．精神疾患領域の病態である精神的ストレスは，強く内分泌系（免疫，炎症，神経体液性因子）に影響を及ぼすため，とくに循環器疾患に密接に関与する神経体液性因子を中心に解説する．

A　循環動態バランスとその調節因子

循環動態バランスは心拍出量と循環体液量，血管抵抗が関与し規定しているが（図1），これらは，神経体液性因子により調節されており，さらに環境因子であるストレスや外的因子（生活習慣など）と，個体の遺伝因子，基礎疾患などの影響も大きく関わっているため，病態の把握にはすべての要素を考慮する必要がある．神経体液性因子には，体液性調節機構と神経性調節機構とがあり，それぞれは①レニン-アンジオテンシン-アルドステロン系（RAAS），②交感神経系（アドレナリン・ノルアドレナリン），③ナトリウム利尿ペプチド，④その他の循環ペプチドやサイトカイン（エンドセリン，アドレノメデュリン），⑤一酸化窒素（nitric oxide：NO）などの調節系があげられ，昇圧系と降圧系血管作動物質に二分される．

B　神経体液性因子について

昇圧系血管作動物質

①レニン-アンジオテンシン-アルドステロン系（RAAS）

血圧低下等に伴う腎血流量低下により，腎臓からレニンが分泌され，アンジオテンシノーゲンはアンジオテンシンⅠ（ATⅠ）に変換され

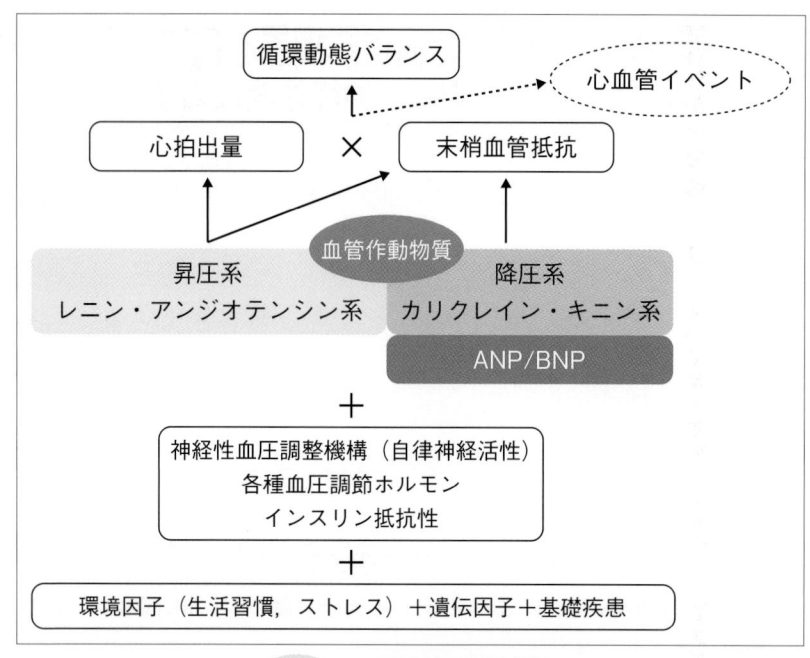

図1 循環動態規定因子

循環動態バランスを規定する因子は，心拍出量と末梢血管抵抗のバランスが重要であり，各々の因子をレニン・アンジオテンシン系やカリクレイン・キニン系の血管作動物質が調節する．また，その他にも環境因子など種々の要因により修飾され変動する．

る．ATⅠは，主に肺血管床内皮細胞において，AT変換酵素によりATⅡへと変換される．ATⅡの受容体は二つ存在し，タイプ1受容体は主に血管収縮，心筋・血管平滑筋の肥大や線維化，交感神経活性亢進などに働き，タイプ2受容体とは相反する作用をもつが，ATⅡは非常に強力な昇圧物質であり，これ自身も副腎皮質球状層に作用してアルドステロンの分泌を促進させる．アルドステロンは，もっとも強力なミネラル（鉱質）コルチコイド作用をもち，ミネラル（鉱質）コルチコイド受容体（MR）に結合すると，腎皮質集合管にてナトリウムの再吸収を促進し，カリウムを排出することで細胞外液量を増加させて血圧を上昇させる．

ATⅡとアルドステロンの作用は非常に類似しており，血管収縮，心肥大，内皮機能不全，線維化，炎症，凝固線溶系亢進，水分・ナトリウム保持などの効果を発現して，動脈硬化を急速に進展させ臓器障害を惹起する．

RAASは海洋生物より進化した陸上生物が，過酷な環境である陸上で生活するようになり，ナトリウム保持と血圧維持のために発達してきた必須の調節機構である．外部環境の変化によりナトリウム摂取が自由にできる条件下では，ナトリウム保持機構がかえって過剰に反応し，本来は血圧維持のための必要な調節機構であるが，種々の病態において悪影響を及ぼすメカニズムとなりうる．さらに，RAASは循環中だけではなく組織内の局所においても，各種病態に対してその活性が重要な作用を及ぼしていることがわかってきた[1]．組織が何らかのダメージを負った場合には，組織RAAS活性化亢進により組織内のアルドステロン合成が上昇すると考えられている．循環RAASの役割は血圧，

電解質バランスの機能的変化を担う急性の調節系であり，組織 RAAS は心肥大，血管肥厚，動脈硬化といった局所の構造的変化（リモデリング）に関与する慢性の調節系として作用する．また，慢性的な循環動態への負荷により，RAAS と交感神経系の何れもが亢進した状態が続くと，肥大や線維化などのリモデリングを助長し代償が破綻して病態悪化の連鎖がはじまる．

アルドステロンは，ほとんどのものが副腎で大量に合成されるが，一部は心臓などの組織においても合成される[2]．このような微量ではあるが組織アルドステロンの存在は，各疾患の発症や病態に密接に関与している．

②交感神経系（カテコラミン）

生命維持のため呼吸・循環・消化・生殖などの調節を行っている自律神経系には，全身的な機能亢進のための神経系である交感神経系と，局所的な休息や回復のための神経系である副交感神経系がある．

心臓には豊富な交感神経の分布があり，緊張が亢進すると心筋の陽性変力作用と陽性変時作用により収縮力の増強と心拍数の上昇が起きて重要臓器への血流を保持する．このとき神経終末からノルアドレナリンと副腎からはアドレナリンなどが分泌され，心筋細胞表面にある β アドレナリン受容体に結合することで効果が発現する．また，交感神経終末にはプレシナプス受容体として α2C アドレナリン受容体が存在し，ネガティブフィードバックによりノルアドレナリンの遊離を抑制している．

ストレスにより交感神経活動が亢進すると，代償機序により副交感神経活性は相対的に抑制されて，神経末端からノルアドレナリンが放出され続け，過剰な遊離が続くと再取り込みが追いつかなくなり，貯蔵量が減少し神経終末内のノルアドレナリンは枯渇し反応性が低下する．

③副交感神経系

ほとんどの循環器疾患，つまり高血圧，心不全，虚血性心疾患，不整脈は交感神経の過剰活性化に起因するところが大きい．ところが，副交感神経ももちろん大事であり，とくに日本人に多い冠攣縮性狭心症の発作には副交感神経が関与している．我々は，冠攣縮診断のための誘発試験として，アセチルコリンを冠動脈に直接注入して誘発を試みているが，それが示すとおり，通常は血管を拡張させるアセチルコリンも血管内皮機能が低下していると，血管を拡張させる NO が分泌されず，アセチルコリンのもつ直接的な血管平滑筋収縮作用が表に出て冠攣縮を引き起こすのである．冠攣縮は早朝の安静時に多いが，早朝の軽い運動でも起こることがあり注意を要する．そして，大切なこととして冠攣縮は精神的ストレスととても関係していることを強調したい．

④その他

最強の血管収縮作用をもつペプチドであるエンドセリンは，ATⅡやサイトカイン，低酸素，ずり応力などによる刺激で合成が亢進し，反対にナトリウム利尿ペプチド，NO などで抑制される．また，バゾプレッシンは体液貯留を起こす抗利尿ホルモンであり，血圧上昇に関連する．

降圧系血管作動物質

①ナトリウム利尿ペプチドファミリー

ナトリウム利尿ペプチドファミリーは，心房性ナトリウム利尿ペプチド（ANP）と脳性（B型）ナトリウム利尿ペプチド（BNP）のほか，C 型ナトリウム利尿ペプチド（CNP）からなるが，このうち ANP は心房から，BNP は心室から分泌されるホルモンであり[3]，いずれも前出の昇圧系血管作動物質とは対抗して作用し，生体内でナトリウム利尿作用，血管拡張作用，

アルドステロン分泌抑制作用を呈する．とくに心負荷時に亢進した交感神経系活性やRAASによる悪循環に対抗するために，ANPとBNPが心臓より大量に分泌され悪化した病態の改善を促す．

RASSや交感神経系と拮抗するBNPは，その血中濃度が心不全などの診断から重症度判定に留まらず病態の改善効果や，予後予測や治療効果の判定などにも有用なマーカーであるとされているが，心筋のスティフネスによってもBNP値は変化して年齢とともに上昇するため，値の解釈には注意が必要である．

②その他

アドレノメデュリンは強力な血管拡張性ペプチドであり，降圧，利尿，抗炎症，細胞増殖抑制など，アンジオテンシンIIと拮抗する効果を持つ．

NOは血管弛緩物質であり，種々の刺激により合成酵素が活性化され，血管内皮細胞の内皮型NO合成酵素（eNOS）の作用により新たに産生される．NOはレセプターを介さずに組織で拡散し，血管弛緩，血小板の凝集・粘着の抑制，抗動脈硬化作用を発揮する．

C ストレスと循環器疾患

ストレスの制御機構

生体において外部刺激（環境因子）であるストレスが加わると，これに対処する防御反応として二系統のシステムが働くと考えられる．一つは神経内分泌系の活性化であり，視床下部-下垂体-副腎皮質（HPA）系により制御され，順次，視床下部からACTH放出刺激ホルモンが，下垂体から副腎皮質刺激ホルモン（ACTH）が分泌され，副腎皮質からグルココルチコイドであるコルチゾールが分泌されると，行動学的には行動意欲の減退といった受動的ストレス反応が現れる．もう一方は視床下部-交感神経-副腎髄質（SAM）系とよばれるもので，交感神経系活性の亢進により，副腎髄質や交感神経終末からアドレナリン，ノルアドレナリンが分泌され，行動学的には攻撃または逃走反応を起こす．これらの仕組みにより，種々の異なるストレスに対して生体は反応している．

ストレスには，情動性ストレス，感染症などによる免疫系および炎症関連のストレス，外傷などの物理的ストレスと，有・無症状の内臓からのストレスなどが関与すると考えられる．これらのストレス情報は，中枢神経系に集積されることになるが，個々のものは各々伝達経路が異なると考えられる（図2）．中枢で発生する情動性ストレスは，大脳皮質より直接的に視床下部へ刺激が伝わるが，免疫系および炎症関連のストレスは，インターロイキン（IL-1β）などのサイトカインを介して，中枢神経系へ刺激が伝わる．また，末梢神経系より伝達されるストレス刺激は，交感神経系であるノルアドレナリン神経を介して視床下部へと刺激が伝わることでHPA系，SAM系における反応が生じる．これらのストレスに対する反応として分泌されるコルチゾールや，その受容体でありHPA系においてネガティブフィードバックに関与するグルココルチコイド受容体（GR）と，コルチゾールにより高い親和性を持つミネラルコルチコイド受容体（MR）が，うつ病などの精神疾患に密接に関与していることが注目されており，他項も参照されたい．

循環器領域におけるストレスの影響

ストレスが加わると，交感神経活性亢進とHPA系を介した中枢からのACTH分泌により副腎皮質よりコルチゾールが放出されるが，同

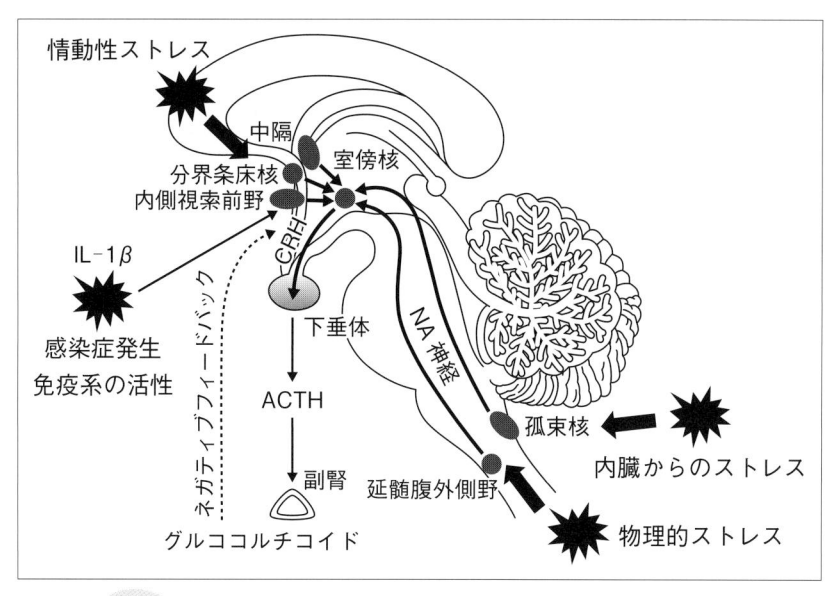

図2 中枢神経系における各種ストレスとホルモン分泌

各種のストレスは各々異なった経路によって，中枢神経系に伝搬されるが，最終的には，視床下部-下垂体-副腎皮質（HPA）系や視床下部-交感神経-副腎髄質（SAM）系により，各種ホルモンが動員されて循環動態を含めたバランスに影響を及ぼす．
CRH：ACTH 放出刺激ホルモン，ACTH：副腎皮質刺激ホルモン，NA 神経：ノルアドレナリン神経

時に交感神経活性亢進は，RAAS も刺激してアルドステロンも産生される．両者はそれぞれの臓器に存在する MR を介して，循環器病態として高血圧や組織傷害に関与している．とくにストレス自体が食塩感受性を悪化させることで，さらに高血圧や組織傷害は増悪する（図3）．

コルチゾールは GR だけでなく，アルドステロンの受容体である MR に対しても結合能力を持ち，さらに，血中コルチゾール濃度はアルドステロン濃度より極めて高いが，ほとんどが 11β-HSD2 により MR 親和性の低いコルチゾンへ変換されているため，アルドステロンとの MR 結合に対する競合のバランスを保つことができている．しかし，11β-HSD2 の存在は組織によっても異なり，血管では腎臓に比べて少ないか，心臓や脳ではほとんど存在しないため，これらの組織では大多数の MR がコルチゾールに占拠されていると推測される（図4）．とくに，種々のストレスにより放出された HPA 系を介する ACTH は，大量のコルチゾール分泌を刺激し，かつ MR への結合を後押ししている可能性が考えられ，同じく RAAS 活性亢進により分泌されたアルドステロンと相まって，MR を介した組織傷害が惹起されると思われる（図4）．また，ストレスにより交感神経活性が亢進すると，カテコラミンやコルチゾールなどのステロイドホルモンが大量に分泌されれば，これらによる免疫力の低下が惹起される．さらに，RAAS や交感神経活性の亢進は，組織における炎症反応，とくに ROS（reactive oxygen species：活性酸素種）の産生亢進を介した，酸化ストレスによる炎症作用が増悪することも動脈硬化進展に強く関与している．

Ⅳ．循環器領域からみた循環器疾患と精神疾患のメカニズム① 27

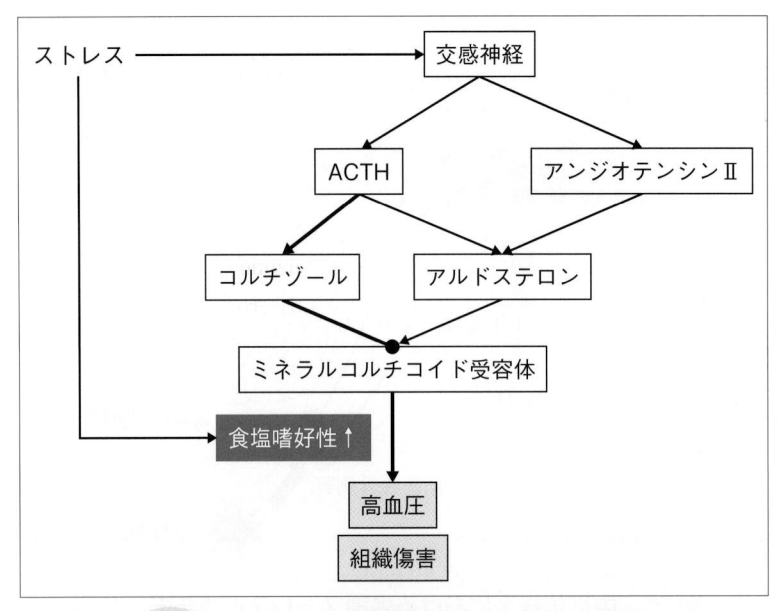

図3　ストレスと副腎皮質系ホルモンの関係
ストレスにより交感神経活性が亢進すると，コルチゾールやアルドステロンが分泌され，ミネラルコルチコイド受容体を介して組織傷害等が惹起される。
ACTH：副腎皮質刺激ホルモン

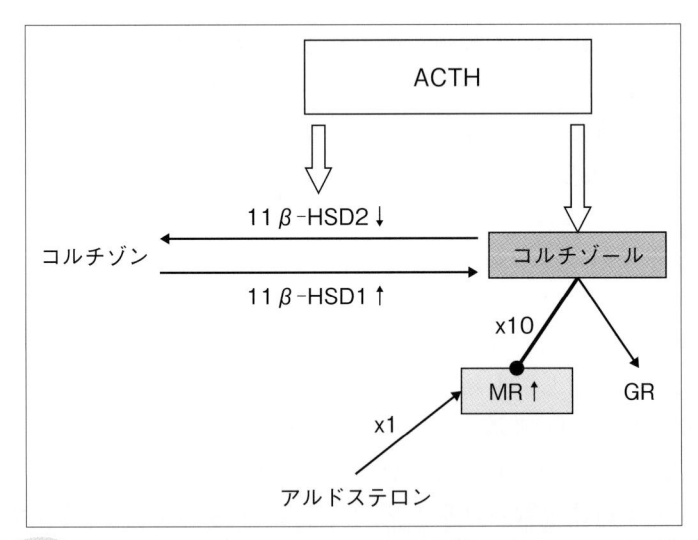

図4　ACTHによるコルチゾールの受容体結合における影響
ACTHによりコルチゾール分泌は刺激され，さらに11β-水酸化ステロイド脱水酵素による不活化が抑制されることから，コルチゾールのMRへの結合がより起こりやすくなる。
MR：ミネラルコルチコイド受容体，GR：グルココルチコイド受容体，11β-HSD1（2）：1（2）型11β-水酸化ステロイド脱水酵素

28　第1章　概論

D まとめ

循環動態維持には生体内の多彩な調節機構が関与しているため，これらの調節機構の一つのバランスが乱れても病態が生じる．内分泌系・血管作動物質による循環動態調節は，総じて神経体液性因子が担っている．RAASと交感神経系，そしてそれに対抗する因子として，ナトリウム利尿ペプチドが主たる調節系といえる．循環器疾患には遺伝因子や基礎疾患も関与しているが，循環器疾患発症のきっかけとしてはこれらの調節因子に強く影響を与える環境因子が重要である．なかでも，ストレスをはじめ，食塩過剰摂取，肥満，喫煙による影響は大きく，これらの適正化は各種治療の中心となる要素であることは改めて認識する必要がある．

❖ 参考文献 ❖

1) Yoshimura M, Kawai M: Synergistic inhibitory effect of angiotensin II receptor blocker and thiazide diuretic on the tissue renin-angiotensin-aldosterone system. J Renin Angiotensin Aldosterone Syst, 11: 124-126, 2010.
2) Mizuno Y, Yoshimura M, Yasue H, et al.: Aldosterone production is activated in failing ventricle in humans. Circulation, 103: 72-77, 2001.
3) Yasue H, Yoshimura M, Sumida H, et al.: Localization and mechanism of secretion of B-type natriuretic peptide in comparison with those of A-type natriuretic peptide in normal subjects and patients with heart failure. Circulation, 90: 195-203, 1994.

第1章 概論

V. 循環器領域からみた循環器疾患と精神疾患のメカニズム②
自律神経系

東京女子医科大学 東医療センター 内科
大塚邦明

> **重要ポイント！**
>
> - 概日リズムの主時計である視床下部視交叉上核（suprachiasmatic nucleus：SCN）が，概日リズムの体内時計として機能する以外に，自律神経制御中枢として機能し，抑うつや不安あるいは意欲の低下（不登校を含む）や慢性疲労を抑制し，血圧・呼吸・心拍数等の呼吸循環系や，血糖・脂質等の代謝系を調節している．
> - SCNから脳内の神経核への出力は，視床下部と視床への投射が知られている．視床室傍核を経て，前頭前野，中隔野，側坐核，扁桃体中心核へ投射する経路が，うつ病の感情障害などの調節に関与している．
> - SCNが，神経・内分泌・免疫系の統括的調節中枢として働くことにより（neural-endocrine-immune complex），発癌や癌の成長を抑制している（brain-to-immune modulation）との考えが論じられている．

　ヒトをはじめとする哺乳動物では，概日リズムの主時計である視床下部視交叉上核（SCN）は，時を刻むこととは別に，自律神経系を統括する役割を担っていることが明らかにされている．SCNの働きが乱れると，不眠になり，抑うつ，不登校，慢性疲労症候群が発症する．血圧・心拍数等の循環系や，血糖・脂質等の代謝系の調節が乱れ，高血圧・高脂血症・糖尿病等の生活習慣病，骨粗しょう症，あるいは発癌が誘発される．
　概日リズムの主時計SCNが，自律神経系-内分泌系-免疫系を統括するという重要な役割を担っていることについて紹介する．

A 自律神経制御中枢としての視床下部視交叉上核

　2005年Kohsakaら[1]は，*Clock* mutantのマウスが成長とともに肥満し，メタボリック症候群となることを報告した．同年Fuら[2]は，白色脂肪細胞から分泌されたレプチンが，視床下部に作用して交感神経系を興奮させ，骨細胞膜のβ_2受容体を介して，骨形成を調節していること，この調節が*Per*, *Cry*, *Bmal-1*等のmutantのマウスで異常になることを報告した．これらの報告は単に代謝調節に，時計機構が関与することを証明しただけではなく，生活習慣

病が時計機構の乱れに由来することを示唆する重要な論文として注目される．この報告に先行して，永井らの研究グループは，SCN が自律神経制御中枢として機能していることを示す，一連の研究成果を報告している[3]．

哺乳動物では，SCN が体内時計として機能する以外に，自律神経の活動を制御し，エネルギー代謝を調節している．永井らは一連の研究成果から，自律神経が血糖調節に関与することを確認し，エネルギー代謝には活動期にはより多くの糖を，休息期にはより多くの脂質をそれぞれエネルギー源として利用するリズムがあり，これに SCN にもたらされる体内外の環境情報を統合して，体内時計の時刻に依存した自律神経活動の変化を引き起こし，エネルギー代謝を調節していると考えている[4]．SCN に存在する VIP ニューロンが自律神経を制御し，SCN から膵臓・肝臓・副腎へ投射する交感神経と副交感神経の両者を介して，血糖調節を行っている．

自律神経活動は，さまざまな体内外の環境の変化にともない変動するが，この変動も SCN により調整されている．体内時計を同調する機構の1つとして，SCN での BIT（brain-immunoglobulin-like molecule with tyrosine-based activation motifs）のチロシンリン酸化の関わりが報告されているが[5]，寒冷刺激とともに SCN 内に BIT タンパクが増加し，BIT のチロシンリン酸化が，交感神経を介して褐色脂肪細胞での熱産生を高める[6]．その他，光[7]，グレープフルーツ[8]やラベンダーの香り[9]，音楽[10]，乳酸菌[11]，血液中の代謝産物（L-carnosine 濃度）[12]等の体内外の環境の変化や，あるいはアディポネクチン[13]等のサイトカインの変動にともなう自律神経活動や，血圧の変動が，SCN の電気的破壊で消失する．

朝のグレープフルーツの香りは，腎交感神経活動を亢進し，胃副交感神経活動を抑制し，血圧を上げる[8]．一方，夜のラベンダーの香りは，脂肪組織と腎・副腎の交感神経活動を抑制し，胃副交感神経活動を亢進し，血圧を下げ，脂肪分解を抑制し，体重を増やす[9]．グレープフルーツやラベンダーの香りの効果はいずれも，SCN 内での BIT チロシンリン酸化が関与しており，ヒスタミン受容体（すなわち，グレープフルーツの香りは H_1 受容体を，ラベンダーの香りは H_3 受容体）を介して，その効果が交感神経に伝えられる[14]．

自律神経系に及ぼす音楽の効果も面白い．シューマンのトロイメライには，ショパンの練習曲のような情熱的で，ある意味では騒々しい音楽とは異なり，腎交感神経活動を抑制し，血圧を下げる効果があるが，SCN を破壊することで，その効果が消失する[10]．その効果は，ヒスタミン H_3 受容体拮抗薬を投与することによっても消失することから，トロイメライの効果には，ラベンダーの香りと同様の機構が存在すると推察される．これらの SCN 破壊実験にみられる変化は，同時に破壊される SCN を通過する神経線維の切断による可能性も否定できないが，時計遺伝子 *Cry* をノックアウトしたマウスでも，SCN の破壊実験と同様に，グレープフルーツやラベンダーの香りの効果が消失することが確認されている．

Ueyama ら[15]は，ストレス負荷により，自律神経活動の変化とともに，大脳皮質・辺縁系・間脳・中脳・橋・延髄等の高次中枢神経細胞の興奮部位で，c-Fos 発現が有意に増加すること，そしてその部位が，PRV でラベルされた自律神経の高次中枢神経の領域と一致することを見出した．上述の PVR トレーサー法と c-Fos 発現を確認することを併用することにより，SCN と自律神経系伝達路との機能形態学的研究が，順次，積み重ねられ，SCN による ANS 制御の中枢神経回路の実態が，次々と明らかにされてきた．今では，体内時計の分子機構そのものが，自律神経制御中枢として働いていると

考えられる[16]．

B 視床下部視交叉上核への入力と出力

SCNには自律神経系と内分泌系を制御するニューロンが存在する．SCNに観察される神経ペプチドあるいは神経伝達物質としては，VIP（血管作動性腸管ペプチド），VP（ワゾプレシン），NPY，ニューロテンシン，GAVAとグルタミン酸が知られている．なかでも，VIP含有ニューロンとVP含有ニューロンが主で，前者は腹外側部に，後者は背内側部に密に分布している．両者のうちVIPニューロンに，網膜からの神経連絡がある．ラット網膜への光照射により，肝臓・膵臓・胃へ投射する副交感神経の活動が抑制され，肝臓・膵臓・副腎・脾臓・腎臓へ投射する交感神経の活動が亢進することから，SCNのうち，とくにVIPニューロンが，自律神経を制御していると考えられている[17]．さらに，SCN破壊により，この光照射による自律神経の変化がすべて消失することから，網膜への光照射がSCNを介して，自律神経活動に影響を及ぼしていると考えられる[18]．ヒトにおいても，光照射が照射時刻に依存して，心拍数を増加する効果が異なることから，ラットと同様に，SCNが自律神経系を制御していると推察されている[19]．

Buijs[20]は，SCNにpre-autonomic neuronsが存在し，末梢のすべての組織・細胞を統御していると推察した．そして，以下に紹介する数々の解剖学的知見から，SCNによる自律神経系の調節障害こそが，糖尿病・脂質異常症・高血圧・内臓肥満をもたらす原因であると推察し，メタボリック症候群は，すなわち"brain disease"であると提唱した[20]．

SCNから脳内の神経核への出力は，視床下部と視床への投射が知られている．視床への投射は，外側膝状体と視床室傍核に，また視床下部への投射は，自律神経系や内分泌系の調節に関わる領域（室傍核，背内側核，内側視索前野，終板器官OVLT）に投射しており，それぞれ異なる生体現象の概日リズムに関与していると推測される．

SCNからの遠心路が自律神経であるか否かについて，1999年，pseudorabies virus（PRV）を用いた研究がなされた[21]．PRVは神経を多シナプス性に逆行するという特徴をもったウイルスであり，神経連絡路を知るための実験に用いられる．SCNから副腎・膵臓・肝臓等に，多シナプス性に交感神経と副交感神経（迷走神経）の投射があることが証明されている（図1）．臓器の手前でいずれかを遮断するとSCNへの連絡が途絶えることからも，その連絡の存在が確認されている．神経経路としては，VIPニューロンだけではなく，VPニューロンも含まれているらしい[22]．

光以外に，匂い，音楽，血液中の代謝産物，あるいはサイトカイン等の，体内外の環境の変化がSCNに入力する経路には，①血流に乗って血液脳関門のない脳領域に直接入力する経路[23]，②プロスタグランデインを介して血液脳関門を通過して脳領域に入力する経路[24]，ならびに③迷走神経の免疫-神経応答システム（immune-to-nerve communication）を経て脳領域に入力する経路[25]，の3つの経路がある．迷走神経は多くの内臓領域（食道・心臓・胃・腸管・肝・膵・大腸）に連絡網をめぐらしており，遠心性連絡網よりも，情報を受けとる求心性連絡網の割合がはるかに大きい．それゆえ，迷走神経の主たる役割は，末梢領域からの情報収集にあると推察されている[26]．迷走神経末端は，主としてインターロイキン1と免疫-神経応答することにより，末梢領域からの情報を受けとり，その情報を延髄弧束核にまで伝達する[27]．

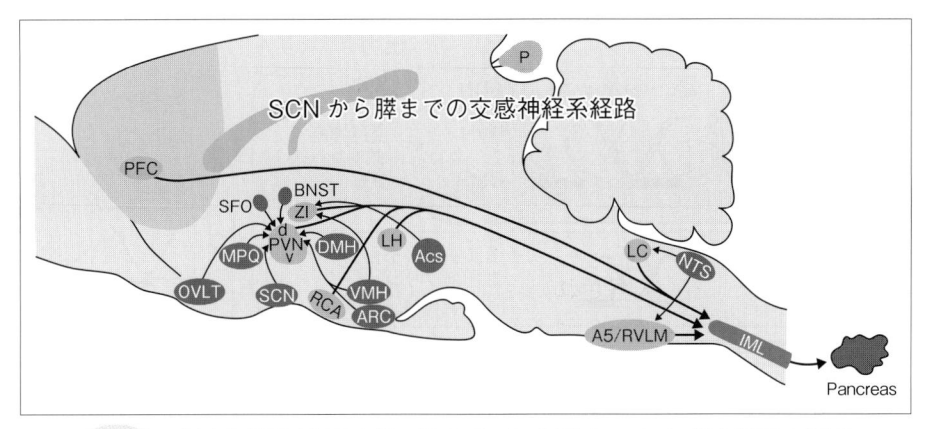

図1 視床下部視交叉上核（SCN）から膵までの交感神経系の経路

脳内の自律神経系経路はいずれの連絡路も，SCNから出力し，まず視床下部室傍核（paraventricular nucleus：PVN）に連絡する．SCNからPVNへの出力は単一ではなく，各々，PVN内の異なる部位に投射している．その結果，それぞれ個別の生理作用を発現し得る．すなわち，神経内分泌-自律神経系の作用を時刻依存性に組織化し，同調して出力するための中心的役割を担っているのが，SCN-PVN axisである．その後，多シナプス性に末梢組織を支配する．

SCNからの出力は，そのほかPVNを経ずに，視床室傍核（paraventricular nucleus thalamus：PVT）を経て，前頭前野，中隔野，側坐核，扁桃体中心核へ投射する経路がある．うつ病の感情障害，あるいはそのほかの神経内分泌-自律神経系のリズム異常には，この経路が関与している．

C 神経・内分泌・免疫系の統括的調節中枢としての視床下部視交叉上核

永井らは，延髄に入力した情報は，最終的にSCNにまで伝えられ，SCNはその情報を，その他の体内外の環境情報と統合して，体内時計の時刻に依存した自律神経活動の変化を引き起こし，エネルギー代謝を調節すると考えている[3,4,18]．たとえば，ラットにアディポネクチンを全身投与すると，体内時計の時刻に依存して腎交感神経活動が亢進し，血圧が上昇する[13]．あるいはレプチンを全身投与すると，時刻に依存して白色脂肪組織の交感神経活動が亢進し，脂肪分解が亢進し遊離脂肪酸が増える．いずれもSCNを電気的に破壊することで，この効果は消失する[28]．

SCNは概日リズムの体内時計として機能する以外に，自律神経制御中枢として機能し，抑うつや不安あるいは意欲の低下（不登校を含む）や慢性疲労を抑制し，血圧・呼吸・心拍数等の呼吸循環系や，血糖・脂質等の代謝系を調節している[29]（図2）．

最近，中枢神経系が，神経・内分泌・免疫系の統括的調節中枢として働くことにより（neural-endocrine-immune complex），発癌や癌の成長を抑制している（brain-to-immune modulation）との考えが論じられている[30~32]が，SCNがその中心的役割を担っているのかもしれない．

D まとめ

ここにヒトが在ることの意味は，まだわれわれの科学では明らかにされていない．何故われわれは，宇宙の中のほんの塵のような地球で，生命を育みまた消えていくのであろう．この意

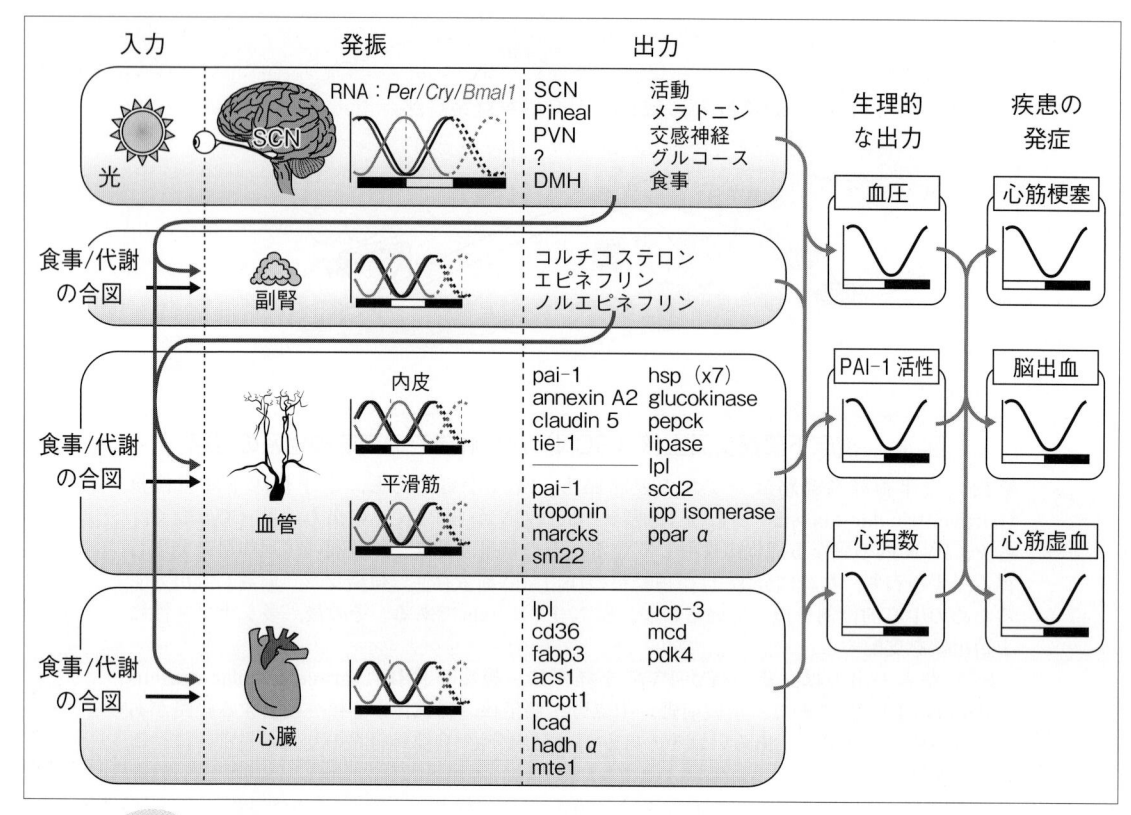

図2 自律神経・内分泌・免疫系の統括的調節中枢としての視床下部視交叉上核

SCNに主たる時計機構があり，この主時計は光（solar time）に同調して時刻を調整する．主時計はその時刻情報を，ホルモン・自律神経・行動（食事など）・代謝を伝達経路として，末梢の組織に伝達する．主時計は，このようにして，組織依存性末梢時計（tissue-based clocks）の時計機構を主時計に同調させ，時刻に見合った活動量として，各組織が適切に作働することができるように統括し（circadian co-ordination），生命活動を維持している．
（Reilly DF, Westgate EJ, FitzGerald GA: Peripheral circadian clocks in the vasculature. Arterioscler Thromb Vasc Biol, 27: 1694-1705, 2007[29]）より引用）

味がいつか科学の眼でみることができる日がくることであろう．そのキーワードは，時計機構と自律神経系であるように思う．

今は，時空間に浮かぶ生命を大切にしたい．そして，時計遺伝子研究という要素還元論的アプローチと，複雑なシステムとして生命をみつめるクロノミクスの2つの手法を，並行して駆使し，生命と健康を見つめていきたい．

◆ 参考文献 ◆

1) Turek FW, Joshu C, Kohsaka A, et al.: Obesity and metabolic syndrome in circadian clock mutant mice. Science, 308: 1043-1045, 2005.
2) Fu L, Patel MS, Bradley A, et al.: The molecular clock mediates leptin-regulated bone formation. Cell, 122: 803-815, 2005.
3) 永井克也：体内時計と体内恒常性．時間生物学, 12: 1-2, 2006.
4) 永井克也：糖尿病とリズム．実地診療に役立つヒトのリズム 時間診療学（田村康二，編）．第1版，永井書店，大阪，pp. 200-210, 2001.
5) Nakahata Y, Okumura N, Otani H, et al.: Stimulation of BIT induces a circadian phase

shift of locomotor activity in rats. Brain Res, 976: 194-201, 2003.
6) Taniguchi H, Tanida M, Okumura N, et al.: Regulation of sympathetic and parasympathetic nerve activities by BIT/SHPS-1. Neurosci Lett, 398: 102-106, 2006.
7) Niijima A, Nagai K, Nagai N, et al.: Light enhances sympathetic and suppresses vagal outflows and lesions including the suprachiasmatic nucleus eliminate these changes in rats. J Autonom Nerv Syst, 40: 155-160, 1992.
8) Tanida M, Niijima A, Shen J, et al.: Olfactory stimulation with scent of essential oil of grapefruit affects autonomic neurotransmission and blood pressure. Brain Res, 1058: 44-55, 2005.
9) Shen J, Niijima A, Tanida M, et al.: Olfactory stimulation with scent of lavender oil affects autonomic nerves, lipolysis and appetite in rats. Neurosci Lett, 383: 188-193, 2005.
10) Nakamura T, Tanida M, Niijima A, et al.: Auditory stimulation affects renal sympathetic nerve activity and blood pressure in rats. Neurosci Lett, 416: 107-112, 2007.
11) Tanida M, Yamano T, Maeda K, et al.: Effects of intraduodenal injection of Lactobacillus johnsonii La1 on renal sympathetic nerve activity and blood pressure in urethane-anesthetized rats. Neurosci Lett, 389 : 109-114, 2005.
12) Tanida M, Niijima A, Fukuda Y, et al.: Dose-dependent effects of L-carnosine on the renal sympathetic nerve and blood pressure in urethane-anesthetized rats. Am J Phisiol Regul Integr Comp Physiol, 288: R447-455, 2005.
13) Tanida M, Shen J, Horii Y, et al.: Effects of adiponection on the renal sympathetic nerve activity and blood pressure in rats. Exp Biol Med, 232: 390-397, 2007.
14) Shen J, Niijima A, Tanida M, et al.: Mechanisms of changes induced in plasma glyserol by scent stimulation with grapefruit and lavender essential oils. Neurosci Lett, 416: 241-246, 2007.
15) Ueyama T, Tanioku T, Nuta J, et al.: Estrogen alters c-Fos response to immobilization stress in the brain of ovariectomized rats. Brain Res, 1084: 67-79, 2006.
16) Tanida M, Yamatodani A, Niijima A, et al.: Autonomic and cardiovascular responses to scent stimulation are altered in cry KO mice. Neurosci Lett, 413: 177-182, 2007.
17) Niijima A, Nagai K, Nagai N, et al.: Effects of light stimulation on the activity of the autonomic nerves in anesthetized rats. Physiol Behav, 54: 555-561, 1993.
18) Nagai K, Nagai N, Shimizu K, et al.: SCN output drives the autonomic nervous system: with special reference to the autonomic function related to the regulation of glucose metabolism. In: Hypothalamic Integration of Circadian Rhythms (eds Buijs RM, Kalsbeek A, Romijn HJ, et al.). Progress in Brain Research, Vol. 111. Elsevier, Amsterdam, pp. 253-272, 1996.
19) Scheer FAJL, van Doornen LJP, Buijs RM: Light and diurnal cycle affect human heart rate: possible role for the circadian pacemaker. J Biol Rhythm, 14: 202-212, 1999.
20) Buijs RM, Kreier F: The metabolic syndrome: a brain disease? J Neuroendocrinology, 18: 715-716, 2006.
21) Buijs RM, Chun SJ, Niijima A, et al.: Parasympathetic and sympathetic control of the pancreas: a role for the suprachiasmatic nucleus and other hypothalamic centers that are involved in the regulation of food intake. J Compara Neurol, 431: 405-423, 2002.
22) Dai J, Swaab DF, Buijs RM: Distribution of vasopressin and vasoactive intestinal polypeptide (VIP) fibers in the human hypothala-

mus with special emphasis on suprachiasmatic nucleus efferent projections. J Comp Neurol, 383: 397-414, 1997.
23) Dantzer R, Konsman J-P, Bluthe R-M, et al.: Neural and humoral pathways of communication from the immune system to the brain: parallel or convergent? Auton Neurosci, 85: 60-65, 2000.
24) Davidson J, Abul H, Milton A, et al.: Cytokines and cytokine inducers stimulate prostaglandin E2 entry into the brain. Pflugers Arch, 442: 526-533, 2001.
25) Ek M, Kurosawa M, Lundeberg T, et al.: Activation of vagal afferents after intravenous injection of interleukin-1β: role of endogenous prostaglandins. J Neurosci, 18: 9471-9479, 1998.
26) Berthoud HR, Neuhuber WL: Functional and chemical anatomy of the afferent vagal system. Auton Neurosci, 85: 1-17, 2000.
27) Gaykema RPA, Goehler LE, Hansen MK, et al.: Subdiaphragmatic vagotomy blocks interleukin-1β-induced fever but does not reduce IL-1β levels in the circulation. Auton Neurosci, 85: 72-77, 2000.
28) Shen J, Tanida M, Niijima A, et al.: In vivo effects of leptin on autonomic nerve activity and lipolysis in rats. Neurosci Lett, 416: 193-197, 2007.
29) Reilly DF, Westgate EJ, FitzGerald GA: Peripheral circadian clocks in the vasculature. Arterioscler Thromb Vasc Biol, 27: 1694-1705, 2007.
30) Tracey KJ: The inflammatory reflex. Nature, 420: 853-859, 2002.
31) Gidron Y, Perry H, Glennie M: Does the vagus nerve inform the brain about preclinical tumors and modulate them? Lancet Oncology, 6: 245-248, 2005.
32) Mravec B, Gidron Y, Kukanova B, et al.: Neural-endocrine-immune complex in the central modulation of tumorigenesis: facts, assumptions, and hypotheses. J Neuroimmunol, 180: 104-116, 2006.

VI. 精神科領域からみた循環器疾患と精神疾患のメカニズム
うつ病の観点から

産業医科大学 医学部 精神医学教室
吉村玲児，杉田篤子，中村　純

重要ポイント！

- 循環器疾患とうつ病の合併率は高い．
- 循環器疾患とうつ病に共通した病態生理には，炎症性物質，神経栄養因子，血管内皮障害（NO，NOS など），血小板凝集機能異常，自律神経亢進などが存在する．
- 薬物療法としては SSRI や SNRI を選択する．
- 精神療法としては認知行動療法や対人関係療法が有効である．

冠動脈疾患の 31～45％ がうつ状態にあり，冠動脈患者の 15～20％ が大うつ病性障害の診断基準を満たすとの報告がある[2]．この割合は，慢性腎疾患，悪性腫瘍や糖尿病とほぼ同率である[11]．また，うっ血性心不全（congestive heart failure：CHF）患者やペースメーカー埋め込み術を受けた患者でも大うつ病性障害への罹患率が上昇する．最近のメタ解析結果では，CHF 患者の大うつ病性障害への罹患率は 20～36％ であり，ペースメーカー埋め込み術患者では 24～33％ であると報告されている[16]．心筋梗塞の患者では，過去 1 年から現在までにうつ病の既往があると死亡率が 2～3 倍に上昇する[10]．一方，心血管疾患患者や冠動脈疾患患者のうつ病は慢性化しやすく，再燃・再発をきたしやすく，難治性であることも知られている．たとえば，心筋梗塞後のうつ病患者では，うつ状態がその後 12 ヵ月間も同じ重症度で持続し，ペースメーカー埋め込み術を受けたうつ病患者でも，その後 2 年間のコホート研究で 80％ が抑うつ状態であったという報告もある[16]．すなわち，循環器疾患患者ではうつ状態・うつ病になりやすく，それは循環器疾患の予後に影響を与えるばかりでなく，うつ状態・うつ病を長期化させる．したがって，循環器疾患患者のメンタルケア（とくにうつ状態・うつ病）に対しては十分な注意を払い，それらに対して早期に介入する必要がある．

A　うつ病と循環器疾患に共通する基盤

炎症性物質

炎症性サイトカインは動脈硬化を促進する重要な物質であり，冠動脈疾患，狭心症，心筋梗塞の重要な病態因子である．とくに C-reactive protein（CRP）や interleukin-6（IL-6）の上昇はこれらの疾患の予後不良因子であると考えられている[7]．うつ病でも，CRP，interleukin-1（IL-1），IL-6の上昇が認められる．IL-1やIL-6はセロトニントランスポーターに作用する．また，視床下部-下垂体-副腎皮質系を亢進させてACTHやコルチゾールの分泌を促進する[8]．我々もDSM-Ⅳ-TRで大うつ病性障害に該当する患者を対象に血漿中IL-6濃度を検討した．その結果，大うつ病性障害患者では，年齢・性別を一致させた健常対象者と比較して有意に血漿中IL-6濃度が高値であった．さらに難治性うつ病群（少なくとも1種類の十分量・十分期間の抗うつ薬治療に反応しない群と定義）では，非難治性うつ病群と比較してさらに血漿中IL-6濃度が高値を示した[18]（図1）．

脳由来神経栄養因子（BDNF）

脳由来神経栄養因子（Brain-derived neurotrophic factor：BDNF）をはじめとするいくつかの神経栄養因子は循環器疾患とうつ病の双方の病態に関連している可能性がある．狭心症や心筋梗塞では血清中BDNF濃度が増加していることが報告されている[5]．一方，うつ病では数編のメタ解析で血清中BDNF濃度が低下していた[1,6,14]．我々の研究結果では，うつ病の重症度と血清中BDNF濃度との間には有意に負の相関が認められたが（すなわち，うつ病の程度が強いほど血清中BDNF濃度は低値であった），血清中BDNF濃度はうつ病の難治化とは関連がなかった[18]（図2）．すなわち，循環器疾患とうつ病ではBDNF動態が逆方向に働いている．しかし，うつ病・うつ状態を合併した循環器疾患症例での検討はなされていない．したがって，これらの患者を対象としたBDNFやその他の神経栄養因子およびそれらの受容体の変化などに関して調べる必要がある．

血管内皮障害
（一酸化窒素：Nitric Oxide）

一酸化窒素はフリーラジカルであり，L-アルギニンが一酸化窒素合成酵素（Nitric Oxide Synthase：NOS）からL-シトルリンに変換される過程で合成される．Nitric Oxide（NO）はさまざまな神経伝達に関与しており，わずか数秒でNOx（NO_2，NO_3）へと代謝される．NOSには，神経型（nNOS），血管内皮由来型（eNOS），誘導型（iNOS）の3種類がある．循環器疾患と密接な関連があるのはその中でもeNOSである．eNOS活性が低下すると血管拡張能が低下し動脈硬化が促進される．また，うつ病の一つに無症候性動脈硬化（頭部MRI検査で初めて発見されることが多い）が原因であるサブタイプが存在しており血管性うつ病と呼ばれる．血管性うつ病では，eNOS活性の低下

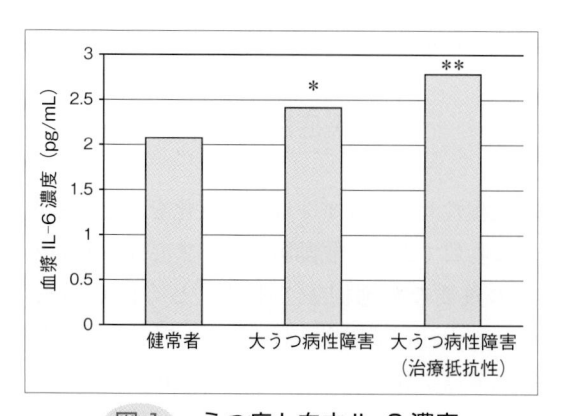

図1 うつ病と血中IL-6濃度

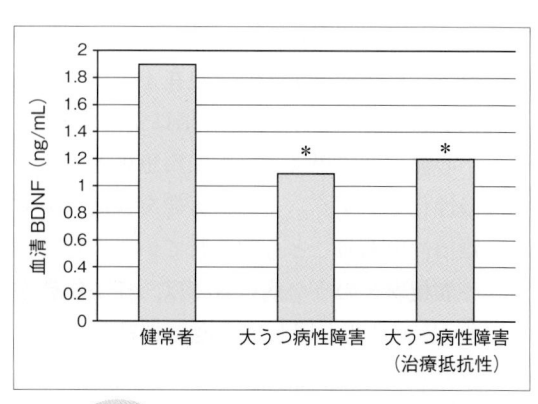

図2 うつ病と血中BDNF濃度

やNOx濃度の低下が想定される．我々は血管性うつ病には限定せず，DSM-Ⅳ-TRの大うつ病性障害の診断基準を満たす40例（M/F：15/25, age：46±15 yrs）の患者（身体疾患を合併していない）と性別・年齢を一致させた30例の健常者（M/F：10/20, age：48±24 yrs）を対象とした．抗うつ薬による治療開始前，投与後4, 8週間後に採血を行い，血漿中NOx濃度をGreiss法によりHPLCにて測定した．また，抗うつ薬は無作為にparoxetineあるいはmilnacipranによる治療を行った．うつ病の評価にはハミルトンうつ病評価尺度17項目（HAMD-17）を用いた．その結果，(1) うつ病群では健常者群と比べて血漿中NOx濃度が有意に低値であった[9]（図3）（うつ病群；1.13±0.29 μM, 健常者群；3.22±2.97 μM, p＜.001）．(2) うつ病群ではparoxetine（31±13 mg/日），milnacipran（83±31 mg/日）が無作為に投与され，健常者群・paroxetine群・milnacipran群の3群間でtotal cholesterol, triglyceride値に差はなかった．(3) うつ病群全体では，HAMD-17得点と血清中NOxとの間には有意な負の相関が認められた（r = -0.333,

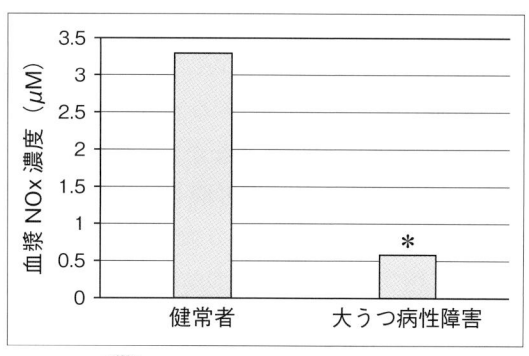

図3　うつ病と血中NOx濃度

$p = 0.00351$）．(4) paroxetineは血漿中NOx濃度を変化させなかったが，milnacipranは血漿中NOx濃度を有意に増加させた（図4）．うつ病患者では，健常者と比較して有意に血清中のNOx濃度が低下していた．血中NOはそのほとんどがeNOSにより合成されてNOxに代謝されるので，今回の結果は，うつ病において血小板eNOS活性が低下しているとの報告[3]と矛盾しない．さらに興味深いことに，抑うつ症状が強いほど，血漿中NOx濃度が低値であった．これらのことは，NOの低下により血管拡張性が障害され海馬や前頭皮質などのうつ病の病態と深く関係する部位の血流の低下を生じ

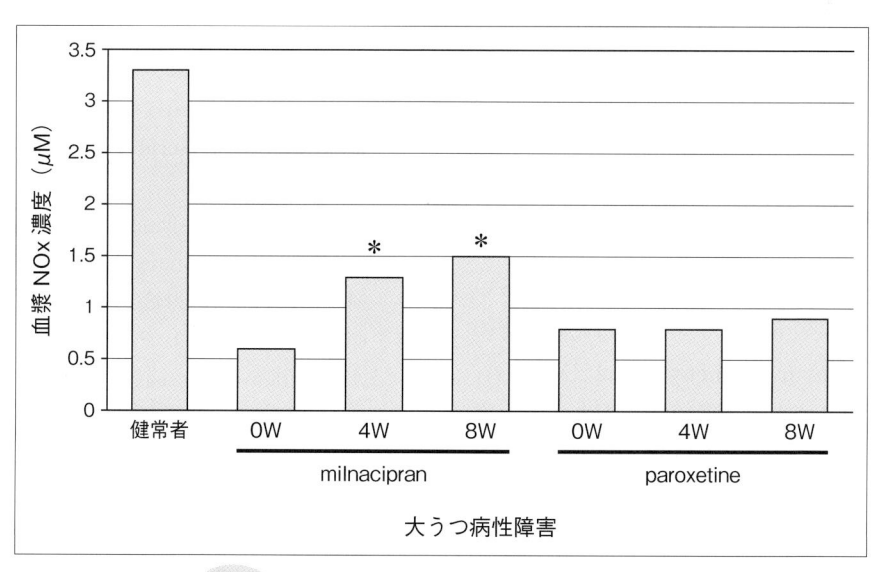

図4　抗うつ薬の血中NOx濃度への影響

Ⅵ．精神科領域からみた循環器疾患と精神疾患のメカニズム

させることにより，うつ状態が引き起こしている可能性も想定させる．さらに，選択的セロトニン再取り込み阻害薬であるparoxetineは血漿中NOx濃度を変化させなかったが，セロトニン・ノルアドレナリン再取り込み阻害薬のmilnacipranは投与4週間で血漿中NOx濃度を有意に増加させた．以上の結果より，ノルアドレナリン神経系への作用がNOの産生促進には深く関与している可能性が示唆される．この観点から考えると，老年期で生じる血管性うつ病の治療には，milnacipranやduloxetineなどのSNRIのほうがSSRIよりも薬理学的には優っている可能性もある．一方で我々はeNOS遺伝子のいくつかの機能的遺伝子多型とうつ病との関連についても予備的な検討を行ったが両者の間には有意な関連は認められなかった．

血小板凝集能の亢進

心血管障害患者では血小板の凝集能が亢進していることはよく知られた事実である．うつ病でも血小板上に存在する$5-HT_{2A}$受容体がup-regulationしており，これがうつ病患者での血小板機能異常と関連するとも想定されている[8]．血小板機能の異常も循環器疾患とうつ病の併存の多さを説明する重要な一つの要因であることは間違いない．

自律神経系の機能異常

循環器疾患患者では交感神経系が亢進している．実際，ノルアドレナリンやその代謝産物の3-methoxy-4-hydroxyphenylglycol（MHPG）の血中濃度が高値を示すとの報告がある．一方，うつ病でも不安・焦燥感・恐怖・緊張感などが高いタイプのうつ病では，血中MHPG濃度が高い[17]．以上を考えると，不安・焦燥型のうつ病では，とくに循環器疾患を合併する可能性が高いことが示唆される．

B 心血管疾患障害患者のうつ病の治療

薬物療法

三環系抗うつ薬は抗コリン作用や抗$α_1$作用から使用に適さない．第一選択薬としてはSelective Serotonin Reuptake Inhibitor（SSRI）やSerotonin Noradrenaline Reuptake Inhibitor（SNRI）を用いるべきである．SSRIの中では，とくにsertralineが適しているとの報告もある[13]．

精神療法

認知行動療法や対人関係療法の有効性が報告されている[4,12]．

いずれにせよ，薬物療法と精神療法の双方をバランスよく行う必要がある．

◆ 参考文献 ◆

1) Bocchio-Chiavetto L, Bagnardi V, Zanardini R, et al.: Serum and plasma BDNF levels in major depression: a replication study and meta-analysis. World J Biol Psychiatry, 11: 763-773, 2010.

2) Carney RM, Freedland KE: Depression in patients with coronary heart disease. Am J Med, 121: 20-27, 2008.

3) Chrapko W, Jurasz P, Radomski MW, et al.: Alterration of decreased plasma NO metabolites and platelet NO synthase activity by paroxetine in depressed patients. Neuropsychopharmacology, 31: 1286-1293, 2006.

4) Davidson KW, Rieckmann N, Clemow L, et al.: Enhanced depression care for patients

with acute coronary syndrome and perisistent depressive symptoms: coronary psychosocial evaluation studies randomized control trial. Arch Intern Med, 170: 600-608, 2010.
5) Ejiri J, Inoue N, Kobayashi S, et al.: Possible role of brain-derived neurotrophic factor in the pathogenesis of coronary artery disease. Circulation, 112: 2114-2120, 2005.
6) Fernandes BS, Gama CS, Cereser KM, et al.: Brain-derived neurotrophic factor as a state-marker of mood episodes in bipolar disorders: a systematic review and meta-regression analysis. J Psychiatr Res, 45: 995-1004, 2011.
7) Howren MB, Lamkin DM, Suls J: Associations of depression with C-reactive protein, IL-1, and IL-6: a meta-analysis. Psychosom Med, 71: 171-186, 2009.
8) Hrdina PD, Bakish D, Ravindran A, et al.: Platelet serotonergic indices in major depression: up-regulation of 5-HT2A receptors unchanged by antidepressant treatment. Psychiatry Res, 66: 73-85, 1997.
9) Ilenouchi-Sugita A, Yoshimura R, Hori H, et al.: Effects of antidepressants on plasma metabolites of nitric oxide in major depressive disorder: comparison between Milnacipran and paroxetine. Prog Neuropsychopharmacol Biol Psychiatry, 33: 1451-1453, 2009.
10) Lesperance F, Frasure-Smith N, Talajic M, et al.: Five-year risk of cardiac mortality in relation to initial severity and one-year changes in depression symptoms after myocardial infarction. Circulation, 105: 1049-1053, 2002.
11) Miller AH, Maletic V, Raison CL: Inflammation and its discontents: the role of cytokines in the pathophysiology of major depression. Biol Psychiatry, 65: 732-741, 2009.
12) Oranta O, Luutonen S, Salokangas RK, et al.: The outcomes of interpersonal counseling on depressive symptoms and distress after myocardial infarction. Nord J Psychiatry, 64: 78-86, 2010.
13) Parissis J, Fountoulaki K, Paraskevaidis I, et al.: Sertraline for the treatment of depression in coronary artery disease and heart failure. Expert Opin Pharmacother, 8: 1529-1537, 2007.
14) Sen S, Duman R, Sanacora G: Serum brain-derived neurotrophic factor, depression, and antidepressant medications: meta-analyses and implications. Biol Psychiatry, 64: 527-532, 2010.
15) Snyderman D, Wynn D: Depression in cancer patients. Prim care, 36: 703-719, 2009.
16) Suzuki T, Shiga T, Kuwahara K, et al.: Prevalence and persistence of depression in patients with implantable cardiovascular defibrillator: a 2-year longitudinal study. Pacing Clin Electrophysiology, 33: 1445-1461, 2010.
17) Yoshimura R, Nakamura J, Shinkai K, et al.: Clinical response to antidepressant treatment and 3-methoxy-4-hydroxyphenylglycol levels: mini review. Prog Neuropsychopharmacol Biol Psychiatry, 28: 611-616, 2004.
18) Yoshimura R, Hori H, Ikenouchi-Sugita A, et al.: Higher olasma interleukin-6 (IL-6) level is associated with SSRI- or SNRI- refractory depression. Prog Neuropsychopharmacol Biol Psychiatry, 33: 722-726, 2009.

第1章 概論

VII. 循環器心身医学による全人医療と包括医療

早稲田大学理工学術院，東京女子医科大学・早稲田大学共同大学院

笠貫 宏

> **重要ポイント！**
> - 人間の生存を健康と疾病という観点からみれば、保健—医療—福祉は連続性を有するものであり、その実践が包括医療である．
> - 循環器疾患患者と家族の全人医療と包括医療の実践には医師のみならず、関連領域の専門職種とのチーム医療が必須であり、それぞれが心身医学、行動医学、社会心理学に関する基本的知識、チーム内での共通言語と共通認識を持つことが重要である．

循環器疾患はその発症および進展に社会心理的因子が大きな影響を及ぼすという観点から心身症といえる．したがって，循環器疾患の予防・治療・リハビリテーションにおいて，患者の身体面だけではなく心理・社会面を含めて，人間を統合的に診る全人医療を目指す心身医学は循環器臨床の基本である．しかし，循環器内科学において心身医学の位置づけはいまだ確立されていない．また，多くの循環器専門医は分子生物学などの基礎医学および経皮的冠動脈形成術・カテーテルアブレーションなどの臨床医学には関心を持つが，心身医学には必ずしも関心を持たない．昭和47年に日野原 重明，故 石川 中，鈴木 仁一は，循環器領域に心身医学を導入・普及させるために，循環器PSMの会（現 日本循環器心身医学会）を設立したが，現在なお目的の達成にはほど遠い．しかし，これは循環器領域に限らず，すべての身体疾患の内科学に共通するものであり，日本の医学教育（学部教育，初期臨床研修教育）において，全人医療の教育が欠如していることに起因するものと考えられる．

本稿では循環器心身医学を基盤とする全人医療と包括医療そして包括的チーム医療の意義について概説を加える．

A 健康と疾病の科学についての考え方

1948年，WHO（World Health Organization 世界保健機構，現 世界保健機関）は憲章前文のなかで，「健康は完全な肉体的，精神的および社会的に幸福な状態であり，単に疾病または病弱がないことではない．Health is a state of complete physical, mental and social well-being and not merely the absence of disease or infirmity」と定義している．日本WHO協会によれば，健康とは，病気でないとか，弱っていないということではなく，肉体的にも，精神的にも，そして社会的にも，すべてが満たされた

状態にある．1998年のWHO執行理事会において，WHO憲章の見直し過程で，「健康」の定義を「完全な身体的（physical），精神的（mental），スピリチュアル（spiritual）および社会的（social）に幸福な動的状態であり，単に疾病または病弱がないことではない．Health is a dynamic state of complete physical, mental, spiritual and social well-being and not merely the absence of disease or infirmity」と改めることが提案された．しかし翌年の第52回WHO総会では，審議されず，現在に至っている．「健康」の確保・維持においては，生きている意味・生きがいと人間の尊厳や生活の質（Quality of Life：QOL）との関連性および健康と疾病の連続性の追求は極めて重要であり，健康の定義を改正しなかったことが現在の健康・医療の混乱を招いていると思われる．心身医学の実践にあたっては，身体的，精神的，社会的な問題のみならず，スピリチュアルな問題を含めて「健康とは何か」を考えることが必要であり，それによって，全人医療，および包括医療の実現が可能になると考えられる．スピリチュアリティ（spirituality）という概念はどの文化や社会にも見い出される．日本では，霊性，霊魂精神性と呼ばれるが未だ定義も和訳も確立されていない．日本の文化の特殊性等があっても，人は超自然，大宇宙，超越的なものや自分の中の本当の自分（究極的自己）に対する畏敬の念を持っている．

臨床現場では，患者はインフォームドコンセントにおいて，各々の価値観，信念，人生観，生きがい，生きている意味・目的，満足感，愛情などに基づいて意思決定をしている．その源にあるものをスピリチュアリティと捉えて，臨床上はその定義を幅広く包括的に考えることが実践的である．

著者はこれらの問題を網羅する「健康と疾病の科学」という概念を提唱している（図1）．

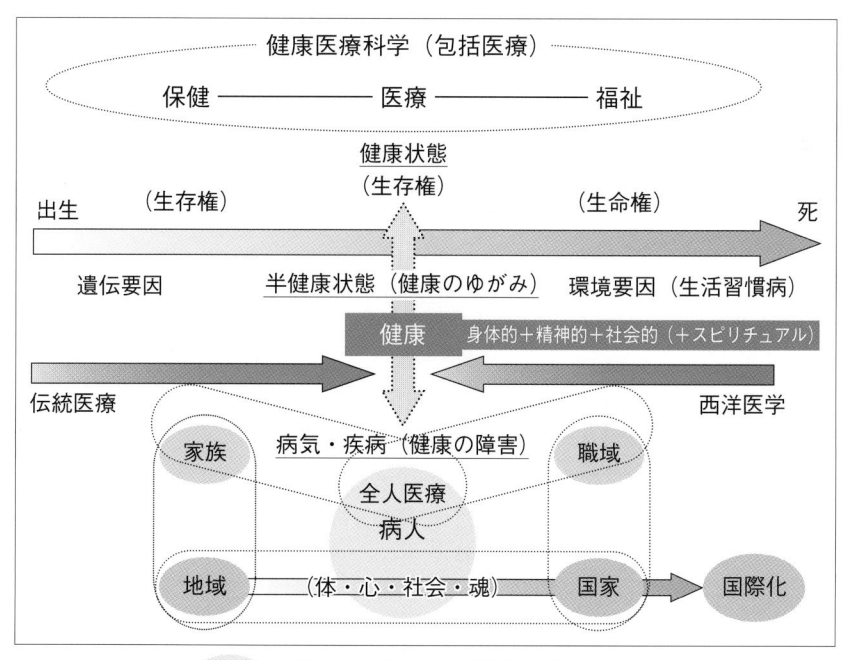

図1　「健康と疾病の科学」の概念図

（笠貫　宏，高崎　健：大学病院・臨床現場から挙げる医療革命の狼煙．中央公論，119（3）：234-243，2004[1]）より許諾を得て一部改変）

人は出生してから死に至るまで連続性を有し，生理的加齢変化に加えて，遺伝要因および/または環境要因により疾病は発症する．健康人と病人（疾病を有する人）の間には連続性があり，半健康状態（健康のゆがみ）が存在する．病人には家族があり，職域，地域，そして国家がある．医療は保健・福祉と連続性を有し，包括医療と呼び，さらに西洋医学と補完代替医学（伝統医学）もまた連続性を有し，統合医療と呼んでいる．

B 全人医療とは

全人医療は患者の身体面だけではなく心理・社会面を含めて，人格・人権をもった人間を統合的に診る医療である．心疾患患者の全人格的把握に努め，心理社会的・実在的アプローチを行い，患者と医師との信頼関係を築き，受容，支持，保証というような一般的心理療法を実施する．全人的にアプローチする医療にはホリスティック医学，プライマリ・ケア，家庭医療，総合診療などが含まれる．ホリスティック医学は西洋医学が人間の臓器，組織，細胞など人体の構成要素に重点をおくのに対して，人間全体を診ることを強調する概念として1960年に提唱された．それぞれに共通するのは，身体的または生物学的（biological），精神的または心理的（psychological），社会的，スピリチュアルという4つの側面から，健康・医療を捉えて，患者への全人医療を実践することである．全人医療にはスピリチュアルを含まない場合があるが，科学技術コミュニケーションが必須となる21世紀の医療においては，その意義の重要性は高まると考えられる．

1985年，池見は第26回循環器PSMの会（現日本循環器心身医学会）の教育講演「フロイドから全人医療へ－フロイドから全人的医療への国際的な進展，東西の医学観の統合について，私の歩みを中心に－」において，知性に偏重する左脳型人間を現代人の悲劇とし，「生きている」から，感性・気づきによる「生かされている」の重要性を指摘している（図2）．さらに，

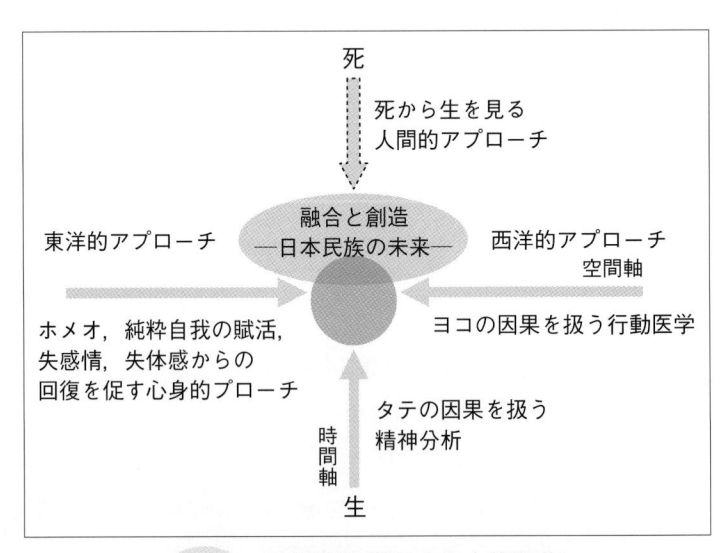

図2 池見酉次郎氏の全人的医療

(1985年第26回循環器PSMの会教育講演：池見酉次郎「フロイドから全人医療へ－フロイドから全人的医療への国際的な進展，東西の医学観の統合について，私の歩みを中心に－」講演スライド一部修正)

東洋医学の心身医学（調心・調身・調息）との関連性を説いている．そして，全人的医療として，生から死に至る連続する時間軸と捉えて，因果を扱う精神分析と死から生を見る人間的アプローチを行い，西洋的アプローチと東洋的アプローチを空間軸と捉えて実践すべきと述べている．著者はそれを具現化するため，日本循環器心身医学会と補完代替医療学会の合同学術集会を開催したが，全人医療における統合医療の位置づけも必要である．

緩和医療では患者の苦痛に身体的苦痛，精神的苦痛，社会的苦痛，そしてスピリチュアルペイン（超越的な存在，絶対者が世の中にあり，それと自分との関係がなくなったことに対する痛み）があり，これらを全人的苦痛と呼んでいる．

日野原はスピリチュアルケアの重要性を指摘している．すなわち，病気中での生きる意味や目的，価値がなくなったと感じる，あるいは苦難の人生はもう無為・無感とか，自分に理解することができなくなって自己否定する状態へのケアである．精神的・心理的ケア（人間的な関係で怒りとか憎しみ，病気の不安，恐れ，後悔，苛立ち，孤独，疎外感とかの感情，情緒的問題に対するケア）と，宗教的ケア（死後の命，天国，地獄，病気回復の祈祷など）との相互関係は境界線が明確でない（図3）．

2006年には米国とカナダの141校のうち，70%の医学部で宗教・スピリチュアリティ・医学に関するコースが開講され，そのほとんどが必修とされている．我が国の医学教育においても今後検討が必要である．

C 包括医療

日本国憲法第25条には，社会保障について記載され，生存権の根拠となっている．すなわち，①すべて国民は，健康で文化的な最低限度の生活を営む権利を有する．②国は，すべての生活部面について，社会福祉，社会保障および公衆衛生の向上および増進に努めなければならない．1950年の社会保障制度審議会では『い

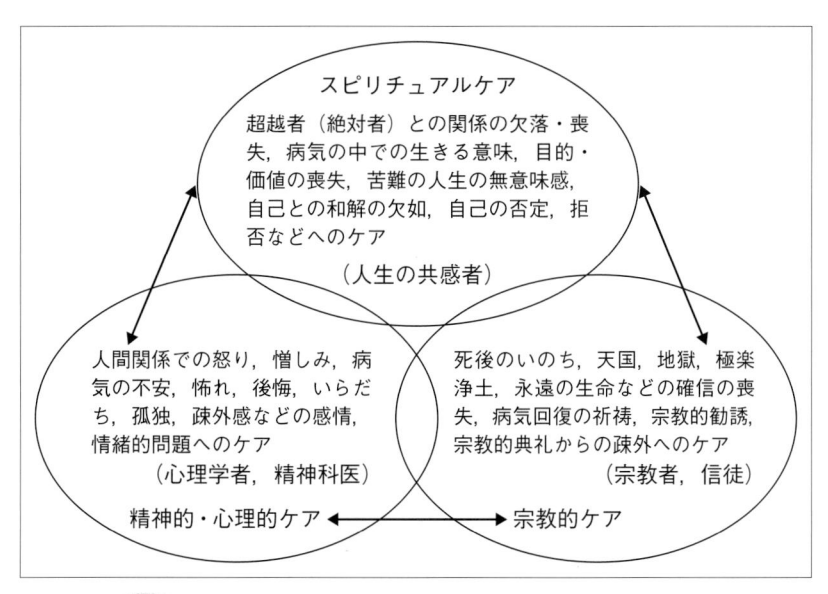

図3 スピリチュアルケア，精神的ケアと宗教的ケア
（日野原重明：サイエンスとアートの視点から見たスピリチュアリティ．日本医事新報，4499：57-64，2010[2]）より許諾を得て転載）

わゆる社会保障制度とは，疾病，負傷，分娩，廃疾，死亡，老齢，失業，多子その他困窮の原因に対し，保険的方法または直接の公の負担において経済的保障の途を講じ，生活困窮に陥った者に対しては国家扶助によって最低限度の生活を保障するとともに，公衆衛生および社会福祉の向上を図り，もって，すべての国民が文化的社会の成員たるに値する生活を営むことができるようにすることをいう』とされている．換言すれば，人間の生存を健康と疾病という観点からみれば，保健─医療─福祉は連続性を有するものであり，その実践が包括医療である．健康増進という保健から，診断・治療という医療，介護，福祉サービスのすべてを包括し，かつ切れ目なく提供し，QOL の改善・向上に至る患者の生活全体を支える全人医療を実践することである．"QOL（生活の質）"は，主観的な健康度や生活への満足感，生きがいといった個人の価値感に関連したものや，社会的役割をどの程度遂行できるかといった個人の生活能力に関連したものなどを含む多面的な概念である．Wenger らは，慢性循環器病治療法の評価を医学生物学的尺度と社会医学的評価に分け，後者として日常生活，生産性，社会活動，知的活動，感情の安定，生活満足度をあげている．我が国の研究班では，循環器病治療の QOL の評価方法として，社会的および主観的指標（病気に対する態度，家族団欒，余暇活動，仕事，現状への満足感，肯定感，将来への期待感，心理的期待感），疾患に非特異的な症状と特異的な症状をあげている．したがって，QOL 改善には，心身医学的アプローチと一般心理療法や認知行動療法が必要であり，ライフスタイルの改善とソーシャルサポートは治療上極めて有効である．心臓，心臓を含む全臓器，さらに心身相関の視点から，年齢，性，職業，性格のみならず，家族，職場，地域における人間関係を含めて全人格的な捉え方に基づく包括的な医療の実践が重要である．

D　あるべきチーム医療

心臓病の患者の多くは命におびえ，心の悩みや苦しみを持ちながら QOL は著しく低下する．最近は心臓病の患者の不安やうつが病気の進展・増悪や生命予後にさえ影響することが明らかにされている．循環器疾患患者と家族の全人医療と包括医療の実践には医師（循環器医，心療内科医，精神科医）のみならず，関連領域の専門職種（看護師，保健師，栄養士，臨床工学技士，臨床検査技師，薬剤師，作業療法士，理学療法士，ソーシャルワーカー，心理士，音楽療法士，アロマセラピスト，アートセラピスト等）とのチーム医療が必須である．それは日本循環器心身医学会のホームページの概念図にも表れている（図 4）．

望ましいチーム医療を実現するためには，それぞれの構成員が心身医学，行動医学，社会心理学に関する基本的知識を有し，チーム内での共通言語と共通認識を譲成し，相互の信頼感を持つことが必要である．とくにチームリーダーとなる循環器医は高い包括的知識とコミュニケーション能力が求められる．また患者・家族が直面する不安，うつなどの心理的，精神的問題に対する心理学的アセスメント，心理検査，カウンセリング，認知行動療法，ストレス処理において大切な役割が期待される心理士が，未だ国家資格を持たないことは大きな問題である．さらに音楽療法士，アロマセラピストなどチーム医療の再構築と充実を図ることが必要である．

E　まとめ

精神的，スピリチュアルの近似概念に「こころ」があり，その定義は明確でないが，全人医療，包括医療において，心のケアとして繁用さ

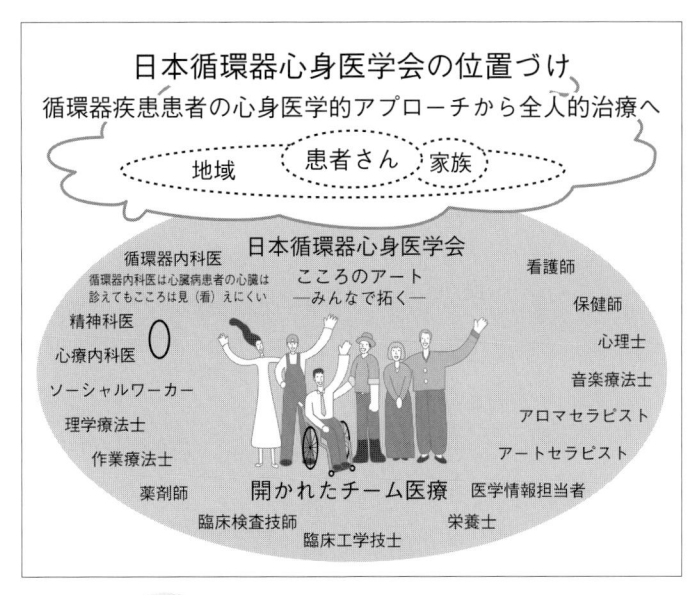

図4 循環器心身医学会のチーム医療
（日本循環器心身医学会ホームページ（http://www.kokocas.com/）より許諾を得て転載）

れている．「こころ」とは学問領域だけでなく人間の営為のすべて，普遍的なものであり，文化や芸術のメインテーマにもなる．最近，こころの問題は脳科学として解明が進められているが，「こころ」を発する「脳」を個としての存在，生物的人間として捉えると，「こころ」は個と個との相互関係における存在，社会的人間として捉えることもできる．1930年代，精神分析の進歩によって医学は身体と精神の科学とされ，1970年代にはスピリチュアルは除外されたが，こころとはヒトの内なる活動そのものであり，両者を包括するものと思われる．死と直面しうる心疾患患者のこころを受けとめ，またその病んだこころをケアするためにはスピリチュアリティの概念を心身医学に導入することが必要と思われる．それによって，新たな全人医療および包括医療の展開が可能になると考えられる．また日本の社会では欧米の個人主義に基盤を置いたカウンセリングと違って，文化的集団的な知恵と伝統的なものを活用して，「こころ」の危機を緩和している．そういう観点から，民族文化的療法と呼ばれるものについても，考慮していくことが必要と思われる．

価値観が多様化し，先行き不透明な現代文明社会では循環器疾患患者における心身連関の問題解決は重要性を増すと考えられ，心身医学を基盤とする全人医療・包括医療の実践は極めて重要である．

❖ 参考文献 ❖

1) 笠貫 宏, 高崎 健：大学病院・臨床現場から挙げる医療改革の狼煙. 中央公論, 119 (3)：234-243, 2004.
2) 日野原重明：サイエンスとアートの視点から見たスピリチュアリティ. 日本医事新報, 4499：57-64, 2010.

第2章

各 論
（循環器疾患と精神疾患との関連を中心に）

　　Ⅰ．高血圧
　　Ⅱ．心不全
　　Ⅲ．不整脈・デバイス
　　Ⅳ．冠動脈疾患と抑うつ・不安
　　Ⅴ．急性心筋梗塞とうつ
　　Ⅵ．心移植
　　Ⅶ．心不全の緩和ケア
　　Ⅷ．睡眠障害（睡眠時無呼吸症候群）
　　Ⅸ．せん妄

I. 高血圧

*庄原市国民健康保険総領診療所　**自治医科大学 循環器内科

永井道明*,**　苅尾七臣**

これまでの研究において，うつ病患者では心血管疾患発症率が2～4倍高く，心血管疾患発症後も死亡率が2～4倍高いことが報告されている[1]．その病態として，近年，うつ病が高血圧発症に関与することが示されている．本稿ではこうした観点から，うつ病と高血圧との関連をまとめ，抗うつ薬治療と血圧との関係を概括した．

A 抑うつと血圧

多くの大規模疫学研究において，うつ病と血圧値との関連が検討されているが，報告により一定の見解が得られていない．

AdamisとBallによる検討[2]では，高齢うつ病患者において高血圧有病率が有意に高く，Nakagawaraらの報告[3]ではとくにメランコリー親和性うつ病患者において高血圧との関連を有意に認めている．

疫学研究（表1）

National Health and Nutrition Examination Survey（NHANES）では抑うつおよび不安は血圧上昇に対する有意な危険因子であった[4]．Coronary Artery Risk Development in Young Adults（CARDIA）研究における5年間の追跡調査では，抑うつ度は高血圧発症リスクの有意な関連因子であり[5]，15年間の追跡調査では，交絡因子で補正後，抑うつ度と高血圧発症との有意な関連は消失した[6]．Healthy Women Study（HWS）では，ベースライン時の抑うつ度は高血圧発症と有意な関連を示さなかったが，追跡期間中の抑うつ度の上昇は収縮期血圧上昇の予測因子であった[7]．Canadian National Population Health Survey（NPHS）では，大うつ病患者において1.6倍の高血圧発症の有意なリスク上昇を認めている（図1）[8]．

Whitehall ll Prospective Cohort Study[9]では，35～39歳の抑うつ傾向の強い群で，年齢が5歳上昇するごとに7%の高血圧発症のリスク上昇を認めた．この傾向は，男性において強い傾向にあった．またKuopio Ischemic Heart Disease Risk Factor Study（KIHD）[10]では，絶望感を強く自覚した群において有意に高い高血圧発症を認めている．

NHANES I[11]における4,913人（うつ病患者44%）を対象とした検討では，うつ病患者における追跡中の高血圧発症に対するハザード比は交絡因子で補正後も1.44倍と有意であった．また短い睡眠時間と不眠の両者も有意に高血圧発症に関連した．これらの因子を多変量モデルに投入した結果，うつ病と高血圧発症との関連における有意性は消失したことから，睡眠障害がうつ病と高血圧発症との調整因子であることが示唆されている．

一方，Shinnらのベースライン時正常血圧者433人に対する4年間の前向き研究[12]では，うつ病または不安症状のいずれも高血圧発症，および血圧上昇の危険因子ではなかった．また

試験 （国名）	著者名	対象	年齢 （歳）	追跡 期間	結果の概要
NHANES I （アメリカ）	Jhonas, et al（1997）	正常血圧者 2,992人	25〜64	7〜 16年	強い抑うつ度，および強い不安度が高血圧発症の有意な予測因子．とくにアフリカ系アメリカ人で強い関連．
CARDIA （アメリカ）	Davidson, et al （2000）	正常血圧の若年 成人3,343人	23〜35	5年	強い抑うつ度が高血圧発症の有意な予測因子．とくにアフリカ系アメリカ人で強い関連．
CARDIA （アメリカ）	Yan, et al （2000）	正常血圧の若年 成人3,308人	18〜30	15年	抑うつ度と高血圧発症の関連は，交絡因子で補正後，有意性は消失．
KIHD （フィンランド）	Everson, et al（2000）	正常血圧の中年 男性616人	平均年 齢50.4	4年	絶望感の強い群で，3.2倍の有意な高血圧発症リスクの上昇．
HWS （フィンランド）	Raikkonen, et al （2001）	正常血圧の健常 女性541人	42〜50	9.2年	ベースライン時の抑うつ度と高血圧発症は有意な関連（−）．追跡中の抑うつ度上昇は収縮期血圧の上昇に関連．
NPHS （カナダ）	Patten, et al（2009）	血圧正常の一般 住民12,270人	13歳 以上	10年	大うつ病患者において1.6倍の高血圧発症の有意なリスクの上昇．
NHANES I （アメリカ）	Gangwisch, et al （2010）	一般住民 4,913人	32〜86	10年	うつ病は高血圧発症に対し1.44倍の有意なハザード比．短い睡眠時間と不眠の両者のモデル投入により，有意性は消失．
Whitehall II （イギリス）	Nabi, et al （2011）	公務員 男性6,889人， 女性3,413人	35〜55	24年	35〜39歳の抑うつ傾向の強い群で，5歳の年齢上昇ごとに高血圧発症リスクは7％上昇．

表1　抑うつと高血圧に関する疫学研究

Three-City Study[13]における65歳以上の9,294人に対する横断的検討では，年齢，心血管疾患の既往，降圧薬，および抗うつ薬内服とは独立して，うつ病群において，男女ともに収縮期および拡張期血圧は低値を示していた．Nord-Trondelag Health Study（HUNT）[14]における20〜78歳の36,530人を対象とした11年の前向き研究では，ベースライン時，抑うつおよび不安の強い群で有意な血圧低値を示した．また抑うつおよび不安の変化度と収縮期血圧の変化度は有意な負の相関関係にあった．Multi-Ethnic Study of Atherosclerosis（MESA）[15]では，ベースライン時に降圧治療をうけていない対象3,914人に対し，平均595日の追跡が施行され，抑うつと高血圧発症との関連が検討された．抑うつ群と非抑うつ群では，高血圧発症率に有意な差を認めなかった．またNetherlands Study of Depression and Anxiety[16]における健常者590人，うつ病または不安症患者2,028人に対する横断研究では，健常群に比し，うつ病寛解者およびうつ病患者で収縮期血圧は低値を示し，収縮期高血圧患者割合も有意な低値を示した．

多くの研究では，うつ病は高血圧の関連因子であったが，血圧低値に関与するという報告も散見される．後者において，うつ病の病型，ベースライン時の降圧薬内服率，心機能の差異等が結果に影響を及ぼしている可能性も考えられ

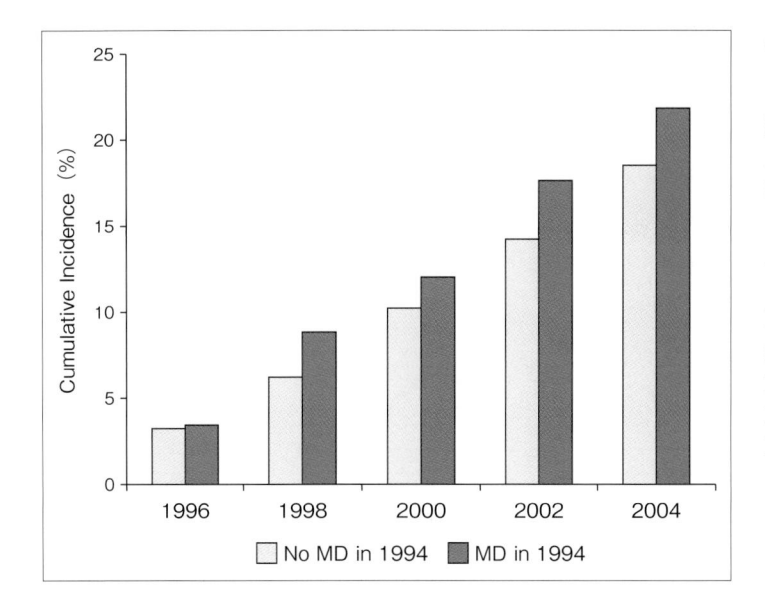

図1 大うつ病の有無別にみた高血圧有病率の変化

■はベースライン時大うつ病を有する患者，□はベースライン時大うつ病を有さない患者を指す．大うつ病患者では非大うつ病患者に比し，経年的に高血圧の発症率が高い傾向にあった．
(Patten SB, Williams JVA, Lavorato DH, et al.: Major depression as a risk factor for high blood pressure: Epidmiologic evidence from a National Longitudinal study. Psychosom Med, 71: 273-279, 2009[8]) より引用）

るが，不明な点が多い．

血圧日内変動異常

7日間の自由行動下血圧測定において抑うつ症状は収縮期および拡張期血圧値と有意な正の関連を認めている[17]．The Work Site Blood Pressure Study において Kario ら[18]は，抑うつ，不安，身体活動度，および血圧日内変動の関連性について検討している．精神神経疾患既往のない中年男女231人（平均年齢46±8.9歳）に対しABPMおよびアクチグラフィーを施行した．抑うつ度と不安度は Brief Symptom Inventry を用い評価した．その結果，年齢，BMI，覚醒時，および睡眠時の身体活動度で補正後も，男性では抑うつは収縮期の睡眠/覚醒時血圧比および夜間収縮期血圧と正の有意な相関関係にあった．一方，女性では，不安の度合いは覚醒時収縮期血圧，および心拍数と有意な関連を示した．とくに中年男性では抑うつ度は身体活動度とは独立して血圧日内変動の異常に関与する可能性が示されている（図2）．

またうつ病患者では起立性血圧調節の異常[19]，食後低血圧[20]に関与するという報告もある．

うつ病と交感神経

大うつ病患者において，交感神経活性や視床下部-下垂体-副腎皮質（hypothalamus-pituitary-adrenal [HPA]）系が賦活化し，日内変動異常，夜間高血圧に関与することが報告されている[21]．とくに抑うつ状態や不安は，睡眠の質に影響を及ぼし夜間身体活動度の上昇に寄与する可能性が指摘され，結果としてこれらの心理因子も付加的に高血圧や血圧日内変動の異常に関与する可能性が考えられる[22,23]．

HPA系の活動亢進は血中コルチゾール上昇に寄与し，動脈硬化，高血圧，および血管内皮障害を助長する可能性が示唆される[24,25]．また血中カテコラミン値上昇は血管収縮，血小板活性の亢進，心拍数高値に関与し，ひいては心血管疾患発症に関与する可能性も考えられる[26]．

またうつ病患者においては心拍変動解析におけるHF成分の低下[27]，および圧受容体反射の低下が示されており，副交感神経系の機能低下が示唆される[28]．

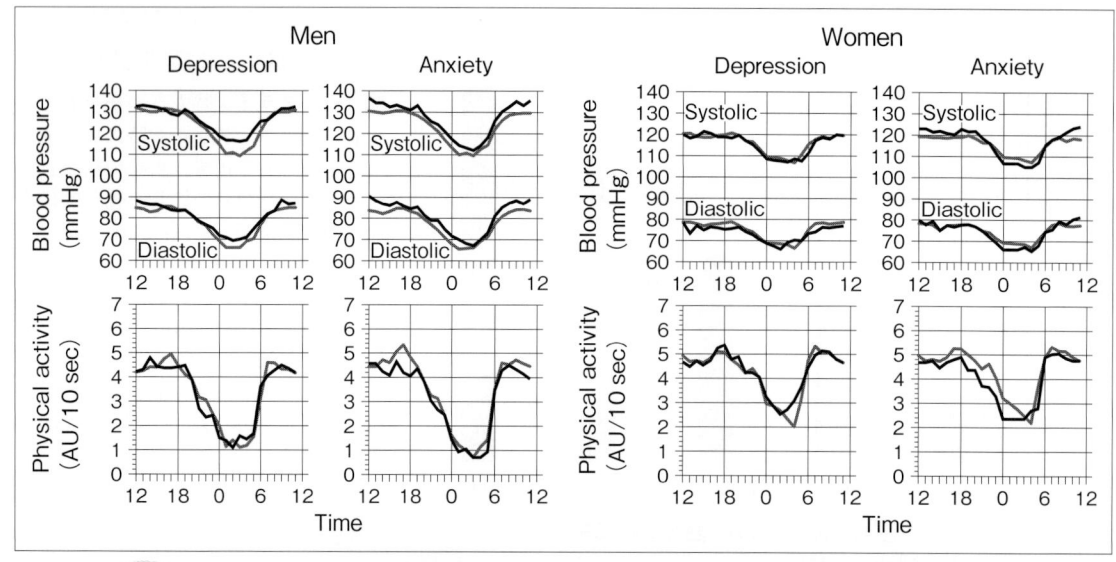

図2 抑うつおよび不安の度合いによる自由行動下血圧および身体活動度の比較

実線は抑うつ度または不安度の高い5分位を指し，点線はそれ以外の群を指す．左側は男性群，右側は女性群．
男性群では抑うつ度の高い群で夜間血圧が収縮期，および拡張期ともに高い傾向にあった．
女性群では不安度の高い群で覚醒時収縮期血圧が高い傾向にあった．
(Kario K, Schwartz JE, Davidson KW, et al.: Gender differences inassociations of diurnal blood pressure variation, awake physical activity, and sleep quality with negative affect. The Work Site Blood Pressure Study. Hypertension, 38: 997-1002, 2001[18] より引用)

B 抗うつ薬内服治療と血圧

三環系抗うつ薬（Tryciclic antidepressant：TCA），モノアミンオキシダーゼ阻害薬，および選択的セロトニン再取り込み阻害薬（serotonin selective reuptake inhibitor：SSRI）内服と血圧変化の関連がいくつかの研究で検討されている[29]．SSRI（Venlafaxine），TCAs（Imipramine），またはプラセボ内服に対する血圧変化を検討したメタ解析では，SSRI内服による容量依存性の血圧上昇を認めている[30]．持続性高血圧は，SSRI，TCAs，およびプラセボ群で4.8％，4.7％，および2.1％であった．また，SSRI内服群で，ベースライン時に高血圧を合併した患者の1/3以上で降圧効果を認めている[30]．またうつ病患者3,744人を対象とした別のメタ解析でも，SSRI（Venlafaxine）および

TCA（Imipramine）内服により拡張期血圧は有意な上昇を認めている．またSSRI内服による血圧の上昇は容量依存的な関係であった．一方，ベースライン時，高血圧を合併した群においては，内服治療による血圧上昇は認められなかった[31]．

また近年のMESAでの検討では，TCA内服群では約1.2倍の有意に高い高血圧発症を認めた[15]．またNetherlands Study of Depression and Anxietyにおける横断研究では，三環系抗うつ薬内服群では収縮期および拡張期血圧は有意な高値を示し（図3），Stage1およびStage2高血圧の高い有病率を示した．またノルアドレナリンおよびセロトニン再取り込み阻害薬内服群ではStage1高血圧を多く有する傾向にあった[16]．

このように正常血圧のうつ病患者における抗

うつ薬内服と血圧上昇との関連が示唆されるが，その機序としてノルアドレナリンによる神経伝達が一因として考えられている．たとえばモノアミンオキシダーゼ阻害薬内服の高血圧クリーゼ患者において，神経終末からのノルアドレナリン放出の増強が示されている[31]．またノルアドレナリン再取り込み阻害薬（desipramine）内服により，ノルアドレナリン活性が上昇することも報告されている[32]．また中枢性のセロトニン伝達が血圧調節に重要な役割を果たす可能性も考えられ，セロトニン再取り込み阻害薬が中枢性にセロトニンの神経伝達のカスケードの開始に寄与し，自律神経系の活性上昇に寄与する可能性も示唆されている[30]．

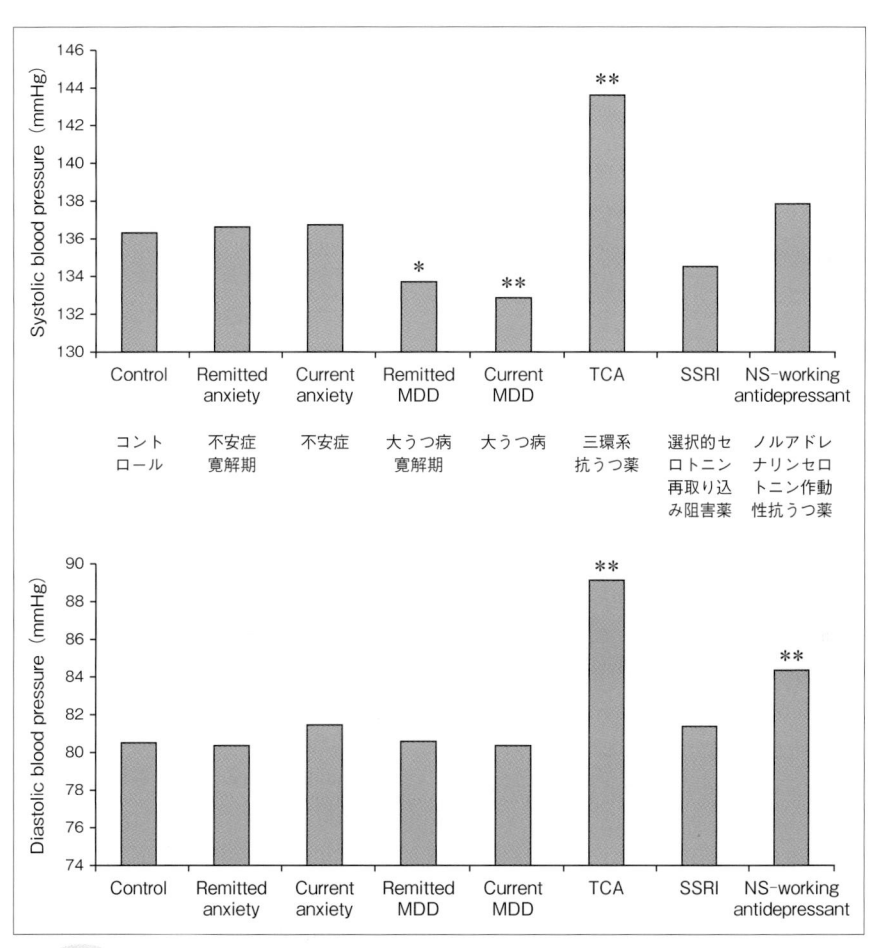

図3 病型別または内服薬の種類別にみた収縮期および拡張期の比較

収縮期血圧はコントロール群に比し，三環系抗うつ薬内服群において有意な高値を示し，大うつ病患者群，寛解期大うつ病患者群において有意な低値を示した．拡張期血圧はコントロール群に比し，三環系抗うつ薬内服群，ノルアドレナリンセロトニン作動性抗うつ薬内服群において有意な高値を示した．
＊：コントロール群と比し，有意差あり（P<0.05），＊＊：コントロール群と比し，有意差あり（P<0.01）
(Licht CMM, de Geus EJC, Seldenrijk A et al.: Depression is associated with decreased blood pressure, but antidepressant use increases the risk for hypertension. Hypertnsion, 53: 631-638, 2009[16] より引用)

C まとめ

本稿では主にうつ病と高血圧との関連についてこれまでの研究をまとめた．うつ病は高血圧の危険因子であり，抑うつ状態は血圧日内変動の異常に関連することが示されている．これらの関係性の病態として交感神経活性の亢進，または副交感神経活性の減弱が考えられているが，不明な点が多いのが現状である．今後こうした観点からも，うつ病と血圧との関連性が検討されることが望まれるところである．

❖ 参考文献 ❖

1) Joynt KE, Whellan DJ, O'Connor CM: Depression and cardiovascular disease: Mechanisms of interaction. Biol Psychiatry, 54: 248-261, 2003.
2) Adamis D, Ball C: Physical morbidity in elderly psychiatric inpatients: Prevalence and possible relations between the major mental disorders and physical illness. Int J Geriatr Psychiatry, 15: 248-253, 2000.
3) Nakagawara M, Witzke W, Matussek N: Hypertension in depression. Psychol Res, 21: 85-86, 1987.
4) Jonas BS, Franks P, Ingram DD: Are symptoms of anxiety and depressionrisk factors for hypertension? Longitudinal evidence from the national health and nutrition examination survey I epidemiologic follow-up study. Arch Fam Med, 6: 43-49, 1997.
5) Davidson K, Jonas BS, Dixon KE, et al.: Do depression symptoms predict early hypertension incidence in young adults in the CARDIA study? Arch Intern Med, 160: 1495-1500, 2000.
6) Yan LL, Liu K, Matthews KA, et al.: Psychosocial factors and risk of hypertension: the coronary artery risk development in young adults（CARDIA）study. JAMA, 290: 2138-2148, 2003.
7) Raikkonen K, Matthews KA, Kuller LH: Trajectory of psychological risk and incident hypertension in middle-aged women. Hypertension, 38: 798-802, 2001.
8) Patten SB, Williams JVA, Lavorato DH, et al.: Major depression as a risk factor for high blood pressure: Epidmiologic evidence from a National Longitudinal Study. Psychosom Med, 71: 273-279, 2009.
9) Nabi H, Chastang JF, Lefevre T, et al.: Trajectories of depressive episodes and hypertension over 24 years. The Whitehall ll Prospective Cohort Study. Hypertension, 57: 710-716, 2011.
10) Everson SA, Kaplan GA, Goldberg DE, et al.: Hypertension incidence is predicted by high levels of hopelessness in Finnish men. Hypertnsion, 35: 561-567, 2000.
11) Gangwisch JE, Malaspina D, Posner K, et al.: Insomnia and sleep duration as mediators of the relationship between depression and hypertension incidence. Am J Hypertens, 23: 62-69, 2010.
12) Shinn EH, Poston WS, Kimball KT, et al.: Blood pressure and symptoms of depression and anxiety: aprospective study. Am J Hypertens, 14: 660-664, 2001.
13) Lenoir H, Lacombe JM, Dufouil C, et al.: Relationship between blood pressure and depression in the elderly. The Three-City Study. J Hypertens, 26: 1765-1772, 2008.
14) Hildrum B, Mykletun A, Holmen J, et al.: Effect of anxiety and depression on blood pressure: 11-year longitudinal population study. Br J Psychiatry, 193: 108-113, 2008.
15) Delancy JAC, Oddson BE, Kramer H, et al.: Baseline depressive symptoms are not associated with clinically important levels of incident hypertension during two years of follow-up. The Multi-Ethnic Study of

16) Licht CMM, de Geus EJC, Seldenrijk A et al.: Depression is associated with decreased blood pressure, but antidepressant use increases the risk for hypertension. Hypertnsion, 53: 631-638, 2009.

17) Shinagawa M, Otsuda K, Murakami S, et al.: Seven-day (24-h) ambulatory blood pressure monitoring, self-reported depression and quality of life scores. Blood Press Monit, 7: 69-76, 2002.

18) Kario K, Schwartz JE, Davidson KW, et al.: Gender differences inassociations of diurnal blood pressure variation, awake physical activity, and sleep quality with negative affect. The Work Site Blood Pressure Study. Hypertension, 38: 997-1002, 2001.

19) Stress M: Blood pressure regulation, cognition, and depression in response to orthostatic challenge in African American children: an initial investigation. Behav Med, 29: 27-32, 2003.

20) Schwartz S, Feller A, Perlmuter LC: Postprandial systolic blood pressure and subsyndromal depression. Exp Aging Res, 27: 309-318, 2001.

21) Musselman DL, Evans DL, Nemeroff CB: The relationship of depression to cardiovascular disease: epidemiology, biology, and treatment. Arch Gen Psychiatry, 55: 580-592, 1998.

22) Teicher MH: Actigraphy and motion analysis: new tools for psychiatry. Harv Rev Psychiatry, 3: 18-35, 1995.

23) Lemke MR, Puhl P, Broderick A: Motor activity and perception of sleep in depressed patients. J Psychiatr Res, 33: 215-224, 1999.

24) Colao A, Pivonello R, Spiezia S, et al.: Persistence of increased cardiovascular risk in patients with Cushing's disease after five years of successful cure. J Clin Endocrinol Metab, 84: 2664-2672, 1999.

25) Troxler RG, Sprague EA, Albanese RA, et al.: The association of elevated plasma cortisol and early atherosclerosis as demonstrated by coronary angiography. Atherosclerosis, 26: 151-162, 1977.

26) Remme WJ: The sympathetic nervous system and ischaemic heart disease. Eur Heart J, 19 (suppl F): F62-F71, 1998.

27) Dalack GW, Roose SP: Perspectives on the relationship between cardiovascular disease and affective disorder. J Clin Psychiatry, 51 (Suppl 7): 4-9, 1990.

28) Broadley AJM, Korszun A, Jones CJH, et al.: Arterial endothelial function is impaired in treated depression. Heart, 88: 521-524, 2002.

29) Amsterdam JD, Garcia-Espana F, Fawcett J, et al.: Blood pressure changes during short-term fluoxetine treatment. J Clin Psychopharmacol, 19: 9-14, 1999.

30) Feighner JP: Cardiovascular safety in depressed patients: focus on venlafaxine. J Clin Psychiatry, 153 (Suppl 3): 77-86, 1995.

31) Thase ME: Effects of Venlafaxine on blood pressure: a meta analysis of original data from 3744 depressed patients. J Clin Psychiatry, 59: 502-508, 1998.

32) Esler MD, Wallin G, Dorward PK, et al.: Effects of desipramine on sympathetic nerve firing and norepinephrine spillover to plasma in humans. Am J Physiol, 260: R817-823, 1991.

第2章 各論

II. 心不全

東京女子医科大学 循環器内科
志賀　剛

心不全は慢性かつ進行性の病態（臨床的症候群）で，あらゆる循環器疾患が原因となる．心不全は重症度が高くなると生命予後や生活の質（quality of life：QOL）が悪化する．近年，医療が進歩していく一方で慢性心不全患者の頻度は増加している．その背景には，心筋梗塞など従来致死性であった循環器疾患患者の予後改善や高齢者人口の増加などがある．1980年代以降，心不全は単なる心臓のポンプ機能低下から神経体液系の異常（過剰適応）による全身病と認識されるようになってきた．さらに心不全は治療の継続が不可欠でありながら，生活の活動性や機能を制限することから，患者の精神・心理的問題との係わりが無視できなくなってきた．本稿では，心不全患者が抱える精神疾患として頻度が高いうつ，不安，そして認知障害について概説する．

A うつ

疫学

心不全患者におけるうつの頻度については古くから多くの報告がある．米国で行われた30,801人を対象としたNational Health Interview Surveyによると「大うつ病（Major depression）」の割合は心不全を有していると7.9％/年で，慢性疾患を有していない人の4.8％/年に比し，高いことがわかる[1]．循環器疾患などに伴ううつの頻度を調べた報告のほとんどは，うつの評価法として質問紙票などスクリーニングツールが用いられている．この方法は多くの対象を簡便に調査するには有用であるが，「うつ病」の診断基準となるわけではなく，あくまでうつ症状の評価と捉えたほうがよい．「うつ病」の診断は，精神科医による面接が必要である．現在までにBeck Depression Inventory（BDI），Zung Self-Rating Depression Scale（SDS），Hospital Anxiety and Depression Scale（HADS），Centre for Epidemiologic Studies Depression Scale（CES-D）などが用いられてきた．近年，米国心臓病学会（American Heart Association）では2-and 9-item tests from the Patient Health Questionnaires（PHQ-2, PHQ-9）をとくに冠動脈疾患患者のスクリーニングツールとして推奨しており[2]，今後はこの方法が中心になってくると思われる．このようにうつの頻度については各試験により方法は異なるが，心不全患者のうち外来患者では30〜40％[4〜7]，また入院患者では11〜60％と幅広い[8〜10]．年齢や重症度を含めた臨床背景の違いによるところもあろうが，決して心不全患者にとってうつを伴うことは珍しいことではない．27の臨床研究を対象にメタ解析を行った報告では，心不全患者のうつの頻度は約20％とされ，入院患者も外来患者もその頻度は同じ程度であった[11]（図1）．さらに，New York Heart Association（NYHA）心機能分類の重症度が高くなるほど，その頻度も高くなる

研究				値 (95% CI)
de Denus, et al (2004)	N=171			0.20 (0.14, 0.27)
Faris, et al (2002)	N=396			0.21 (0.17, 0.25)
Fraticelli, et al (1996)	N=50			0.18 (0.09, 0.31)
Freedland, et al (1991)	N=60			0.17 (0.08, 0.29)
Freedland, et al (2003)	N=682			0.20 (0.17, 0.23)
Friedman & Griffin (2001)	N=170			0.31 (0.24, 0.39)
Fulop, et al (2003)	N=203			0.22 (0.17, 0.29)
Gottlieb, et al (2004)	N=155			0.17 (0.11, 0.24)
Havranek, et al (1999)	N=45			0.24 (0.13, 0.40)
Haworth, et al (2005)	N=100			0.14 (0.08, 0.22)
Jiang, et al (2001)	N=357			0.14 (0.11, 0.18)
Koening (1998)	N=107			0.37 (0.28, 0.47)
Kurylo, et al (2004)	N=27			0.44 (0.25, 0.65)
Lane, et al (2001)	N=146			0.32 (0.25, 0.40)
Lesperance, et al (2003)	N=443			0.14 (0.11, 0.18)
Murberg, et al (1998)	N=119			0.13 (0.07, 0.20)
Parissis, et al (2004)	N=35			0.43 (0.26, 0.61)
Pihl, et al (2005)	N=47			0.17 (0.08, 0.31)
Rumsteid, et al (2003)	N=466			0.30 (0.26, 0.34)
Skotzko, et al (2000)	N=33			0.42 (0.25, 0.61)
Sullivan, et al (2004)	N=1098			0.29 (0.26, 0.32)
Sullivan, et al (2004)	N=142			0.10 (0.05, 0.16)
Turvery, et al (2002)	N=199			0.11 (0.07, 0.16)
Turvery, et al (2003)	N=133			0.11 (0.06, 0.12)
Vaccarino, et al (2001)	N=391			0.09 (0.06, 0.12)
Westlake, et al (2005)	N=200			0.17 (0.12, 0.23)
Yu, et al (2004)	N=227			0.54 (0.47, 0.61)
combined				0.22 (0.18, 0.26)

うつの頻度（95% confidence interval）

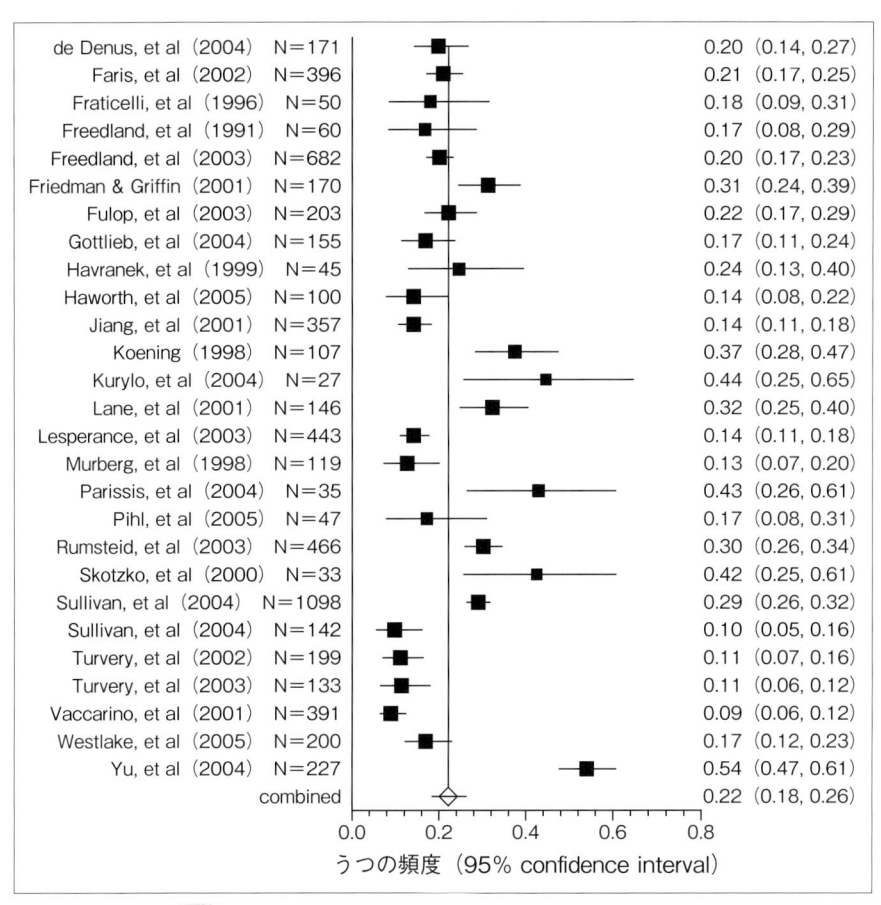

図1 心不全患者での「うつ」の頻度は21.5%

(Rutledge T, Reis VA, Linke SE, et al.: Depression in heart failure: a meta-analytic review of prevalence, intervention effects, and associations with clinical outcomes. J Am Coll Cardol, 48: 1527-1537, 2006[11]より引用)

こともされている[11]（表1）．日本人では，欧米に比し非虚血性心不全の頻度が多いが，その頻度が約20%であることには相違ない[7,12]．

予後と心血管イベント

心不全患者にうつを伴うと予後が悪く，独立した予知因子になるという報告が多い．前述したメタ解析の結果では，心不全患者がうつを伴うと死亡・心血管イベントのリスクが2倍になると報告されている[11]（図2）．日本からの報告でも，Kato らは外来通院中の心不全患者115名を2年間前向きに観察したところ，うつ

NYHA 心機能分類	対象数*	うつの頻度
I	222	11%
II	774	20%
III	638	38%
IV	155	42%

表1 心不全患者におけるNYHA心機能分類と「うつ」の頻度

NYHA: New York Heart Association
*NYHA心機能分類によるうつの頻度が記載された5つの臨床研究より
(Rutledge T, Reis VA, Linke SE, et al.: Depression in heart failure: a meta-analytic review of prevalence, intervention effects, and associations with clinical outcomes. J Am Coll Cardol, 48: 1527-1537, 2006[11]より引用)

【うつ病のスクリーニング—2質問法 Two Question Screening】

心不全患者を診ていると，心不全症状と抑うつ症状がオーバーラップすることや高齢者では症状の鑑別が難しいことも経験する．精神科医に紹介しなければならないうつ病として2質問法は有用である．

① この1ヵ月間，気分が沈んだり，憂うつな気持ちになったりすることがよくありましたか？
② この1ヵ月間，物事に対して興味がわかない，あるいは心から楽しめない感じがよくありましたか？

両方もしくはどちらかが「はい」であれば精神科にコンサルトを行う．それともうひとつ重要なことは希死念慮（自殺念慮）である．強い自殺念慮（繰り返す，持続する），具体的な自殺方法まで考えている，落ち着かない状態（焦燥）は緊急性がある．

を伴う例はうつを伴わない例より心臓死および心不全入院の頻度が高いことを報告している[7]（図3）．また，Suzukiらは循環器疾患による入院患者505例を平均38ヵ月前向きに観察したところ，うつを伴う例はうつを伴わない例より全死亡および心血管イベントの頻度が高く，そのなかでも心不全死と心不全入院の比率が高いことを報告している[13]（表2）．うつは心不全患者の予後および心血管イベントの予知マーカーになることは確かであろう．しかし，その機序についてはまだ議論がある．心不全患者においてうつがあると，活動性・生活機能が低下し，服薬や食事（塩分制限，水分），運動など心不全治療のアドヒアランスが悪化する[3,9,14,15]．さらに社会や家族のサポートも乏しい例が多い．社会サポートが乏しいことは，心血管イベントなど予後に係わる独立した因子とも報告されている[16]．一方，うつによる交感神経系活性亢進，視床下部-下垂体-副腎系の亢進，炎症の関与などが指摘されている[3,9,17,18]が，その生物学的機序についてはまだ明らかになっていない．最近，Shimizuらは，うつが生活の機能的制限に関与していること，また，生活の機能的制限（Performance Measure for Activities of Daily Living 8：PMADL-8≧24）が持続する心不全患者はHADS-Dのスコアが高く，うつの頻度も高いことが示された[12]．うつと心不全の病態生理学的関係はまだ明らかでないが，うつが心不全患者の生活機能や治療のアドヒアランスを大きく低下させていることがその予後に係わっている可能性は高く，このあたりが介入の標的になるかもしれない．

de Denus, et al (2004)		2.69 (1.03, 7.03)
Faris, et al (2002)		3.00 (1.40, 6.41)
Freedland, et al (1991)		1.71 (0.80, 3.67)
Jiang, et al (2001)		1.96 (1.11, 3.46)
Junger, et al (2005)		2.91 (1.51, 5.60)
Murberg, et al (1999)		2.41 (1.24, 4.69)
Sullivan, et al (2004)		1.90 (1.26, 2.87)
Vaccarino, et al (2001)		1.82 (1.19, 2.78)
Overall Risk Ratio		2.10 (1.71, 2.58)

→死亡・心血管イベントのリスク

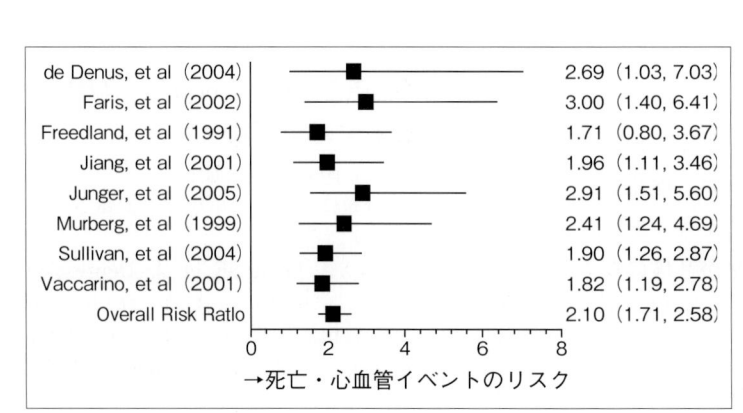

図2 「うつ」を伴うと心不全患者の死亡・心血管イベントのリスクが2倍となる

(Rutledge T, Reis VA, Linke SE, et al.: Depression in heart failure: a meta-analytic review of prevalence, intervention effects, and associations with clinical outcomes. J Am Coll Cardol, 48: 1527-1537, 2006[11]より引用)

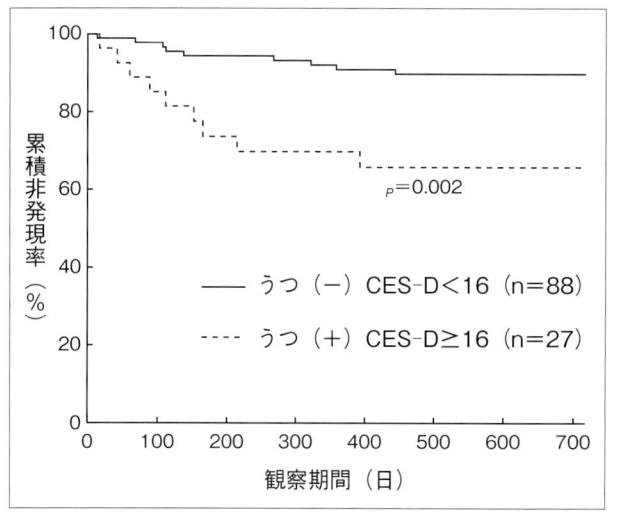

図3 日本人心不全患者における心臓死および心不全入院

(Kato N, Kinugawa K, Yao A, et al.: Relationship of depressive symptoms with hospitalization and death in Japanese patients with heart failure. J Card Fail, 15: 912-919[7] より引用)

表2 循環器疾患入院患者のうつの有無とその後の死亡・心血管イベント

	うつ（+）(n=109)	うつ（−）(n=398)	P値
総死亡	21	20	<0.01
心血管死	18	17	<0.01
突然死	1	8	0.42
心不全死	17	5	<0.01
心筋梗塞死	0	2	0.45
脳梗塞死	0	1	0.59
他の血管死	0	1	0.59
非心血管死	3	3	0.08
心不全による入院	22	30	<0.01
不安定狭心症による入院	2	3	0.31
血行再建のための入院	5	5	0.02
脳卒中による入院	0	1	0.59
難治性不整脈による入院	1	3	0.80

(Suzuki T, Kuwahara K, et al.: Depression and outcomes in hospitalizzwd Japanese patients with cardiovascular disease—Prospective single-center observational study—. Circ J, 75: 2465-2473, 2011[13] より引用)

治療

　うつを伴った心不全患者に対する抗うつ薬の治療介入の有用性を検討した報告がいくつかある[19,20]．この結果，抗うつ薬は心不全患者のうつ症状を改善し，有害事象も発現しなかった．一方，左室駆出率45％以下の慢性心不全でうつと診断されている148名を対象に，選択的セロトニン再取り込み阻害薬であるセルトラリンを無作為に用いたSADHART-CHF（Sertraline Against Depression and Heart Disease in Chronic Heart Failure）では，12週間の治療期間中のうつのスコア（HADS-D）はセルトラリンとプラセボで差がなく，心血管イベントにも両群で有意な差は認められなかった[21]．しかし，この試験のサブ解析により，セルトラリンあるいはプラセボであってもうつが寛解した患者はその後の心血管イベントも少ないことが示されている[22]．

> **症例：47歳，女性**
> **大うつ病を発症した慢性心不全患者**
>
> 47歳，女性，自営業．特発性拡張型心筋症に伴った慢性心不全でβ遮断薬を中心とした薬物治療と心臓再同期治療を併用し，NYHA心機能分類Ⅱ度で経過していた．5ヵ月前より父親が入院し，連日病院へ通っていた．この頃より疲れやすいという訴えがあり，1ヵ月後には食欲低下と胃部不快感を訴えたためスルピリド150 mg 分3を追加した．一旦症状は軽快するも，また1ヵ月前から朝起きれない，人と会いたくない，買い物など外に出たくない，父親のことや仕事のことを考えると不安になり胸部絞扼感が出現するという訴えがあり，表情も硬く，2質問法による1ヵ月続く憂うつと興味や喜びの喪失を認めたため，うつ病の疑いで精神科紹介．その結果，うつ病（大うつ病のエピソード，中等度）と診断され，抗うつ薬であるセチプチリンを1 mg/日から開始，6 mg/日まで増量され，治療開始後6ヵ月には笑顔が見られるようになり，意欲も出てきて買い物に出かけるようになった．以降，月1回精神科と併診しながら3年経過，うつ症状の増悪や心不全の悪化なく経過し，抗うつ薬も徐々に減量されている．大うつ病のスクリーニングとして2質問法の有用性と精神科医との連携（二人主治医）の重要性を経験した症例であった．

B 不安

頻度

心不全患者における不安の頻度については報告が少ない．収縮不全を有する心不全患者では18.4％に不安障害を有していたという報告がある[23]．さらに，心不全患者は健常者に比し不安症状のスコアが高かったという報告もある[24]．しかし，健常者と比べ差がないという報告もあり，一定ではない．

予後と心血管イベント

現在までの報告から，心不全患者における不安と心血管イベントに明らかな関係は見いだせていない[25~27]（表3）．Friedmanらの報告では，心不全外来患者153名中45％に不安（State Trait Anxiety Inventory：STAI≥40）を認めたが，生命予後には関係していなかった[25]．Jiangらの報告では，心不全入院患者を対象にしているが，不安（STAI≥40）と生命予後との関係は認められなかった[26]．また，Domenらは，心不全外来患者を対象に不安（HADS-A≥8）がその後の心疾患による入院と関係するか検討したが，その関係は認められなかった[28]．不安障害とうつ（気分障害）は重なる部分もあるが，うつと異なり不安は心不全患者の予後に必ずしも結びつくものではない．

治療

現在までに心不全患者を対象とした不安に対する治療介入の検討はほとんどない．しかし，個々の事例ではあるが，認知行動療法が不安（とくに予期不安）の改善に効果的であったことを経験する．少人数であるが，13名の心不全患者を含む閉塞性肺疾患/心不全患者を対象に8週間の認知行動療法を行うことで8週後および20週後の不安スコア（STAI）が低下し，心不全症状も改善傾向を示したという報告がある[29]．心不全患者における不安への対処がQOL改善へつながる可能性はある．

試験	評価法	対象	年齢（歳）	観察期間	総死亡
Jiang, et al (2004)[25]	STAI	入院患者 291名	63±31	1年	状態不安（単変量） RR 1.01, P=NS 特性不安（単変量） RR 1.00, P=NS
Friedmann, et al (2006)[26]	STAI	外来患者 153名	61±11	平均 23.5月	単変量： HR 1.04, P=0.06 多変量： HR 1.03, P=NS
Konstam, et al (1996)[27]	SOLVD questionnaire	外来患者 5,025名	21〜80	平均 36.5月	HR 1.02, P=NS

表3 心不全患者における不安と予後（総死亡）

RR：relative risk, HR：hazard risk, NS：not significant

症例：80歳，男性
「認知症なのか？ 心不全なのか？」

80歳，男性，無職．永続性心房細動，ペースメーカー（VVI）植込み後，三尖弁閉鎖不全（中等度），慢性心不全に対して少量の利尿薬とジゴキシン，抗凝固薬を中心とした治療を行い，NYHA心機能分類Ⅱ度で経過していた．妻と二人暮らしであったが，半年前に妻を亡くしてから一人暮らしとなった．それとともに意欲が低下し，食事が不規則となり，服薬も遵守できなくなった．食事内容に偏りが出てきて，塩分過多となり，下肢浮腫が出現，利尿剤を増量するも反応が乏しかった．さらに3ヵ月前より人の姿など幻視を訴え，物忘れなど認知機能の低下も認めたため，精神科を紹介．認知症および幻覚の精査目的で精神科へ入院となった．入院とともに，規則正しい減塩食の摂取と服薬遵守から，アルブミンが3.0 g/dlから3.8 g/dlに改善，体重が60 kgから45 kgまで低下し，入院時に認められた胸水や下肢浮腫が消失した．それとともに幻視はなくなり，認知機能も改善を認めた．今回の症状は脳の器質性病変によるものではなく，心不全症状の一部（あるいは心不全が増悪因子）であったと判断した．対策は規則正しい生活（食事＋減塩）と服薬アドヒアランスの維持が鍵となり，家族との同居あるいは目の届く範囲での生活，近医（家庭医）との病診連携，訪問看護や介護サービスなど社会サポートによる支援をソーシャルワーカーと相談して進めることとした．

C 認知障害

疫学

現在までに報告されている心不全患者に伴う認知障害の頻度は，25%から75%と幅広い．これは対象とする心不全患者の年齢や社会的背景などが不均一であるため，一概にはまとめられない．コントロール群を有している研究をもとに算出すると，心不全は1.6倍の認知障害のリスクになると報告されている[30]（表3）．そもそも心不全患者には低心機能や心房細動合併頻度が高いことから脳梗塞（無症候性も含む）／

脳出血が多いこと，慢性的な脳虚血（血流低下），代謝障害，脳萎縮，睡眠障害あるいは神経伝達物質の異常などの多くの要因がその機序に関与している[31]．さらに65歳以上の心不全外来患者を対象とした研究によると，70%で認知障害（Montreal Cognitive Assessment：MoCA＜26）が認められ，NYHA心機能分類Ⅲ/Ⅳ度では91%とⅠ/Ⅱ度の52%に比し頻度が高く，重症度も関係している[32]．一方，心不全が改善すれば認知機能も改善するという報告もあり，一部では可逆性でもある[33,34]．心不全患者における認知障害は決して少なくなく，身体障害やQOL低下などを伴うこと，さらに今後高齢心不全患者が増加することから重要な課題である．

予後と心血管イベント

認知障害が，高齢心不全患者の予後に関係していることが指摘されている．後ろ向き研究ではあるが，高齢心不全入院患者968名（平均78歳）を検討したところ，認知障害のある患者がない患者に比し死亡率が高く，5倍のリスクがあると報告されている[35]．また，1,092人の高齢入院患者（平均79.5歳）を検討したところ，認知障害を合併すると6ヵ月死亡のリスクが有意に高く，心不全患者でも同様であることが示された[36]．一方，高齢心不全患者200名に心不全管理プログラムの介入効果を検討した前向き研究では，認知障害を有する患者（Mini-Mental Status Examination：MMSE 19～26，平均81歳）は有さない患者（MMSE＞26，平均75歳）に比し，介入の有無に係わらず5年後の死亡率が高く，2倍のリスクがあるとされた[37]（図4）．さらに認知機能のなかでも記憶障害が心不全患者の死亡に関係し，記憶障害の予防・対策の必要性が指摘されている[38]．

治療

特別な治療法の介入に関する報告はほとんどない．心不全増悪のために入院となった患者の42～80%は服薬コンプライアンス，49～78%は食事（塩分等）のコンプライアンスが悪化しているといわれる[39]．とくに認知障害で問題となる服薬や食事のアドヒアランスの維持が大きな問題となる．心不全患者を対象に退院後の管理プログラムを施すことで再入院を減らしたという報告がある[40]．しかし，認知障害を有する心不全患者に対しては管理プログラムを介入し

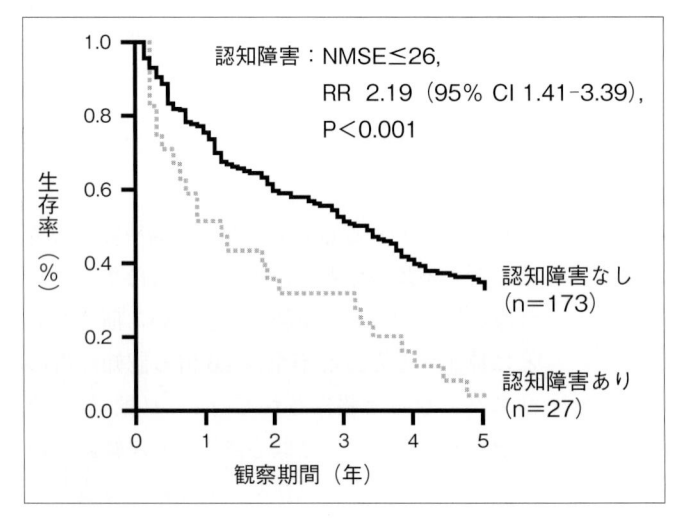

図4　高齢者心不全患者における認知障害と生存率

NMSE：Mini-Mental Status Examination, CI：confidence interval
（McLennan SN, pearson SA, Cameron J, et al,：Prognostic importance of chronic heart failure patients: does specialist management make a difference? Eur J Heart Fail, 8: 494-501, 2006[37]より引用）

ても死亡率改善には至らなかったという報告もある[37]．認知障害を有する心不全患者に対する特異的な在宅管理プログラムや介入方法については今後さらに検討を要するが，その必要性は認識されている．

D まとめ

心不全患者において精神的問題は大きく，さらにその予後に係わる重要な因子であることがわかってきた．しかし，従来循環器疾患でいわれてきた「リスクファクター」になりうるかはまだわからない．ただ，この問題に取り組むことは心不全患者のQOLを改善し，治療へのアドヒアランスが向上することで治療効果の改善，そして予後改善にもつながることと期待される．今後，心不全患者に対するより詳細な標的の抽出と多職種との連携（チーム医療），社会でのサポート体制の構築が望まれる．

参考文献

1) Egede LE: Major depression in individuals with chronic medical disorders: prevalence, correlates and association with health resource utilization, lost productivity and functional disability. Gen Hosp Psychiatry, 29: 409-416, 2007.
2) Lichtman JH, Bigger Jr JT, Blumenthal JA, et al.: Depression and Coronary Heart Disease Recommendations for Screening, Referral, and Treatment. Circulation, 118: 1768-1775, 2008.
3) Whooley MA: Depression and cardiovascular disease: healing the broken-hearted. JAMA, 295: 2874-2881, 2006.
4) Lesperance F, Frasure-Smith N: Depression in patients with cardiac disease: a practical review. J Psychosom Res, 48: 379-391, 2000.
5) Havranek EP, Ware MG, Lowes BD: Prevalence of depression in congestive heart failure. Am J Cardiol, 84: 348-350, 1999.
6) Guck TP, Elsasser GN, Kavan MG, et al.: Depression and congestive heart failure. Congest Heart Fail, 9: 163-169, 2003.
7) Kato N, Kinugawa K, Yao A, et al.: Relationship of depressive symptoms with hospitalization and death in Japanese patients with heart failure. J Card Fail, 15: 912-919, 2009.
8) Koenig HG: Depression in hospitalized older patients with congestive heart failure. Gen Hosp Psychiatry, 20: 29-43, 1998.
9) Jiang W, Alexander J, Christopher EJ, et al.: Relationship of depression to increase risk of mortality and rehospitalization in patients with congestive heart failure. Arch Intern Med, 161: 1849-1856, 2001.
10) de Denus S, Spinler SA, Jessup M, et al.: History of depression as a predictor of adverse outcomes in patients hospitalized for decompensated heart failure. Pharmacotherapy, 24: 1306-1310, 2004.
11) Rutledge T, Reis VA, Linke SE, et al.: Depression in heart failure: a meta-analytic review of prevalence, intervention effects, and associations with clinical outcomes. J Am Coll Cardiol, 48: 1527-1537, 2006.
12) Shimizu Y, Yamada S, Miyake F, et al.: The effects of depression on the course of functional limitations in patients with chronic heart failure. J Cardiac Fail, 17: 503-510, 2011.
13) Suzuki T, Shiga T, Kuwahara K, et al.: Depression and outcomes in hospitalized Japanese patients with cardiovascular disease— Prospective single-center observational study—. Circ J, 75: 2465-2473, 2011.
14) DiMatteo MR, Lepper HS, Groghan TW: Depression is a risk factor for noncompliance with medical treatment: meta-analysis of the effects of anxiety and depression on patient adherence. Arch Intern Med, 160: 2101-2107,

2000.
15) Van der Wal MHL, Jaarsma T, Moser DK, et al.: Compliance in heart failure patients: the importance of knowledge and beliefs. Eur Heart J, 27: 434-440, 2006.
16) Tsuchihashi-Makaya M, Kato N, Chishaki A, et al.: Anxiety and poor social support are independently associated with adverse outcomes in patients with mild heart failure. Circ J, 73: 280-287, 2009.
17) Rozanski A, Blumenthal JA, Kaplan J: Impact of psychological factors on the pathogenesis of cardiovascular disease and implication for therapy. Circulation, 99: 2192-2217, 1999.
18) Brotman DJ, Golden SH, Wittstein IS: The cardiovascular toll of stress. Lancet, 370: 1089-1100, 2007.
19) Gottlieb SS, Kop WJ, Thomas SA, et al.: A double-blind placebo-controlled pilot study of controlled-release paroxetine on depression and quality of life in chronic heart failure. Am Heart J, 153: 868-873, 2007.
20) Lesperance F, Frasure-Smith N, Laliberte MA, et al.: An open-label study of nefazodone treatment of major depression in patients with congestive heart failure. Can J Psychiatry, 48: 695-701, 2003.
21) O'Connor CM, Jiang W, Kuchibhatla M, et al, for the SADHART-CHF Investigators: Safety and efficacy of sertraline for depression in patients with heart failure. Results of the SADHART-CHF (Sertraline Against Depression and Heart Disease in Chronic Heart Failure) Trial. J Am Coll Cardiol, 56: 692-699, 2010.
22) Jiang W, Krishnan R, Kuchibhatla M, et al, for the SADHART-CHF Investigators: Characteristics of depression remission and its relation with cardiovascular outcome among patients with chronic heart failure (from SADHART-CHF Study). Am J Cardiol, 107: 545-551, 2011.
23) Haworth JE, Moniz-Cook E, Clark AL, et al.: Prevalence and predictors of anxiety and depression in a sample of chronic heart failure patients with left ventricular systolic dysfunction. Eur J Heart Fail, 7: 803-808, 2005.
24) De Jong MJ, Moser DK, An K, et al.: Anxiety is not manifested by elevated heart rate and blood pressure in acutely ill cardiac patients. Eur J Cardiovasc Nurs, 3: 247-253, 2004.
25) Jiang W, Kuchibhatla M, Cuffe MS, et al.: Prognostic value of anxiety and depression in patients with chronic heart failure. Circulation, 110: 3452-3456, 2004.
26) Friedmann E, Thomas SA, Liu F, et al.: Relationship of depression, anxiety, and social isolation to chronic heart failure outpatient mortality. Am Heart J, 152: 940, e1-e8, 2006.
27) Konstam V, Salem D, Pouleur H, et al.: Baseline quality of life as a predictor of mortality and hospitalization in 5,025 patients with congestive heart failure: SOLVD Investigations (Studies of Left Ventricular Dysfunction Investigators). Am J Cardiol, 78: 890-895, 1996.
28) Damen NL, Pelle AJ, Szabó BM, et al.: Symptoms of anxiety and cardiac hospitalization at 12 months in patients with heart failure. J Gen Intern Med, 27: 345-350, 2012.
29) Cully JA, Stanley MA, Deswal A, et al.: Cognitive-behavioral therapy for chronic cardiopulmonary conditions: preliminary outcomes from an open trial. Prim Care Companion J Clin Psychiatry. 2010; 12. pii: PCC. 09m00896.
30) Vogels RLC, Scheltens P, Schroeder-Tanka JM, et al.: Cognitive impairment in heart failure: A systemic review of the literature. Eur J Heart Fail, 9: 440-449, 2007.
31) Sila CA: Cognitive impairment in chronic heart failure. Cleve Clin J of Med, 74 (Suppl 1): S132-137, 2007.
32) Harkness K, Demers C, Heckman GA, et al.:

Screening for cognitive deficits using the Montreal Cognitive Assessment tool in outpatients 65 years of age with heart failure. Am J Cardiol, 107: 1203-1207, 2011.

33) Almeida OP, Tamai S: Congestive heart failure and cognitive functioning among older adults. Arq Neuropsiquiatr, 59: 324-329, 2001.

34) Zuccala G, Onder G, Marzetti E, et al.: Use of angiotensin-converting enzyme inhibitors and variations in cognitive performance among patients with heart failure. Eur Heart J, 26: 226-233, 2005.

35) Zuccala G, Pedone C, Cesari M, et al.: The effects of cognitive impairment on mortality among hospitalized patients with heart failure. Am J Med, 115: 97-103, 2003.

36) Rozzini R, Sabatini T: Cognitive impairment and mortality in elderly patients with heart failure. Am J Med, 116: 137-138, 2004.

37) McLennan SN, Pearson SA, Cameron J, et al.: Prognostic importance of chronic heart failure patients: does specialist management make a difference? Eur J Heart Fail, 8: 494-501, 2006.

38) Pressler SJ, Lim J, Riley P, et al.: Memory Dysfunction, Psychomotor Slowing, and Decreased Executive Function Predict Mortality in Patients With Heart Failure and Low Ejection Fraction. J Cardiac Fail, 16: 750-760, 2010.

39) Evangelista LS, Dracup K: A closer look at compliance research in heart failure patients in the last decade. Prog Cardiovasc Nurs, 15: 97-103, 2000.

40) Gregory D, Kimmelstiel C, Perry K, et al.: Hospital cost effect of a heart failure disease management program: The Specialized Primary and Networked Care in Heart Failure (SPAN-CHF) Trial. Am Heart J, 151: 1013-1018, 2006.

Ⅲ．不整脈・デバイス

東京女子医科大学 循環器内科
鈴木　豪，志賀　剛，萩原誠久

　不整脈と精神疾患，とりわけうつ（depression）と不安（Anxiety）については，両方向性に影響を及ぼすものとして多くの報告がある．その中で，いつくかの前向き観察研究においても，うつや不安が致死性不整脈の誘因になる可能性が示唆されている[1,2]．
　その機序については従来から，心拍変動の低下や交感神経の過剰亢進などが取り上げられているが，うつ病や不安障害がある場合，生活習慣や行動様式，糖尿病などの合併疾患の関与がありその機序は複雑である．
　我々は自験例から，循環器疾患患者において一定の割合で抑うつ症状が存在し，抑うつは循環器疾患の独立した予後悪化因子であることを示した[3]．このなかで，うつに関する危険因子として，NYHA 心機能分類および ICD（Implantable Cardioverter defibrillator：植込み型除細動器）の使用が要因として考えられ，これは心機能や年齢，性別などを補正してもなお独立した因子であった．
　この結果は横断調査からうつの構成要因を検討したものであるが，うつの存在と不整脈の関係，つまり原因か結果かの議論に関してはこの結果からは確認できない．
　そこで我々は，新規 ICD 植込みの患者を対象に，植込み以前の精神的要因が作動に関連するかを検討するため，連続 120 名での前向き観察研究を行った．
　その結果，致死性不整脈を有する ICD 適応の患者群では，抑うつ症状は 25％ に，また不安は 59％ に及び，ICD 適切作動は抑うつありかつ不安（特性不安）がともに高い症例において有意に多いことが示された（図1）．
　この傾向は ICD 適応（二次予防），左駆出率，

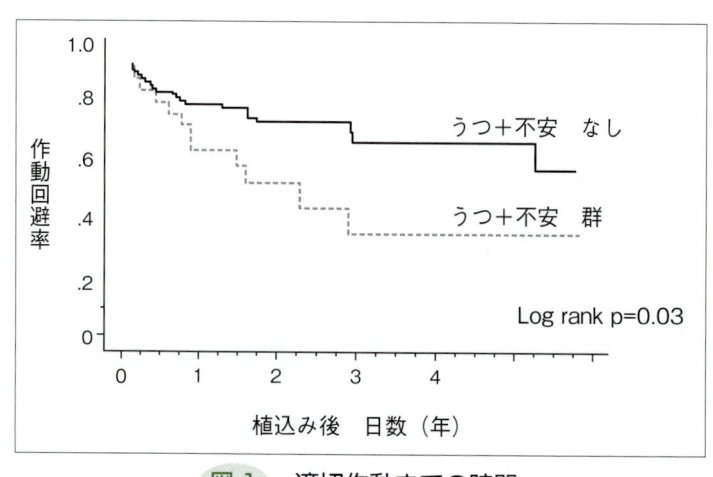

図1 適切作動までの時間

腎機能，NYHA心機能分類で補正してもなお有意であった（ハザード比2.3（95%信頼区間（1.05-5.2））．

すなわち，植込み前の精神心理的要因も致死性不整脈の出現に関与している可能性があると考えられる．

また植込み前の患者つまりICD使用に関係なく致死性心室性不整脈を有する患者群においてこのように抑うつ傾向と高い不安が見られたことにも注目すべきである．

同時にICD使用患者においては一定の割合でうつや不安障害が存在することも多くの研究で示されている．

SearsらによるとICD使用患者の24〜87%の患者にうつや不安が見られ，13〜38%は臨床上困難な不安を抱えていると報告している[4]．

我々の報告でも横断調査においてICD使用患者の32%が抑うつ症状を有し，2年間の調査期間を経ても約75%の患者において抑うつが持続していた．抑うつの持続には，いくつかの要因が考えられるが，ICDのショック作動はうつの持続と関連していた[5]．

ICD使用患者の抑うつや不安を維持させる要因はもちろん作動のみならず，家族のサポートや年齢，性格傾向も挙げられ，それらが複雑に絡み合い，症例によっては医療者の介入が困難なケースにも遭遇する．

具体的事例を通じて，以下に循環器内科医療スタッフが患者に対してどのようにアプローチすべきかを検討することとする．

症例：53歳，男性
主訴：動悸

症例は53歳の男性．臨床診断は肥大型心筋症，心室頻拍，高血圧症である．動悸を主訴に受診した．心電図にて心拍数180/minの持続性心室頻拍を確認され電気的除細動にて洞調律に回復した．精査の結果，肥大型心筋症の診断となった．心室頻拍に対してはカテーテルアブレーションを試みたが，心外膜起源のため断念し，ICD植込みを行い薬物療法はEnarapril 2.5 mg，Carvedilol 20 mgとし退院となった．しかし2ヵ月後，飲酒後にICDが初回作動し，その3日後ICD頻回作動となったため緊急入院となった．

心理社会的背景としては，独身男性．独居である．学歴は高校卒業であり，職業は会社員である．

植込み前の心理テスト（※）ではSDS 29，STAI（状態不安）29，STAI（特性不安）30であった．頻回作動で入院し，急性期を経過した2週間後に再度施行した心理テストではSDS 51，STAI（状態不安）47，STAI（特性不安）49と作動経験前に比較してスコア上昇を認めた．

循環器的治療としては，カテーテルアブレーションが困難なVTであり薬物療法の強化が必要であった．β遮断薬変更（atenolol 100 mg）およびアミオダロンの導入を行い不整脈の減少を認めた．しかし入院経過中も入浴中に作動があり，抑うつ，不安の増強が見られたため，薬物療法として精神科医と協議した上でLorazepam 1 mgを導入した．

入院後2ヵ月の時点でほぼ心室頻拍は抑制されたが，患者の発作，作動に対する恐怖が強く，心理検査を再検したがSDS，STAIともに高値が維持されていた．ADLの拡大が得られず退院が困難な状態となった．

患者の予期不安，作動に関する恐怖が強く，臨床心理士と精神科医と協議を行った．精神科的診断はICD作動に関連した不安障害であり，抗不安薬からSSRIの変更および認知行

動療法（以下 CBT）の導入の方針とした．
　医師，看護師が週 1 回のカンファレンスを臨床心理士とともに行った．心理士の指導のもと，主に看護師による介入を病棟で行い 1 ヵ月のプログラムを施行した．

※ SDS：Zung Self-Rating Depression Scale（うつの自己評価スケール）
　STAI：State Trait Anxiety Inventory（不安の自己評価スケール）

①問題点の整理

　いつどこで作動がおこるかわからないという予期不安から一人で行動することを避け（回避行動），医療者の付き添いやモニターで発作が起こっていないことの確認を求める「安全確保行動」が出現した．さらに作動について考えると胸部不快感，胃のむかつきなどを自覚するという不安による身体化症状も出現していた．

②認知行動療法（CBT）の実施

　不安日記を患者と医療スタッフで共有し，どのような場面で不安が生じるのかを記録（不安対象のセルフモニタリング）し，患者自身が不安を感じたときにどのように対処しているか（コーピング）にも注目した．ここで挙げられたコーピングを積極的に使用するように患者を励まし，行動拡大を進めていき，回避していた入浴や病棟外への散歩が可能になった（段階的な行動拡大の継続，リラクゼーションの導入）．
　CBT 導入後，患者の回避行動は改善し，不安に対する対処法を獲得したことで退院に対する不安も改善した．退院前最終の心理テストでは SDS 37，STAI（状態不安）30，STAI（特性不安）34 まで改善した．

ICD・CRTD 使用患者のメンタルケア

介入のタイミング

　Sears らによると，ICD 患者の心理的危険因子は①若年，②社会的サポートが乏しい，③疾患による身体制約，④ICD 作動，⑤ICD そのものの受け入れが十分でないなどの要因が挙げられている[4]．作動に関しては前述の我々の報告でも，頻回作動後に一定の頻度で作動を経験した例は経時的に抑うつが持続することが示された．植込みからの期間は抑うつの持続には関連を認めなかった[5]．

①植込み前

　したがってこれらのデバイスを使用する患者に対して，植込み前の説明は患者の device acceptance という観点から極めて重要である．要旨は突然死の回避というメリットのみならず，誤作動の可能性やデバイス感染のリスク，作動の種類とプログラミングの内容などを十分に説明する必要がある．また退院後に重要になる作動時の対応も重要である．病院への連絡や家族の対応の仕方を説明する．近年は自宅で作動状況やリードトラブルなどを監視するホームモニタリングシステムが拡充しつつあり，患者のQOL 向上に今後期待がもたれている．

②植込み後

上記リスクに準じ，作動頻度が多い例やとくに CRTD 適応の慢性心不全の症例は心不全の重症度による抑うつが見られることがあり，両者を満たす場合は心理的負荷にも十分注意が必要である．

本症例提示のごとく心理的負荷は各種スクリーニングを用いて身体科でも評価は可能である．

ICD 患者の場合，

① 予期不安（次にまた作動するかも知れないという不安）
② 回避行動（作動があった場所や場面を避ける）
③ 空間恐怖（エレベータで作動すると乗れないなど）

の訴えが強く生活の質を損ねると考えられた場合は心理テストがなくとも臨床心理士やリエゾン科への紹介を考慮する．

上記の反応は多かれ少なかれすべての患者にみられるとも考えられるが，通常は作動経験のあと時間とともに改善していくことが多い．しかし症例により持続したり，程度が強く退院困難，退院後の QOL を著しく損ねる場合は介入が必要である．

介入の方法は以下に示すように薬物療法や認知行動療法などの方法が検討される．

具体的な介入の方法は何か

①薬物介入

ICD 作動や不整脈発作に伴う不安の増強，抑うつ状態は心身症としての急性反応であり，急性の反応に対処するためには薬物療法が有効である．ベンゾジアゼピン系抗不安薬などは短期間での不安を緩和させるには有効な薬剤である．

SSRI は効果発現までに時間を要するため，作動急性期には即効性の期待できるベンゾジアゼンピン系抗不安薬を使用し，継続して薬物療法が必要な持続する抑うつには SSRI の有効性が期待される．

②心理療法

認知行動療法の基本は，不安対象の具体化（セルフモニタリング）と不安を感じた際の対応（コーピング）を把握し，緊張緩和のためのスキルを獲得しながら段階的に行動の拡大を図る（エクスポージャー）ことである．不安や抑うつ，パニック症状は薬物療法で緩和が期待できるが，予期不安は薬物療法で改善が難しいため認知療法が症例によっては有効であると考えられる．

看護師を中心に治療を行い，チーム医療で患者に対する包括的な関わりをもつことで，不安に対する対処法や行動変容のスキルを患者自らが獲得することが可能となる．ICD 症例における CBT の有用性の報告が散見される[6〜8]．

このような心理療法の導入には循環器内科と精神科医または臨床心理士との密な連携が非常に重要である．

❖ 参考文献 ❖

1) Whang W, Albert CM, Sears SF, et al.: Depression as a predictor For appropriate shocks among patients with implantable cardioveter defibrillators: result from the Trigers of Ventricular arrhythmias study. JACC, 45(5): 1090-1095, 2005.

2) Van den Broek KC, Nyklicek I, Van der Voort PH, et al.: Risk of ventricular arrhythmia after implantable cardioveter Defibrillator treatment in anxious type D patients. JACC, 54(6)531-537, 2009.

3) Suzuki T, Shiga T, Kuwahara K, et al.: Depression and outcomes in hospitalized Japa-

nese patients with cardiovascular disease: a prospective single-center observational study. Circulation J, 75(10): 2465-2473, 2011.

4) Sears SF, Conti JB: Quality of life and psychological functioning of ICD patients. Heart, 87: 488-493, 2002.

5) Suzuki T, Shiga T, Kuwahara K, et al.: Prevalence and Persistence of Depression in Patients with Implantable Cardioverter defibrillator: 2 years longitudinal study. Pacing Clin Electrophysiol, 33(12): 1455-1461, 2010.

6) Lewin RJ, Coulton S, Frizelle, DJ, et al.: A brief cognitive behavioural pre impalatation and rehabilitation program for patients receiving Implantable Catrdioveter Defibrillator improves physical health and reduces psychological morbidity and unplanned re-admissions. Heart, 95: 63-69, 2009.

7) Sears SF, Sowell LD, Kuhl EA, et al.: The ICD shock and stress management program: A Randomized Trial of Psychosocial treatment to optimize Quality of life in ICD patients. PACE, 30: 858-864, 2007.

8) Chevalier P, Cottraux J, Mollard E, et al.: Prevention of Implantable defibirillator schoks by cognitive behavioral therapy: A pilot study. Am Heat J, 151: 191 (e1-e6), 2006.

IV. 冠動脈疾患と抑うつ・不安

日本医科大学 内科学講座（循環器・肝臓・老年・総合病態部門）
中村俊一, 加藤浩司, 水野杏一

　この十数年の間に, 虚血性心疾患のリスクファクターについての研究は大変な進歩を見せ, その2次予防の治療法は確立しつつある. その中で抑うつや不安, 怒り, 社会的孤立といった心理社会的因子が急性心筋梗塞（myocardial infarction：MI）や心臓突然死の重要なリスクファクターであり, さらにはアテローム性動脈硬化の進展に寄与するというインパクトのあるエビデンスが集積されている. しかしながら, 日常診療の中で比較的実態がつかみづらいこともあり, 本邦の循環器診療において, このような因子に対して十分な評価がされ, 介入が行われているとはいいがたい. 本稿では, 心筋梗塞をはじめとした虚血性心疾患に対する抑うつ, 不安, 怒りといった心理社会的因子についてスクリーニングから診断と治療・ケアまで解説する.

A 冠動脈疾患と心理社会的因子

　冠動脈疾患と心理社会的因子との関連については多くの研究がなされ, 1959年にFriedmanらが虚血性心疾患患者には過度の競争心, 潜在的敵意性などをもつことが多く, こういった性向をタイプA行動パターン（Type A behavior：TAB）と命名した[1]. TABが冠動脈疾患の独立したリスクファクターかどうかについてはいずれの報告もみられるが, 1998年にKawachiらはMinnesota Multiphasic Personality Inventory（MMPI-2）Type A Scale を用いた診断法でTABが怒りや皮肉といった因子と独立した危険因子であることを報告している[2].

　その後, TABの主要素の一つである敵意性（hostility）が, 冠動脈疾患と関係する「毒性要素」として注目されるようになった. Barefootらは, 730名の健康男性を27年間追跡し, 敵意性の高いものは, そうでないものに比べ心筋梗塞になる確率が1.6倍であったと報告した. 敵意性と心筋梗塞発症の関連は, 喫煙, アルコール摂取, 身体活動度, body mass indexといった日常行動に関連するリスクファクターで調整すれば, その統計学的有意性を失うという研究もあるものの, メタ解析を用いたレビューによると, 敵意性は冠動脈疾患の独立したリスクファクターであると結論づけられている[4]. 加えて2011年にNewmanらは敵意性の評価を従来のようなアンケート形式ではなくインタビュー形式による客観的評価で判断すると, 敵意性はより鋭敏な指標となったと報告している[5].

　さらに最近では疫学的研究から冠動脈疾患患者において抑うつ, 不安, 社会的支援が独立した予後指標であるとの注目すべき報告が多数なされている.

冠動脈疾患患者はうつ病の罹患率が高い

　うつ病の評価尺度を用いたLadwigらの研究によれば冠動脈疾患患者の20〜50%がなんらかのうつ症状を呈していたと報告されてい

る[7,8]．日本では急性心筋梗塞患者1,042人に対して，うつ病自己評価尺度Self-rating Depression Scale（SDS）を使用して40点以上をうつ病としたところ，438人（42％）がうつ病であったと塩谷らが報告している[9]．すると一般人口の5％がうつ病だといわれる日本においても，冠動脈疾患患者のうつ病罹患率は明らかに高いといえる．

冠動脈疾患患者がうつ病を合併もしくは新たに罹患すると予後が悪化する

うつ病と冠動脈疾患はただ併存するだけではなく，うつ病は冠動脈疾患の予後に影響を与える．うつ病を併発しているMI患者は，併発していないMI患者と比較して6ヵ月後の死亡率が有意に高いことが明らかになっている[10]．つまり，うつ病は死亡率に直接影響する．さらに，同じ研究グループによって，抑うつ状態の重症度が5年予後の悪化因子であることが報告されている[11]．このように，うつ病の併発がMIの予後を悪化させることが明らかとなる一方で，MI後のうつ病発症の影響に関しても前向きコホート研究がなされ，1975～2003年にかけて発表された急性心筋梗塞発症後のうつ病併存群と非うつ病群を対象とした前向き研究22報告を対象にしたメタ解析では，心筋梗塞後のうつ症状は新たな心血管イベントのリスクと定義でき（p＝0.0006），心血管イベントのリスクを2から2.5倍に増加させたと報告されている[12]．さらにうつ病の重症度が高いほど冠動脈疾患のリスクが高いことも示されている[13]．

B 心理社会的因子が冠動脈疾患を悪化させる機序

心理社会的因子が冠動脈疾患の予後に影響するメカニズムとしては解明されていない部分も多いが，動脈硬化の進展に寄与する原因としてはまず，意欲低下による生活習慣の悪化や治療コンプライアンスの低下を挙げることができる[14,15]．また，心理社会的ストレスは血管内皮機能障害をきたすが[16]，その機序としてはストレスより生じるエンドセリンが内皮機能を低下させると報告されている[17]．同時にストレスは視床-下垂体-副腎機能を活性化することでも内皮機能障害をきたし，動脈硬化発生の第一機序となる．さらに心理社会的ストレスは血管内皮機能の低下だけでなく，心拍数と収縮期血圧の上昇，心筋酸素需要の増大や冠攣縮の惹起，血中カテコラミン高値から交感神経優位の自律神経異常（心拍変動も低下する）と血小板凝集能の活性化などを引き起こして心筋虚血，致死性不整脈やプラークラプチャーを起こしやすくすると報告されている[18~22]．以上から心理社会的因子による動脈硬化の進展には，間接的かつ直接的なメカニズムが存在しており，結果的に狭心症やMIなどの心血管イベントを起こしやすくなると解釈できるであろう．

最近になってω脂肪酸が不足すると冠動脈疾患が増加するとの報告があるが，うつ病においてもω脂肪酸が低下しており，ω脂肪酸の投与によってうつ症状が改善したと指摘されている[39~41]．これより，うつ病と冠動脈疾患の密接な関係にはω脂肪酸が関与していると示唆する研究もある[42]．

C 冠動脈疾患患者におけるうつ病のスクリーニング

うつ病を早期発見することは初期の段階で治療へ導入し，重症化または遷延化を食い止める上できわめて重要である．まずは下記のような症状の訴えがあればうつ病の可能性がある．

【感情・意欲・行動・思考の特徴】
　気がめいっている．憂うつである．いらいらする．
　集中できない．根気がない．動作が鈍くなる．
　いい考えが浮かばない．決断ができない．死にたい．

【身体症状の特徴】
　食欲不振・全身倦怠感など様々だが，睡眠障害は特徴的

このような不調を訴え，また朝具合が悪く夕方少し良くなるという日内変動も特徴といえる．
　これらのうつ病の診断は精神科領域では，DSM-Ⅳ[23]，あるいは ICD-10[24] といった確立した診断基準に基づいて行われている．しかし精神科が専門でない一般内科医，循環器専門医の間で，より簡単に利用できるうつ病診断法としては，Patient Health Questionnaire-9（PHQ-9）[25,26] が簡便で有用性が高い（表1に示す）．この質問票は9項目の短い質問から構成され，ベッドサイドで行える簡便なスクリーニングとしてはもっとも識別力に優れる．また PHQ-9 は，診断的スクーリングだけでなく，経時的に使用することで点数の推移から治療反応性を定量化できるというメリットもある．
　また，PHQ-9 よりさらに簡便なスクリーニングとして，2質問法（two question screening）[27] があり，循環器疾患の患者のうつ病について，感度90%・特異度69%[28] と良好なスクリーニング機能をもつ．
　一般内科や循環器科を受診するうつ病に重症例は比較的少なく，心身消耗に基づくいわゆる

表1　PHQ-9 こころとからだの質問票

PRIME-MD™ Patient Health Questionnaire-9（PHQ-9）日本語訳版[25,26]
PHQ-9 Copyright© 1999 Pfizer Inc. 無断複写・転載・改変を禁じます．
PRIME-MD™ および PRIME-MD TODAY™ は，ファイザー社の商標です．

心因性の軽症の例が多いので，疑わしき症状や身体所見があればまずはPHQ-9や2質問法でスクリーニングを行い，軽症のうつ病を見逃さないようにすることが望ましい．抑うつの冠リスクファクターとしての重要性を考えれば，虚血性心疾患患者をほぼ全例に2質問法もしくはPHQ-9でスクリーニングを行うというのが望ましい．

D うつ病の治療法

心筋梗塞後のうつ病の約半分は自然軽快するが，約半分は変化がないかもしくは一旦改善しても再発する[29,30]．つまり軽症のうつ病に対しては，支持的なアプローチだけで改善することがあることから，まず，慎重な経過観察や支持的なアプローチを行う．

> 「2質問法」
> ① この1カ月間，気分が沈んだり，憂うつな気持ちになったりすることがよくありましたか？
> ② この1カ月間，物事に対して興味がわかない，あるいは心から楽しめない感じがよくありましたか？
> の2つを質問する．両方，もしくは，どちらかが「はい」である場合，うつ病である可能性が高いといえる．

中等症〜重症のうつ病に対しては，薬物療法と精神療法との併用療法がうつ症状の減少，社会的サポートの改善といった点でより効果的であるというエビデンスが示されている[31,32]．

症例：61歳，男性
主訴：心筋梗塞で倒れてしまうのではないかという不安

【診　断】急性心筋梗塞
【既往歴】2型糖尿病，高血圧，脂質異常症，精神疾患の既往はなし
【家族歴】特記すべきことなし
【現病歴】会社に出勤途中の電車内で胸痛を自覚し，救急車にて当院を受診．急性心筋梗塞の診断でCoronary Care Unit（CCU）に緊急入院となった．
【経　過】初療時，ショックバイタルであり大動脈バルーンパンピングが挿入された．冠動脈造影では#6の完全閉塞あり，最終的にステント留置にて0％に改善した．大動脈バルーンパンピングは3日後に抜去され，第6病日に一般病棟に転出．CCUでは「頑張ります」など前向きな発言が多かったが，一般病棟転出後に心不全コントロールに難渋したこともあって，Activities of Daily Living（ADL）がなかなか上昇させられなかった．段々と気分が沈んでいく様子があり，次第に表情が乏しくなった．主治医ではなく看護師にネガティブな発言を繰り返すようになる．この時点でPHQ-9検査をしたところ，14点とうつ病が疑われた．精神科医によりうつ病と診断され，薬物療法（SSRI）による介入が開始された．退院時のPHQ-9は2点まで改善し，半年後に薬物療法から離脱した．

> **ピットフォール**
>
> 中等症以上のうつ病，あるいは自殺の恐れのあるような例，妄想を伴う例，アルコール依存が疑われる例，躁状態を示す例，4週間以上の治療でも改善しない例では精神科医を紹介することも大切である．

薬物療法

　心筋梗塞後のうつ病患者のほとんどが，抗うつ薬の投与はされていない．その理由として，半数が自然軽快すること[33]や心筋梗塞後の患者に対する抗うつ薬の安全性を危惧している可能性などが挙げられる．

　虚血性心疾患の患者に副作用が少なくもっとも安全な抗うつ薬は，セロトニン再取り込み拮抗薬 selective serotonin uptake inhibitors (SSRIs) である[35]．三環系抗うつ薬はα遮断作用による起立性低血圧やⅠa群抗不整脈薬と類似した致死性不整脈やQT延長などの副作用があり，動脈疾患患者の投与には適さない[34]．さらにSSRIsが虚血性心疾患患者にとって注目すべき作用として血小板の活性化を弱める作用が挙げられる．実際，冠動脈疾患患者にSSRIを投与すると血小板活性が減退することが報告されている[36]．

　2002年にGlassmanらはSADHART trialでうつ病を併発したACSの患者369人を対象に，SSRIsのSertaralineとPlaceboの2群に無作為に割り付けし，24週間投与を継続した．すると心臓への安全性はPlacebo同様に保ったまま，心血管イベントは減少した（14.5% vs 22.4%）．サンプルサイズが小さく有意差は得られなかったものの，SSRIsが心血管イベントを低減する可能性を示唆した研究である[37]．さらに

2003年にSauerらは初回の心筋梗塞患者1,080人にSSRI（paroxetine, sertraline, fluoxetine）を投与して3年間追跡したところ，SSRI服用者（33人）は，非服用者（1,004人）と比較して心筋梗塞の相対危険比が0.59で再発率が有意に低かったと報告している[38]．

> **ピットフォール**
>
> SSRIは循環器系疾患患者に対して安全に使用できる薬剤だが，肝臓の代謝酵素チトクロームP450を阻害するため，循環器系薬物との相互作用にも注意して使用すべきである[43,44]．

E　まとめ

　現在，心疾患の罹患率が増加しているだけでなく，これから超高齢化社会を迎えることで慢性疾患や複数の病気を抱える高齢者が急増するため，うつをはじめとする心理社会因子と虚血性心疾患の合併患者が急増することは容易に想像がつくことであろう．今後は，予防的，治療的観点からも必要なスクリーニングを行い，診断，治療，ケアまで内科医，循環器医，精神科医の連携を深めながら行うことが必要であると考える．また，この分野では本邦のデータが不足しており，日本人におけるエビデンスの集積もまた急務である．

❖参考文献❖

1) Friedman M, Rosenman RH: Association of specific overt behavior pattern with blood and cardiovascular findings. JAMA, 169: 1286-1296, 1959.
2) Kawachi I, Sparrow D: Prospective study of a self-report type A scale and risk of coro-

nary heart disease: test of the MMPI-2 type A scale. Circulation, 98(5): 405-412, 1998.
3) Barefoot JC, Larsen S, von der Leith L, et al.: Hostility, incidence of acute myocardial infarction, and mortality in a sample of older Danish men and women. Am J Epidemiol, 142(5): 477-484, 1995.
4) Miller TQ, Turner CW, Tindale RS, et al.: Reasons for the trend toward null findings in research on Type A behavior. Psychol Bull, 110(3): 469-485, 1991.
5) Newman JD, Davidson KW, Shaffer JA, et al.: Observed hostility and the risk of incident ischemic heart disease a prospective population study from the 1995 canadian nova scotia health survey. J Am Coll Cardiol, 58(12): 1222-1228, 2011.
6) Frasure-Smith N, Lespérance F, Juneau M, et al.: Gender, depression, and one-year prognosis after myocardial infarction. Psychosom Med, 61(1): 26-37, 1999.
7) Ladwig KH, Röll G, Breithardt G, et al.: Post-infarction depression and incomplete recovery 6 months after acute myocardial infarction. Lancet, 343(8888): 20-23, 1994.
8) Lespérance F, Frasure-Smith N, Juneau M, et al.: Depression and 1-year prognosis in unstable angina. Arch Intern Med, 160(9): 1354-1360, 2000.
9) Shiotani I, Sato H, Kinjo K, et al.: Depressive symptoms predict 12-month prognosis in elderly patients with acute myocardial infarction. J Cardiovasc Risk, 9(3): 153-160, 2002.
10) Frasure-Smith N, Lespérance F, Talajic M: Depression following myocardial infarction. Impact on 6-month survival. JAMA, 270(15): 1819-1825, 1993.
11) Frasure-Smith N, Lespérance F: Depression and other psychological risks following myocardial infarction. Arch Gen Psychiatry, 60(6): 627-636, 2003.
12) van Melle JP, de Jonge P, Spijkerman TA, et al.: Prognostic association of depression following myocardial infarction with mortality and cardiovascular events: a meta-analysis. Psychosom Med, 66(6): 814-822, 2004.
13) Rugulies R: Depression as a predictor for coronary heart disease. a review and meta-analysis. Am J Prev Med, 23(1): 51-61, 2002.
14) Lindenthal JJ, Myers JK, Pepper MP: Smoking, psychological status and stress. Soc Sci Med, 6(5): 583, 1972.
15) Rahe RH, Rubin RT, Arthur RJ: The three investigators study. Serum uric acid, cholesterol, and cortisol variability during stresses of everyday life. Psychosom Med, 36(3): 258, 1974.
16) Ghiadoni L, Donald AE, Cropley M, et al.: Mental stress induces transient endothelial dysfunction in humans. Circulation, 102(20): 2473, 2000.
17) Spieker LE, Hürlimann D, Ruschitzka F, et al.: Mental stress induces prolonged endothelial dysfunction via endothelin-A receptors. Circulation, 105(24): 2817, 2002.
18) Saxena PR, Villalón CM: Cardiovascular effects of serotonin agonists and antagonists. J Cardiovasc Pharmacol, 15 (Suppl 7): S17, 1990.
19) Haft JI, Arkel YS: Effect of emotional stress on platelet aggregation in humans. Chest, 70(4): 501, 1976.
20) Wagner CT, Kroll MH, Chow TW, et al.: Epinephrine and shear stress synergistically induce platelet aggregation via a mechanism that partially bypasses VWF-GP IB interactions. Biorheology, 33(3): 209, 1996.
21) Roux SP, Sakariassen KS, Turitto VT, et al.: Effect of aspirin and epinephrine on experimentally induced thrombogenesis in dogs. A parallelism between in vivo and ex vivo thrombosis models. Arterioscler Thromb, 11

(5) : 1182, 1991.
22) Cardillo C, Kilcoyne CM, Cannon RO 3rd, et al.: Impairment of the nitric oxide-mediated vasodilator response to mental stress in hypertensive but not in hypercholesterolemic patients. J Am Coll Cardiol, 32(5) : 1207, 1998.
23) American Psychiatric Association: Diagnostic and Statistical Manual of Mental Disorders, Fourth Edition. American Psychiatric Pub, Washington DC, 1994.
24) World Health Organization: Multiaxial Classification of Child and Adolescent Psychiatric Disorders: The ICD-10 Classification of Mental and Behavioural Disorders in Children and Adolescents. Cambridge University Press, Cambridge, 1996.
25) 村松公美子, 上島国利：プライマリ・ケア診療のうつ病スクリーニング評価ツール：Patient Health Questionnaire-9 日本語版「こころとからだの質問票」. 診断と治療, 97 : 1465-1473, 2009.
26) Muramatsu K, Miyaoka H, Kamijima K, et al.: The Patient Health Questionnaire, Japanese version: validity according to the Mini-International Neuropaychiatric Interview-Plus. Psychological Reports, 101 : 952-960, 2007.
27) 鈴木竜世, 野畑綾子, 金直 淑, ほか：職域のうつ病発見および介入における質問紙法の有用性検討. Two-question case-finding instrument と Beck Depression Inventory を用いて. 精神医学, 45 : 699, 2003.
28) Whooley MA: Depression and cardiovascular disease: healing the broken-hearted. JAMA, 295(24) : 2874-2881, 2006.
29) Travella JI, Forrester AW, Schultz SK, et al.: Depression following myocardial infarction: a one year longitudinal study. Int J Psychiatry Med, 24(4) : 357, 1994.
30) Hance M, Carney RM, Freedland KE, et al.: Depression in patients with coronary heart disease. A 12-month follow-up. Gen Hosp Psychiatry, 18(1) : 61, 1996.
31) Frasure-Smith N: In-hospital symptoms of psychological stress as predictors of long-term outcome after acute myocardial infarction in men. Am J Cardiol, 67(2) : 121, 1991.
32) Berkman LF, Blumenthal J, Burg M, et al.: Effects of treating depression and low perceived social support on clinical events after myocardial infarction. JAMA, 289(23) : 3106, 2003.
33) Ziegelstein RC: Depression after myocardial infarction. Cardiol Rev, 9(1) : 45, 2001.
34) Jiang W, Davidson JR: Antidepressant therapy in patients with ischemic heart disease. Am Heart J, 150(5) : 871, 2005.
35) Serebruany VL, Glassman AH, Malinin AI, et al.: Platelet/endothelial biomarkers in depressed patients treated with the selective serotonin reuptake inhibitor sertraline after acutecoronary events. Circulation, 108(8) : 939-944, 2003.
36) Schlienger RG, Meier CR: Effect of selective serotonin reuptake inhibitors on platelet activation: can they prevent acute myocardial infarction? Am J Cardiovasc Drugs, 3(3) : 149-162, 2003.
37) Glassman AH, O'Connor CM, Califf RM, et al.: Sertraline treatment of major depression in patients with acute MI or unstable angina. JAMA, 288(6) : 701, 2002.
38) Sauer WH, Berlin JA, Kimmel SE: Effect of antidepressants and their relative affinity for the serotonin transporter on the risk of myocardial infarction. Circulation, 108(1) : 32-36, 2003.
39) Calder PC: n-3 Fatty acids and cardiovascular disease: evidence explained and mechanisms explored. Clin Sci (Lond), 107(1) : 1-11, 2004.
40) Calder PC, Yaqoob P: Omega-3 (n-3) fatty acids, cardiovascular disease and stability of

atherosclerotic plaques. Cell Mol Biol (Noisy-le-grand), 56(1): 28-37, 2010.
41) Endevelt R, Shahar DR: Omega-3: the vanishing nutrient beyond cardiovascular prevention and treatment. Isr Med Assoc J, 6(4): 235-239, 2004.
42) Baghai TC, Varallo-Bedarida G: Major depressive disorder is associated with cardiovascular risk factors and low Omega-3 index. J Clin Psychiatry, 72(9): 1242-1247, 2011.
43) Walley T, Pirmohamed M, Proudlove C, et al.: Interaction of metoprolol and fluoxetine. Lancet, 341(8850): 967-968, 1993.
44) Ciraulo DA, Shader RI: Fluoxetine drug-drug interactions. II. J Clin Psychopharmacol, 10(3): 213-217, 1990.

V. 急性心筋梗塞とうつ

*関西学院大学 人間福祉学部・保健館　**大阪大学大学院 医学系研究科 循環器内科学

佐藤　洋*　中谷大作**

　うつ病ならびに虚血性心疾患が，2020年までに予後を規定する2大疾患となるであろうことが，WHOのGlobal Burden of Disease Studyにより想定されている[1]．うつが動脈硬化の進展や心筋梗塞発症トリガーとして関わることは，古くから知られてきた．これらの2疾患は必ずしも独立ではなく，相方向性に影響しながら発症，予後に影響すると考えられる．しかし抑うつは，喫煙や高血圧，糖尿病，肥満などの古典的冠危険因子と異なり，喫煙本数や血圧値のような定量的・客観的評価が困難でまた対処方法も一様でなく，十分にその重要性が検討されてきたとは言えない．しかし最近，冠動脈疾患の発生・進展に関わる感情・性向や精神因子として，うつ気分（depression），不安（anxiety），性格・性向（A Type, hostility），孤独（social isolation），精神的ストレス（chronic life stress）が注目され多くのエビデンスが集積されつつある．なかでも感情障害としての抑うつは，定量的評価が試みられるようになり，虚血性心疾患の一次および二次予防の観点からいくつかの大規模な疫学調査が行われ，精神科領域で取り扱う大うつ病のみならず，内科医，循環器専門医が数多く遭遇する抑うつ気分を有する例での意義が欧米で明らかにされてきた．日本人は，比較的穏やかで攻撃的でない分，内向しうつ気分や不安が強いと言われており，欧米人以上に重要な冠危険因子である可能性がある．ここでは感情障害としての抑うつ気分を中心に心筋梗塞とのかかわりと治療への展望について言及する．

A　うつの冠動脈疾患の発症への関与

　うつが冠動脈疾患の発生に関わり，生命予後に悪影響を与えるという報告は多い．心疾患を有さない白人女性7,518人（平均年齢67歳）を対象に7年間にわたり生命予後を追跡したWhooleyらの調査によれば[2]，試験開始時のthe Geriatric Depression Scale（GDS：15問中6問以上該当すれば抑うつ気分ありと判定するテスト）により，対象の6.3%が抑うつ気分を有していた．GDSテスト該当項目2問以下の症例は，全死亡率が7%であるのに対し，3〜5問該当群は17%，6問以上の抑うつ気分ありと判定された群の死亡率は24%と有意に生命予後の悪化を認め（p<0.001），症状が1つ増えるごとに全死亡率が6%ずつ増加した．死因別の検討では，心血管死亡のハザード比が1.8倍と有意に高値を示し（p<0.003），癌などのその他の死因との関連は有意ではなく，抑うつ気分の存在が心血管疾患を介し生命予後に強く影響することを示す結果であった．抑うつ気分が生命予後に影響するメカニズムとして，うつ症状群の喫煙習慣，暴飲暴食による糖尿病，運動習慣の欠如など不健康な生活が一因と推測されている．4,493例の心疾患を有さない65歳以上の高齢者を対象に6年間生命予後を追跡したCHS study（The Cardiovascular Health Study）では[3]，Center for Epidemiological Studies Depression Scaleを用い抑うつ気分の

重症度を0～25点までに評価（点数が増加するほど抑うつ気分が強い）したが，その結果，うつ症状が5点増すごとに有意に総死亡，冠動脈疾患発症，狭心症発症のハザード比（1.16，1.15，1.20）が増加した（p=0.006，0.006，0.009）．そのメカニズムとしてWhooleyらと同様に不摂生な生活や交感神経活性の亢進，脂質代謝異常等が挙げられている．また，我々も世界52ヵ国共同の症例対照試験（INTERHEART）においてうつが急性心筋梗塞の発症リスクであることを，報告している[4]．

B 冠動脈疾患の予後への関与

また，冠動脈疾患を罹患した患者においても，抑うつ気分は予後に悪影響を及ぼす重要な因子であることが明らかにされた．急性心筋梗塞を対象にうつと予後との関連を検討したMontreal Heart Instituteの調査[5]（1991年から1年間に急性心筋梗塞で入院した連続337例のうち生存退院し予後を追跡しえた222例を対象とし，発症5～15日に大うつ病の診断（National Institute of Mental Health Diagnosis Interview Schedule：DIS）と抑うつ気分（The Beck Depression Inventory：BDI）の定量化を施行し，18ヵ月間予後を追跡した報告）によると，大うつ病は35例16%，抑うつ気分は68例31%に認められた．18ヵ月の追跡期間中に21例の死亡（心臓死19例）があり，死亡と関連する因子は，うつ症状，心筋梗塞の既往，左室収縮率低下（35%以下），心室性期外収縮（10回/時間以上）であった．これらの生存率に影響する因子を多変量解析しても，うつは独立した予後悪化因子であった．また大うつ病のodds比は3.64（95% CI；1.32-10.05，p=0.012）であるのに対し，抑うつ気分のodds比は7.82（95% CI；2.42-25.26，p=0.0002）と高く強い予後悪化因子であることが示された．また大う

つ病の予後悪化に及ぼす影響は，急性心筋梗塞発症6ヵ月までであるのに対し，抑うつ気分は発症6ヵ月までのodds比5.62，6ヵ月から18ヵ月までのodds比13.0と全追跡期間を通じて有意に予後に影響し続けた．本研究では抑うつ気分を有する患者背景として，女性，独居，心不全の存在が挙げられたが，女性，独居は生命予後に影響する有意な因子ではなかった．うつ，特に抑うつ気分が予後悪化に働くメカニズムとして，不整脈を合併した患者の予後が特に悪いことから自律神経系の異常（交感神経活性優位）のためでないかと推測している．またBarefootらは1,250例の冠動脈疾患患者を平均19年間追跡し[6]，Zung Self-Rating Depression Scale（SDS）テストにより無症状群，抑うつ気分群，重症抑うつ気分群の3群に分類し，重症抑うつ気分群，抑うつ気分群，無症状群の順に生命予後が有意に不良であることを示した．またこの予後に及ぼす相対危険度は，追跡期間中のどの時点でも予後悪化に影響していた．さらにSDSテストを試験登録時と追跡1年後に施行したところ，経時変化を認めず（47.1 vs. 47.4点，p=0.59），抑うつ気分は，一時的な状態でなく患者自身の継続的な精神状態を反映する因子であることを示した．

以上のように，抑うつ気分が冠動脈疾患の発生予後に影響する欧米の報告は豊富に存在するが，精神因子はその社会環境要因や人種的素因に影響されるために，本邦でそのまま欧米の研究を当てはめることは危険である．そのために，本邦独自のデータが必要であるが，日本にはほとんど報告がない．大阪地区の心臓救急病院25施設で組織する大阪急性冠症候群研究会（OACIS：Osaka Acute Coronary Insufficient Study）に登録された急性心筋梗塞患者を対象に実施した，抑うつ気分と退院後の予後の関係についての調査では，SDSテストにより抑うつ気分を約42%に認めた．1年心血管イベン

トの発生は抑うつ気分群で抑うつ気分を持たない群に比較して有意に心血管イベント発生率（心臓死，再梗塞，心不全，不整脈，狭心症，経皮的血行再建術，バイパス術の合計）が高値であり（31.2% vs. 23.9%，Log-rank；p＝0.01），また独立した予後規定因子（odds比；1.46, 95% CI；1.11-1.92, p＝0.007）であることを示した[7]（図1）．したがって日本においても抑うつ気分は，虚血性心疾患の二次予防に重要であることが示唆された．このようなデータがより普遍的な知識として，広く医療者や患者サイドに認知されるためには，世界的なコンセンサスが欠かせない．そのため，世界の同様な研究データを統合し，メタアナリシスを行い，抑うつと予後との関連が，疾患の重症度などに依存せず独立の予後規定因子であり，介入すべき対象であることを明白にしておく必要がある．OACISのデータも含む16試験計10,175症例を対象に実施中であるMIND-MAPグループの解析では，抑うつ症状が約40％に認められ，補正後も抑うつは，全死亡HR 1.3，心血管イベントHR 1.2と独立予後規定因子であることが見出されている（投稿準備中）．

さらに我々は，心筋梗塞発症後1年の時点でのSDSスコアと長期予後（平均観察期間2.9年）との関連を検討したところ，抑うつ気分を合併した男性では，年齢，高血圧，糖尿病，心筋梗塞の既往，喫煙，高脂血症で補正後も予後不良であった[8]．この傾向は，発症後3ヵ月の抑うつ気分で補正しても有意であり，長期予後に関しては，発症早期のみならずより近い時期の抑うつ気分の評価の重要性を示唆しており，慢性期の日常臨床における抑うつ気分の評価がより重要であることを示す結果である．米国心臓学会は2008年に，虚血性心疾患患者に対するうつのスクリーニングについて，PHQ-2ならびにPHQ-9を用いた評価を勧めるrecommendationを出版している[9]．今後の虚血性心疾患の長期管理を考える上で，心筋梗塞による入院時のみならず，機会のある時には是非評価すべき項目であることを，広く周知してゆくことが今後の課題であろう．

C 冠動脈疾患の発症・予後悪化に影響するメカニズムと治療の可能性

抑うつ気分が冠動脈疾患の発症・予後悪化に影響を及ぼすメカニズムは，2通りに大別されている．1つは喫煙，暴飲暴食，治療コンプライアンスの低下等の不摂生な生活に伴う間接的影響，もう1つは抑うつ気分に伴い分泌されるストレスホルモンが直接的に循環動態に悪影響

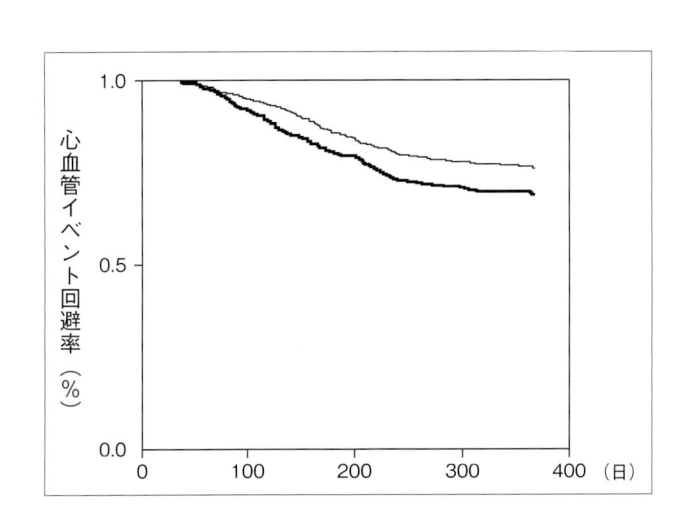

図1 生存退院した抑うつ気分を合併した急性心筋梗塞後患者の1年間の心血管イベント発生率

太線は抑うつ気分合併例，細線は抑うつ気分非合併例を示す．心血管イベント発生率（心臓死，再梗塞，心不全，不整脈，狭心症，経皮的冠形成術，バイパス術）は抑うつ気分合併例で高率であった（p＝0.011）．
(Shiotani I, Sato H, Kinjo K, et al.: Depressive symptoms predict 12-month prognosis in elderly patients with acute myocardial infarction. J Cardiovasc Risk, 9(3): 153-160, 2002[7] より引用)

【OACIS Depression Trial】

　うつ症状のある心筋梗塞患者を対象に，うつ症状治療薬（SSRI）による心筋梗塞の2次予防効果の検討することを目的に大阪急性冠症候群研究会により実施された．対象はSDSテストにて40点以上でうつ症状のある急性心筋梗塞患者で，薬剤群（SSRI選択的セロトニン再取込み阻害剤；フルボキサミン）または無投薬群（設計症例数は各群300例）で，中央登録方式による無作為化比較試験として実施された．フルボキサミン投与群は25 mg/日より開始し，増量を主治医判断にて増量可とした．観察期間は2年間（2001年〜）で，エンドポイントは，全死亡，非致死性心筋梗塞，不安定狭心症，他の心事故による入院，血行再建術，非致死性脳卒中である．その他の調査項目として臨床背景，遺伝的背景（遺伝子多型）の他，冠危険因子に対する効果として，血液生化学的検査，ライフスタイルの変化を観察予定であった．323例登録にて中止となったが，その理由は，中間評価において，SSRI群でイベント特に再血行再建が多く，最後まで実施しても逆転の可能性が低いことである．再血行再建のようなエンドポイントには患者主治医関係や個人の積極的な意思が関わるため薬剤による修飾が示唆され，ハードエンドポイントを重視する別の試験設定が適切であろうことが示唆された．

を及ぼすもので，たとえば，血中カテコラミンの高値による自律神経異常（交感神経優位），血小板凝集能の亢進，血管内皮機能の低下等が報告されている．一方，その他の要因として，遺伝的素因がうつの発症と関連することが明らかになり注目されている．抑うつと脳内情報伝達機構との関連が示唆されているが，脳内セロトニン濃度を調節するセロトニントランスポーター（5-HTT）転写調節領域の遺伝子多型SアレルはLアレルに比し，転写活性が低く，セロトニントランスポーター数が減少し，その結果，セロトニン濃度が低下するため，Lアレルに比し，うつになりやすいことが示されている[10]．Sアレル保持者はうつを介して心血管イベント発症率が増加する可能性があるため，我々は生存退院した心筋梗塞後の患者2,509例を対象にセロトニントランスポーター多型を調査し，心血管イベントとの関連を検討した．その結果，SアレルはLアレルに比し，SDSテストで評価した抑うつ気分の頻度を高率に認め（48.3% vs. 35.0%，$p=0.02$），心血管イベント発生率も有意に高値であった（31.3% vs. 22.3%，$p=0.046$）．Sアレルは性別，年齢，冠危険因子，重症度，および治療内容とは関係なく心血管イベントの発症を予測する有意な因子であったが（ハザード比；1.69，95% CI；1.03-2.78，$p=0.04$），抑うつ気分で補正すると，Sアレルの予後に及ぼす効果は縮小し，有意差は消失した（ハザード比；1.30，95% CI；0.84-2.01，$p=0.24$）．このことから，Sアレルはうつと独立して予後を規定しているのではなく，抑うつを介して心筋梗塞後の心血管イベント発症リスクが増大することと関連することが示唆された[11]．一方，セロトニントランスポーターは血小板にも存在し，LアレルはSアレルに比し，血小板活性が上昇することが示されており，LアレルはSアレルに比し，心筋梗塞を発症しやすいことがすでに明らかになっている[12]．すなわち，1次予防の患者においては，Lアレルが心筋梗塞発症と関連し，2次予防患者（心筋梗塞）では逆にSアレルが心血管イベント発症と関連するという相反する結果である．その理由として，我々が調査した2,509例のうち，97%で抗血小板薬が処方されており，Lアレ

ルの血小板活性の増加が抑制され、Sアレルのうつを介した作用が顕在化したため、異なる結果となった可能性もある。Sアレルとうつの発症に関しては、肯定的、否定的データが多数あり、メタアナリシスを実施中であるが、既存のメタアナリシスではこの多型は独立因子ではないが、Sアレルの頻度が高いアジア人に限定すると独立因子である可能性も示唆されていて、他の多型も含め今後の研究の進展が待たれる。

　抑うつ気分が新しい冠危険因子として重要であるならば抑うつ気分の治療により、冠動脈疾患の1次、2次予防効果が確認される必要がある。薬物療法以外の治療法として退院後のサポートがあるが、887例の心筋梗塞1年予後を追跡したSmithらによると[13]、抑うつ気分群は退院後の手厚いサポートにより、抑うつ気分の改善と生命予後の改善を認め、一方、抑うつ気分のない群ではサポートによる予後の変化を認めなかった。もし抑うつ気分の影響が間接作用のみであったならば、抑うつ気分のない群でも手厚いサポートにより予後が改善していたと考えられ、間接効果よりも抑うつ気分改善による直接効果が強いと考えられる。一方、抑うつ気分の治療薬として本邦では、近年SSRI（選択的セロトニン再取り込み阻害剤、selective serotonin reuptake inhibitor）などが実用化され、従来の三環型、四環型抗うつ薬に比し抗コリン作用、QT延長作用など心血管系副作用が少なく抑うつ気分にも使用できるため、虚血性心疾患例での適用が期待される。心筋梗塞後の大うつ病に対して本薬剤を用いた介入試験にSADHART試験がある[14]。369例を対象にセルトラリン群（50〜200 mg；N=186）とプラセボ群（N=183）に無作為に割り付け、1次エンドポイントを左室機能の変化として検討された。左室駆出率は両群で差を認めず、心室頻拍、QTcに差を認めなかった。また、うつスコアの改善が認められ、心筋梗塞後のSSRIの安全性とと

【SADHART試験】

　2002年JAMAに報告された、大うつ病を有する急性心筋梗塞または不安定狭心症の患者369人を対象に、セルトラリン（50〜200 mg）の2重盲検無作為化試験であり、世界最初の心筋梗塞の抗うつ薬を用いた試験として注目された。1次エンドポイントは、三環系抗うつ薬で懸念されていた副作用の項目である左室駆出率、血圧、心電図悪化（PR, QRS, QTc）、不整脈の悪化であり、その悪化が認めれなかったことから、この意味では本試験は成功に終わったと言える。しかし薬効の意味では、CGIスコアの改善は統計的にかろうじて有意であったが、HAM-Dスコアは非有意であった。また、死亡、心筋梗塞、心不全、脳卒中、再狭心症は減少傾向であるものの、統計的な有意差が明らかでなかった。これら臨床イベントは、2次エンドポイントであり、心筋梗塞予後に対する効果を検証したものとは結論できないが、大うつ病合併におけるイベント数やおおよその効果を明らかにでき、今後の介入試験設計の道標といえる臨床研究成果と評価できる。

もに症状の改善を認めた。また、2次エンドポイントである心血管イベント（死亡、再梗塞、心不全、脳卒中、狭心症の合計）はセルトラリン群で低値ではあったが、心血管イベントを減少させるための症例数の設計がなされていなかったため有意差を認めなかった（17.2% vs. 22.4%, RR：0.77, 95% CI：0.51-1.16）。

D　まとめ

　うつ治療薬の虚血性心疾患に対する1次、2次予防効果は未だ不明であるが、多くの研究か

らうつが冠危険因子であることは明白であり，しかも近年の社会状況から抑うつ気分を有する人口の増加が予想され冠危険因子に占める抑うつ気分の重要性が増すと想定される．現在混迷する世界情勢からは，右肩あがりの経済成長はできず，仕事中心の生活スタイルの限界を予感させる．社会的弱者に対する精神的ケアが予防医学の点からも今後ますます重要となり，とくに抑うつ気分に対する配慮・治療は不可欠となると考えられる．先にも述べたように，精神因子の影響は人種生活環境により異なる可能性を含んでいるため，よりその影響が大きいと考えられる本邦において，抑うつと心筋梗塞に関わる知見が集積されるよう積極的に対策を講ずる必要があろう．

参考文献

1) Murray CJ, Lopez AD: Global mortality, disability, and the contribution of risk factors: Global burden of disease study. Lancet, 349: 1436-1442, 1997.
2) Whooley MA, Browner WS: Association between depressive symptoms and mortality in older women. Study of Osteoporotic Fractures Research Group. Arch Intern Med, 158(19): 2129-2135, 1998.
3) Ariyo AA, Haan M, Tangen CM, et al.: Depressive symptoms and risks of coronary heart disease and mortality in elderly Americans. Cardiovascular Health Study Collaborative Research Group. Circulation, 102(15): 1773-1779, 2000.
4) Rosengren A, Hawken S, Ounpuu S, et al.: Association of psychological risk factors with risk of acute myocardial infarction in 11119 cases and 13648 controls from 52 countries (the INTERHEART study): case-control study. Lancet, 364(9438): 953-962, 2004.
5) Frasure-Smith N, Lesperance F, Talajic M: Depression and 18-month prognosis after myocardial infarction. Circulation, 91(4): 999-1005, 1995.
6) Barefoot JC, Helms MJ, Mark DB, et al.: Depression and long-term mortality risk in patients with coronary artery disease. Am J Cardiol, 78(6): 613-617, 1996.
7) Shiotani I, Sato H, Kinjo K, et al.: Depressive symptoms predict 12-month prognosis in elderly patients with acute myocardial infarction. J Cardiovasc Risk, 9(3): 153-160, 2002.
8) Shiozaki M, Iso H, Ohira T, et al.: Longitudinal risk of cardiovascular events in relation to depression symptoms after discharge among survivors of myocardial infarction: Osaka Acute Coronary Insufficiency Study (OACIS). Circ J, 75: 2878-2884, 2011.
9) Lichtman JH, Bigger JT Jr, Blumenthal JA, et al.: Depression and coronary heart disease: Recommendations for screening, referral, and treatment: A science advisory from the American Heart Association Prevention Committee of the Council on Cardiovascular Nursing, Council on Clinical Cardiology, Council on Epidemiology and Prevention, and interdisciplinary council on quality of care and outcomes research: Endorsed by the American Psychiatric Association. Circulation, 118: 1768-1775, 2008.
10) Caspi A, Sugden K, Moffitt TE, et al.: Influence of life stress on depression: moderation by a polymorphism in the 5-HTT gene. Science, 301(5631): 386-389, 2003.
11) Nakatani D, Sato H, Sakata Y, et al.: Influence of serotonin transporter gene polymorphism on depressive symptoms and new cardiac events after acute myocardial infarction. Am Heart J, 150(4): 652-658, 2005.
12) Fumeron F, Betoulle D, Nicaud V, et al.: Serotonin transporter gene polymorphism and myocardial infarction: Etude Cas-Temoins de l'Infarctus du Myocarde (ECTIM). Circula-

tion, 105(25): 2943-2945, 2002.
13) Frasure-Smith N, Lesperance F, Gravel G, et al.: Social support, depression, and mortality during the first year after myocardial infarction. Circulation, 101(16): 1919-1924, 2000.

14) Glassman AH, O'Connor CM, Califf RM, et al.: Sertraline treatment of major depression in patients with acute MI or unstable angina. Jama, 288(6): 701-709, 2002.

VI. 心移植

国立循環器病研究センター 精神科
安野史彦

A 心臓移植の歴史

末期心不全の治療手段として，心臓移植の研究がすすめられた結果，1967年にはじめて心臓移植が実現し，1970年代を通じて，経静脈的心筋生検法による拒絶反応の病理学的診断と，免疫抑制剤シクロスポリンの導入により，成績が向上し，欧米で劇的に施行数が増加し，1990年代前半までに年間4,000例以上が実施された．

我が国では，1968年に1例実施されたが，その後の脳死臓器移植に対する不信感が強く，長年にわたり脳死臓器移植は実施されなかった．1997年10月16日に「臓器の移植に関する法律」が施行され，1999年2月にはじめて，この法律による脳死下での臓器提供が行われ，心臓移植が実施された．2001年5月には拡張型心筋症と拡張相肥大型心筋症に対する心臓移植が高度先進医療として承認され，2006年4月からは，健康保険での実施が認められるようになった．2011年7月17日には，「臓器の移植に関する法律」が改正施行され，家族同意による臓器提供が行えるようになった[1]．

B 心移植における精神科医の役割

心移植における精神科医の役割としては，次の3つが重要である[2]．

合併する精神疾患の治療

診断としては，強いストレスに起因した適応障害が多いが，より重症の大うつ病や各種の精神病性障害もある．対処すべき症状としては，不安，抑うつ，焦燥，睡眠障害などが中心であるが，そのほか，心気症状，衝動性，退行，引きこもり，解離などもあり，多彩である．せん妄をはじめとする器質性精神障害も多い．また，コンサルトとして，コンプライアンスの不良や，疾病の否認に対する対応などを相談されることも多い．

精神医学的問題が大きい場合に，移植の適応から外すべきかどうかの判断

移植への理解と協力を困難にするような活動性の精神病，強い希死念慮や自殺企図，非常に不安定な人格と反社会行為，薬物依存などの精神医学的問題が，生じた場合，最大限の精神科的治療を行ったうえで，移植医と協議のなかで，移植の適応から外さざるを得ないか否かについて，判断意見を述べる必要がある．

移植候補者の精神症状の評価

心臓移植におけるレシピエント適応基準のなかで，相対的除外条件として，「精神神経症（自分の病気，病態に対する不安を取り除く努力をしても何ら改善が見られない場合に，除外

条件となることがある）」という項目があり，移植登録に際して，精神科医による精神症状評価が義務付けられている．また，今後の精神的問題を予測し，事前に介入するのにも結果として役立つことになる．

C 心移植候補患者にかかるストレス

日本臓器移植ネットワークのホームページ（http://www.jotnw.or.jp/datafile/index.html）にて公表されている心移植登録患者に関するデータから，心移植におけるストレスの厳しさをみることができる．

年齢

2011年8月時点での心臓移植登録数は182名で，そのうち男性が128名（70%）を占める．年齢は30代が最多で48名（26%），次に多いのが40代の43名（24%）で，これらを合わせると過半数を占める．心臓移植の候補者は，人生半ばで働き盛りの年代が約半数を占めることになる．この年代で入院生活を余儀なくされることは，経済的な意味でも将来的な問題についても，負担が大きい．

移植を受けられる可能性

2011年8月時点で，これまでに登録から除外された329名のうち，死亡者が163名を占め，約半数が移植できずに亡くなっていることになる．死を意識した生活を余儀なくされるストレスは大きい．

移植待機期間

2011年8月時点で，重症度が高く，優先して移植を受けられるStatus 1の患者が114名いるが，このうち，半数が移植を受けるまで生残するとして，114名×5割÷38として計算して，1.5年の期間を要することになる．補助人工心臓を必要とするくらいまで重症化したうえで，さらに少なくとも1年半以上の待機期間を経て，移植の可能性が生ずるわけである．

2011年7月17日に「臓器の移植に関する法律」が改正施行され，家族同意による臓器提供が行えるようになって以来，それまで，平均年間9件の移植数であったものが，2010年8月以降は，月平均3.2件，年間38件のペースで移植が行われるようになった．移植件数の増大に伴い，移植待機期間が今後，短縮する可能性はあるとはいえ，当面は重症化してさらに数年におよぶ，死と直面した中での待機期間を過ごさねばならない現実を考慮せねばならない．

補助人工心臓の問題

上記のように，心不全が重症化したのちも，長期にわたる待機期間が必要なことから，心臓移植へのつなぎとしての，補助人工心臓の導入が不可欠なケースが，移植登録患者では多い[3]．補助人工心臓の導入により，循環不全動態の改善がなされるので，身体的な負担が減少することを実感でき，術後の痛みなどを除けば，当初はストレスの軽減を実感される人が多い．ただし，これまでに保険適応のある補助人工装置が，駆動部分が100 kgをこえる体外設置型のものだけであったので，駆動チューブの長さ（5 m）の範囲に行動を制限されて，病室内の移動がほとんどという生活を余儀なくされ，入院が長期化するにつれて，行動制約に対するストレスが増大する傾向にあった．2011年3月より2種の体内植込み型の補助人工心臓が，保険で認可され，移植登録患者の自宅での待機が可能になるなど，今後のストレス軽減が期待される．

D 移植医療で示される精神症状

上述の心移植候補者に対する過大なストレスの影響もあり、候補者の30%近くが、精神疾患を有することが報告されている。その多くはストレスを原因とした適応障害であり、不安と抑うつ症状、治療不遵守を含む行動面の異常を示す[4]。

不安

移植候補患者でみられる不安は、いくつかの重層的な要素よりなる。まず、狭心症や急性心不全などの心疾患自体が、その突然のあらがえない経過と、突然死への恐れを伴うことから、不安を誘発しやすい要素がある。不安体験は、心疾患に伴う自律神経症状（発汗、嘔気、めまい、胸苦、呼吸苦）によってさらに増幅される。

そのような身体的基盤のうえに、患者が移植の対象となったときに、移植を受けなければならないほど、症状が悪化しているという事実に直面し、新たな不安の原因が生ずる。さらに、長期に及ぶ移植実現までの待機期間、その間の突然の症状破綻の可能性、補助人工心臓使用に伴う行動の制限や、それに伴う血栓性脳梗塞発症のリスクなど多くの困難に直面し、不安とむきあう入院生活を余儀なくされる。

無事に移植待機期間をのりこえて、心移植を受けた多くの患者では移植後の数ヵ月の期間を経て、生活の質の向上に伴い、不安感の軽減を体験するが、臓器拒絶反応、感染症、腫瘍、死の可能性などは、移植後の患者の不安の原因であり続ける。

抑うつ症状

待機中の不安と同様の要因、たとえば、長期に及ぶ待機期間やその間の症状悪化の可能性は、抑うつ気分に関連した希望喪失や無力感の原因となる。患者はまた、他の移植待機患者に先んじて移植を受けたいという考えや、より多くの臓器提供者の死を望むことへの罪責感を、経験することもある。

多くの患者が抑うつ状態を示す一方で、心不全自体による症状、もしくは移植後の経過が思わしくない患者の症状、たとえば不眠や食欲不振、疲労倦怠感、集中力低下などが、うつ病の症状と誤って解釈されることがしばしばある。それらの症状とうつ症状を区別することは、抗うつ薬の適正な使用の観点からも重要である。罪責感、無力感、希死念慮などの訴えの有無に注意を払う必要がある。

術後に関していえば、免疫抑制剤の進歩により、ステロイド使用量が減少したこととあいまって、術後の薬剤による2次性の抑うつ症状は減少したが、注意を払う必要がある。また、術前に移植に対する過剰な期待を有していた場合、予期しない症状の悪化が見られた場合、職業もしくは経済的な問題が対処困難になった場合など、複数の要因で術後のうつ状態の出現と憎悪がみられるので、適切な介入が必要な場合もある。

否認・ノンコンプライアンス（治療不遵守）

否認は循環器疾患患者で一般的にみられる心理的防衛反応である。適度であれば、疾患に対する否認はストレスに起因する不安を減弱し、治療を受容し取り組むことをも妨げない。しかしながら、非適応的なレベルの否認においては、本来避けられるリスクを見ないふりをして危険な目にあったり、治療が遵守できなくなったり、自分の身体状態を無視して、仕事やほかの肉体活動を過剰に行ったり、病気を前提とした将来の適切な計画を立てられなくなったりということがおこる。そのような否認は、患者が移植を

含む治療を拒絶する理由のひとつにもなる．

一般原則としては，医療者は適応的否認（否認が評価や治療の妨げではない場合）に関しては干渉しないのがよいが，例外もある．患者によっては，心移植に対して，過度に楽天的である場合がある．そのような患者は，重篤な心疾患を有することは否定しないが，移植後は何の問題もなく速やかな回復ができると思っている．このような患者は，術後の経過が困難な場合に，失望と怒りを示すことが多く，さらに抑うつ状態に発展していくことが多い．このような患者においては，移植前に何らかの精神療法的介入が望ましい．

治療不遵守は，移植候補患者の評価において，大きな問題のひとつである．移植前にみられる治療不遵守は，移植後の不遵守につながることが多い．移植前の治療不遵守における具体的な問題としては，服薬不安定，食事制限ができないこと，喫煙，通院が不規則であることなどがある．移植後の問題としては，定期的な通院と検査に来ることができないこと，免疫抑制剤の規則正しい服用ができないことなどが挙げられる．治療不遵守は，患者の治療に対する理解の不足，否認的態度，抑うつ状態など，さまざまな要因によって影響される．また，思春期の患者では，発達過程での自立への葛藤から，医療者や保護者の指示に従わないことにより，治療遵守できないことも見られる（症例参照）．

症例：20代，女性
否認と治療不遵守を示した症例

【現病歴】 X年2月（14歳）時に発熱ののち，呼吸苦を自覚．同年5月に心電図異常指摘．心筋炎後心筋症の疑いで治療開始となるが，内服コンプライアンスは不良．入院精査に関しても拒否的となり，通院も中断．その後，自分の身体状態を無視して，肉体活動を過剰に行うことがたびたび見られていた．X＋6年7月頃より労作時呼吸苦，全身倦怠感の悪化から，近医救急外来受診．心筋炎後心筋症の診断のもと，国立循環器病研究センターに紹介される．
【精神医学的現症】 理解力や判断力，記憶力などには問題ない．検査時点で，治療を要するような精神症状を認めない．疾患の否認の背景に，患者固有の問題解決についての対処方略があり，完璧をのぞみ，問題が自分のコントロールの及ばないと感じた時に，不安が強まり，問題を否定するか，問題を克服しようとして無理を重ねる傾向があることがうかがわれた．
【治療経過】 現在の病態の説明および移植医療の必要性と，それより得られる社会復帰の可能性について説明を行い，治療遵守の目的を確認することで当面のコンプライアンスを回復できた．注意としては，症状の推移によって，状況が本人のコントロールの範疇を超えたと患者が感じた場合，精神的に混乱を示す可能性があり，その際は本人の性格行動特性を考慮した対応が必要と思われた．

認知機能障害・せん妄

多くの移植候補患者の認知機能は正常であるが，経過の中で，時に認知機能の低下を認めることがある．その多くは重篤な心不全に起因し，移植などの適切な医療によって循環機能が改善することによって，認知機能の回復が期待できる．薬物の影響により可逆性の認知機能低下が生ずる場合があり，心不全の影響による肝機能や腎機能の低下に伴い，薬剤が排出されにくい状況が考慮されるべきである．補助人工心臓を導入している患者では，それに伴う血栓による脳梗塞やせん妄，てんかんが出現することがあり，さらに後遺症としての認知機能低下を示す

こともあり，注意が必要である．

　移植後早期に，せん妄がみられることもしばしばあり，その多くは脳虚血性の要因によることが多い．そのほか，低酸素，電解質バランスの乱れ，肝・腎不全，感染，拒絶反応，薬物の副作用など，さまざまな原因によって，せん妄が生じうる．術後，長時間が経過して，せん妄をきたす場合は，免疫抑制剤の毒性や，ステロイド，拒絶反応に伴う脳炎，日和見感染などの要因を考慮されるべきである．

E 治療

薬物療法[5]

　不安や不眠に対しては，ベンゾジアゼピン系の抗不安薬や入眠導入剤は，循環器系への影響は少なく，薬物相互作用も少なく，比較的安全に使用できる．不安緊張に対しては，通常は低力価で作用時間の短いClotiazepamで十分であるが，強い不安や，動機や呼吸苦を伴う不安発作に対してはAlprazolamやLorazepamを選択する．

　循環器疾患患者のうつ病合併例では選択的セロトニン再取り込み阻害薬（SSRI）が第一選択となる．SSRIは抗コリン作用やキニジン様作用は少なく，心血管系への影響は比較的小さいものと考えられる．しかしながら，脈拍減少やQT時間延長の報告もあり，循環器疾患患者では配慮が望ましい．Fluvoxamineは，Cicrosporine，Tacrolimus hydrate，Warfarin potassiumとの相互作用があり，注意が必要である．セロトニン・ノルアドレナリン再取り込み阻害薬（SNRI）はノルアドレナリンを介した交感神経刺激作用を有することも留意の必要がある．

　せん妄，幻覚妄想などの精神病状態，人格障害での衝動性，攻撃性，脳出血，脳梗塞後の興奮，衝動性などに対して，抗精神病薬が必要な場合も多い．経口服薬ができない場合は，Haloperidolの経静脈的投与を選択するが，経口服薬が可能であれば，錐体外路症状の少ないRisperidoneなどの非定型抗精神病薬を選択する．抗精神病薬の心血管系に対する重要な副作用は，心室性不整脈，とくにTorsades de pointes（TdP）を含むQT延長である．カリウムチャネル阻害による収縮終期の心室伝導組織の再分極が阻害されることで生じると考えられている．

精神療法

　精神療法的なアプローチの中でも，支持的精神療法が基本となる．この療法は，患者の訴えに対して価値判断を行うことなく，非指示的な態度で患者に接し，このような治療関係の中で，患者の能力を支え，心理的問題の解決を目指す治療からなっている．この療法は，傾聴と共感，患者の対処方略を支えるという3つの構成要素に分けて考えることができる[6]．傾聴とは，患者の心理を一方的に推測して行動することを戒め，患者の関心に対する関心をもち，主体的かつ積極的に患者の話を聞く姿勢をもつことから生まれる受容的な態度を意味する．共感は，そのような姿勢のもとで，患者の置かれた状況を理解し，患者と自分の心を観察する中で，適切な距離を維持しつつ，患者の感情移入を試みる姿勢である．受容と共感の中で，患者の話が進む中で，患者が苦境に対して，どのような対処を行っているかが見えてくれば，その対処方略を支える手段を考えることができる．

　患者との間で，上記の態度で接する中で，しっかりとした信頼関係を築くことができれば，その中で得られた患者の対処方略を手がかりに，患者固有の問題を明確化し，認知に焦点を当てた治療の導入も可能となる．たとえば，状況の

変化や悪化に対して，患者が状況をすべて自分でコントロール下におくことを目指して対処する方略を取っていた場合，成果の上がらないまま，いたずらに消耗し，結果として不安感や抑うつ気分を呈することになる．そのような認知と行動のパターンに対して，医療者の助力のもとで，患者が自ら問題を明確化し，考えや行動を修正していくことができれば有益であろう．

患者のパーソナリティの偏りが大きく，医療者との間で，十分な信頼関係を築くことが難しい場合がありうる．このような場合は，本人に直接，働きかける以外に，家族や看護サポートの充実をはかり，外側のシステムへの介入と働きかけを同時に行う作業が必要であろう．そのような患者で暴言，暴力などの逸脱した行動が出現した場合，一般診療であれば，限界設定を行うわけであるが，移植のような身体的治療を続けねばならない特殊な医療では，安易に限界設定を行うことができない．このような状況では，病棟スタッフの負担が非常に大きくなる．患者のパーソナリティの偏りを，早期の段階で評価し，精神的に不安定であれば移植の適応から除外されることを家族と本人に，移植説明の段階で約束させることが望ましい．

❖ 参考文献 ❖

1) 中谷武嗣，藤田知之：心臓移植．医学のあゆみ，237：397-403，2011．
2) 山下　仰：臓器移植と精神療法．臨床精神医学，増刊号：380-383，2000．
3) 馬場　敦，平田吾一，横山富士男，ほか：補助人工心臓を装着した心臓移植待機患者の精神医学的検討．東京精医会誌，24：19-24，2006．
4) Levenson JL, Olbrisch ME: Psychiatric, Aspect of Heart Transplantation. Psychosomatic, 34: 114-123, 1993.
5) 安野史彦：怖さを知って使いこなす向精神薬―処方の Do & Don't. メディカルビュー社，東京，2009．
6) 堀川直史，小林清香：腎移植患者の心理・精神症状とその対応．今日の移植，19：363-369，2006．

第2章 各論

VII. 心不全の緩和ケア

*静岡県立総合病院 循環器内科　**国立循環器病研究センター 心臓血管内科部門

野々木宏*　横山広行**

　治療の進歩により難治性疾患の救命率が向上している一方で，救命されたなかで社会復帰困難例や，回復の見込みのない症例も増加し，医療の現場はその対応に苦慮しているのが現状である．とくに循環器領域では，移植医療や人工心臓をはじめとする補助循環の導入で，これまで致命的であった症例が救命可能となり，今後も治療抵抗性難治性循環器疾患に対しては，新しい治療開発の努力を継続していくことが求められている．そのような新しい治療法の適用を検討していくなかで，適応や中断条件などについて，超高齢化時代に即した治療体系の確立が必要とされている．そこには，癌を中心とした終末期医療対策と異なった医学的また社会的なコンセンサスの確立が必要と考えられる．

　その中で，循環器医療における末期的な状況に対する治療的介入について，緩和ケアも含めた統合的な取り組みが必要である．

A　循環器疾患における末期医療の定義

　循環器疾患の末期状態（end-stage）とは，最大の薬物治療でも治療困難な状態である．その状態に対して，侵襲的治療として人工呼吸や血液浄化に加え，大動脈内バルーンパンピング，経皮的人工心肺装置，補助人工心臓，臓器移植，人工透析，ペースメーカ植込み，植込み型除細動器等がある．さらには移植医療の提供がある．

　終末期（end-of-life）は，循環器疾患での繰り返す病像の悪化あるいは急激な増悪から，死が間近に迫り，治療の可能性のない末期状態をさす．また，循環器疾患には繰り返す緩解増悪を経て最終的に終末期を迎える場合と，急激な発症により突然終末期を迎える場合がある．緩和ケアにおいても両者への対応を検討する必要がある．

B　循環器疾患の末期状態への取り組み

　循環器疾患の末期状態には，心不全（心筋症，弁膜症，虚血性），不整脈，腎疾患など慢性に経過する疾患があり，増悪と緩解により入退院を繰り返すようになる．この時期に，今後の治療手段（適応決定）や見通し，終末期のことを十分説明相談し，意思確認が必要である．循環器疾患に対する緩和ケアはこの時期から開始し，症状への対応や精神的支援，治療方法の選択支援などがチームとして必要である．

　終末期は，死を間近にした状態であり，慢性的な経過からの移行と，脳卒中，急性心筋梗塞，急性心筋炎，大動脈解離などにより突然終末期を迎える場合がある．後者は救急医療や集中治療で対応が問題となる症例となる．

　循環器疾患の特徴は，終末期になっても補助人工心臓，移植，透析，ペースメーカー，ICD，侵襲的治療により改善するチャンスがあることである．終末期には，したがって救命，延命，治療差し控え，中断などを検討する必要があり，これには本人や家族の意志の確認と複数の医療スタッフによる検討が必要である．自ずとこれ

らには精神的なサポートを含めた緩和ケアが重要となることはいうまでもない.

慢性的経過を経ず,突然の発症で終末期を迎える場合には,本人の意思の確認をすることはできず,家族との連携や多職種による討議により判断される必要がある.これには一定の指針が必要であるが,各施設において個々のケースを議論できるチームやシステムが必要となる.当施設で実施している重症例への病院全体としての取り組みを紹介する.

C 緩和ケアを適用する場合の施設における生命倫理的検討

日本集中治療医学会のガイドラインでは,担当医は末期状態であると推定した場合,患者あるいは家族の意思を把握した段階で,末期状態であることの判断について施設内の公式な症例検討会等で合意を得るべきであると勧告されている.また,透明性を高め維持する方策について,複数の医師が患者本人と家族の意思を確認すること,末期状態の判断について施設内の公式な症例検討会等に付議すること,診療録に経過を記載することは透明性を高め維持するために不可欠な要件であると勧告されている.さらに,このような生命倫理に関する施設での検討に対して,末期医療に関わる倫理アドバイザーや倫理アシスタントの育成が勧められている.

当施設では2006年から倫理的なアドバイザーシステムともいえる病院内の全重症例への多職種による重症例検討制度を実施している.副院長,医療安全推進室長,内科系部長(心臓血管内科,脳血管内科),外科系部長,感染対策室感染管理医,医療安全管理者,医事専門官の8名のチーム構成で,医師,看護師,事務からなる多職種チームであり,重症例(末期や終末期)や死亡例に対して24時間連絡可能な対応をとっている.

目的は,死亡例の異状死届け出やモデル事業への届け出の病院としての判断,終末期への診療方針決定に関する医学的倫理的妥当性の検討,緩和ケアの妥当性,臓器提供の可能性確認など担当医チームと病棟看護師長をまじえて,症例発生毎に検討会を実施している.月平均12例の検討を行い,担当診療チーム単独で判断が困難な末期医療に関する事象に対して,多職種による検討により担当診療チームへの支援を行い,その結果は診療録に全員の署名とともに記載を行っている.重症例や死亡に至る症例はほぼ把握され,また別途実施されている院内心停止事例の全例登録とあわせると重症例の全例把握のシステムが確立されていると言える.これにより末期医療に対する方針を医療チーム単独で決定されることがなくなり透明性が高まり,また倫理的な問題点を院内で共有することが可能となった.

循環器疾患の末期医療のなかでも,緩和的なケアが必要とされている心不全について後述する.

D 心不全の末期医療

心不全治療において,移植医療や人工心臓をはじめとする補助循環が導入されているが,一方では,積極的補助循環治療法の適応や中断条件などについて,時代に即した治療体系の確立,癌を中心とした末期医療とは異なった医学的・社会的なコンセンサスの確立が求められている.欧米では心不全における末期医療に関するガイドランがまとめられ,急性心不全の成書にも巻末には必ず末期医療の項目が記載されている.末期医療における取り組み方は各国の医療制度,心臓移植治療の状況,文化的背景に強く影響されるため,本来は日本における実態を踏まえた検討が必要である.しかし,本邦では心不全の末期医療に関する検討は十分になされていない

ため，本稿では欧米のガイドラインを参照しながら，心不全における末期医療について概説する．

E 心不全の末期状態の定義

心不全末期患者の確定診断は，心不全に対する適切な治療を実施していることが原則である[1]．病気の末期に考え得るすべての選択可能な適切な治療を検討したことを認識することにより，初めて心不全末期状態であることが確定する（図1）[1,2]．

欧米では心不全末期状態の定義として，

① 適切な治療を実施していることが原則
② 器質的な心機能障害により，適切な治療に関わらず，慢性的にNYHA Ⅳの症状を訴え，頻回または持続的点滴薬物療法を必要とする
③ 6ヵ月に1回以上の入院歴，左室駆出率<20％など病歴や心機能を基準に用いること
④ 終末期が近いと判断されること

などが挙げられる．

F 心不全の末期状態における治療の特徴

心不全では経過中に症状増悪による入退院を繰り返し，その度に徐々に身体活動能力は低下するが，他疾患と異なり，急性増悪により身体活動能力が大きく低下し入院するが，退院時にはある程度身体活動能力が回復することが特徴である．さらに，心移植が可能な症例では末期状態であっても，心移植により，劇的に状況が回復し得ることである（図2，3）．一方，循環器疾患の末期状態で，最大の薬物治療でも治療困難な状態に対して，侵襲的治療として人工

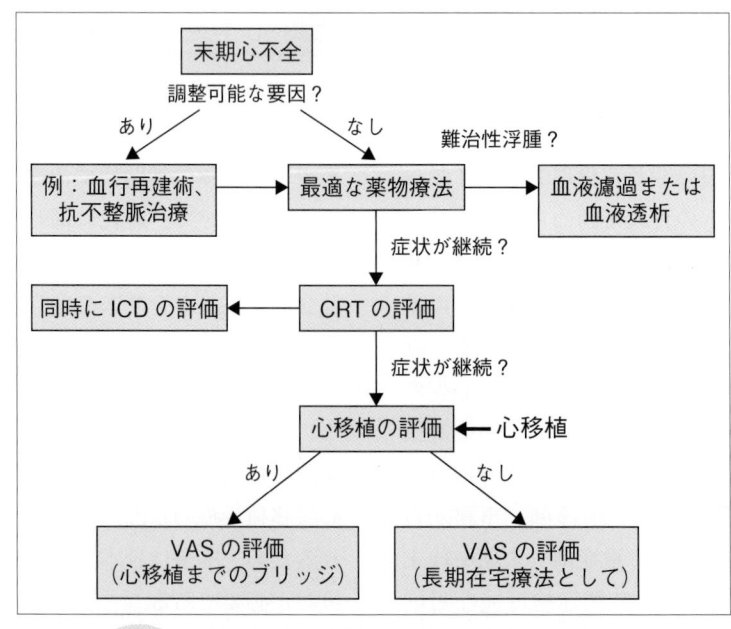

図1 末期心不全の治療に関するアルゴリズム

呼吸や血液浄化に加え，IABP，PCPS，LVAS，臓器移植，人工透析，ペースメーカー・CRT・ICD等の治療が選択され，積極的に機械的補助装置を装着することにより，延命治療と終末期治療の境界を定義することが困難になっていることも事実である．

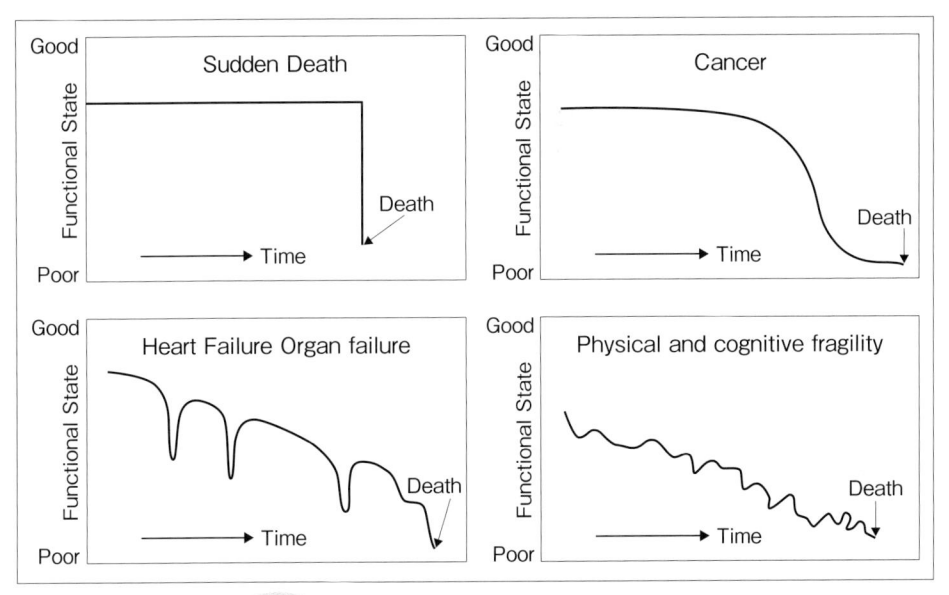

図2　各疾患における末期状態の概念図

(Martinez-Selles M, Vidan MT, Lopez-Palop R, et al.: End-stage heart disease in the elderly. Rev Esp Cardiol, 62(4): 409-421, 2009[4] より引用)

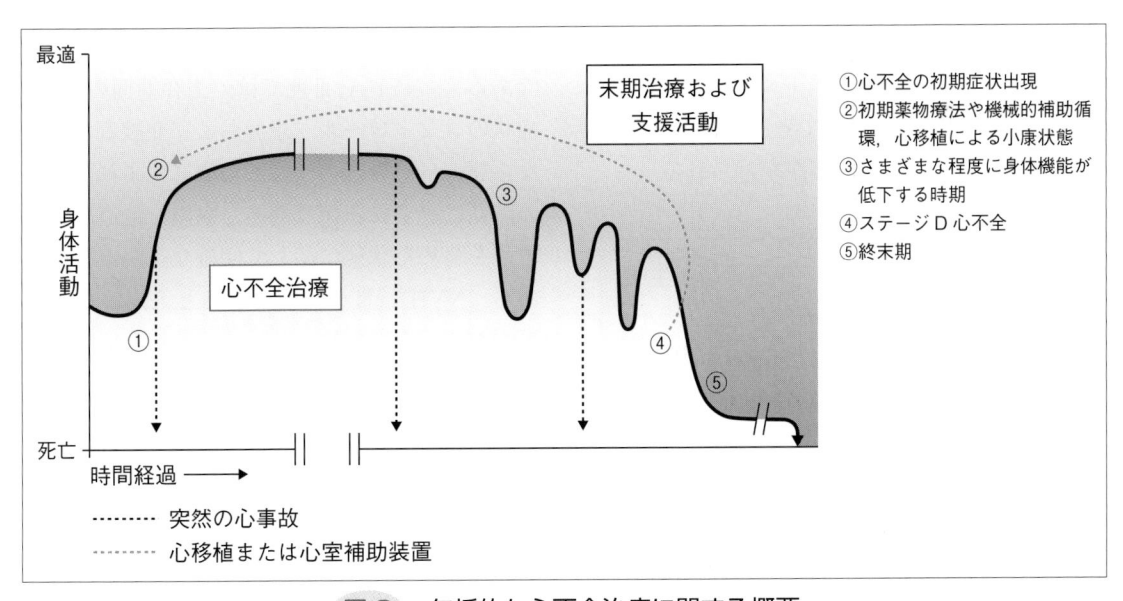

図3　包括的な心不全治療に関する概要

①心不全の初期症状出現
②初期薬物療法や機械的補助循環，心移植による小康状態
③さまざまな程度に身体機能が低下する時期
④ステージD心不全
⑤終末期

(Goodlin SJ: Palliative Care in Congestive Heart Failure. J Am Coll Cardiol, 54(5): 386-396, 2009[6] より引用)

G 心不全の末期状態における治療の適応

　心不全末期状態の主たる治療内容は，疼痛緩解とQOLの向上であることは癌における末期医療と同じであるが，心不全末期では最新の治療目標を設定する必要がある．治療目標には，薬物療法や機械的補助療法以外に，患者や患者家族（介護者）との繊細なコミュニケーションを取ることも含まれる．心不全の終末期治療では，患者の意に反し，急激に病態が変化した場合に，安らかな死を損なう状況が生じえる．その状況を回避することも心不全末期の重要な治療目標に含まれる．欧米では事前に患者本人の蘇生指示の意思を明確にすることが推奨されている．心不全の進展と治療の変更は繊細な事柄であり，十分注意して対応し，積極的治療と緩和療法のバランスを考慮することも重要である．それ故，心不全末期患者の治療においては，生活の質を保つために症状をコントロールするとともに，患者と家族を包括した繊細なコミュニケーションを取ることにより，死亡後の介護者のケアを行うことも治療の一貫として提唱されている．ACC/AHAのガイドラインでは，心不全末期状態の管理において考慮すべきこととして（Class I），以下の6点が挙げられる．

① 継続的に患者と家族に機能予後と生命予後について指導すること
② 患者と家族に事前指示の確認を取り末期医療とホスピスの役割を説明すること
③ ICDの非作動に関して説明と検討を行うこと
④ 入院治療から外来治療への継続性に関する重要性を説明すること
⑤ オピオイドを含めた適切な苦痛緩和のホスピスの役割を説明すること
⑥ 心不全患者の治療に従事する者は最新の「終末期の過程」を理解し，末期医療と終末期介護に適切に向かい合うこと

　一方，亡くなる直前，最後の数日に侵襲的・積極的治療手技を行うことは適切ではない（NYHA IVで可能な治療により臨床的改善が見込めない患者に対する気管内挿管，ICD植込みなどの手技など）と明記されている（Class III）．

H 心不全末期状態の管理において考慮すべきこと

　心不全末期状態の支援体制を確立するためには，薬物療法，自己管理の方法，支援体制の利用を促すために，多面的チームとして取り組むことが必要である[1]．心不全末期患者の症状を調整するには，患者の身体的，神経学的，社会的，精神的な評価を頻回に繰り返すことが必要である[1]．NYHA III度では，生存期間の延長，症状のコントロール，患者および介護者の教育，ならびに自己管理の支援が治療に含まれる．この時期に患者に正確な病名，病因，治療および予後を含めた状態に関して明確な説明が必要である．NYHA III～IV度になると入退院を繰り返すため，専門医による心不全治療と同時に，緩和治療および他の支援療法に関する説明を行うべきである．治療目標は，症状のコントロールと生活の質を保持することに移行し，最終的には終末期緩和療法として，患者と家族の精神的・情緒的支援を提供することになる．

　心不全末期患者の多くは病状と予後について，現実の状況より病状は軽く，予後は長いと考えていることが報告されている[2,3]．しかし，心

不全の病態は不均一であるため，典型的な心不全末期状態でも，患者自身が状況を理解することは困難なことが多い[4]．実際には心不全患者の大部分は心不全により死亡するが，患者，家族，介護者は心不全と診断された時に，またはその1年以内に予後について説明されていないことが多い[4]．心不全末期状態でNYHA Ⅵ度であれば1年生存率は約40〜50%であり[5]，心不全末期治療に携わる場合には，継続的に患者とその家族に機能予後と生命予後について指導することが必要である[5]．

心不全末期患者で，外来診察時には蘇生を希望しないと答える患者は僅か23%であるが，実際に心不全で入院後に再度意志を確認すると，40%の患者が心変わりすることが報告されている[2]．心不全末期患者は，集中治療室に収容され蘇生を希望することが多いが，実際に病院内で心停止を生じ心肺蘇生術を実施した場合，蘇生率は僅か4%であり，他疾患の25%に比べ院内死亡を回避できる可能性は極めて低いことが報告されている[2]．心不全末期患者では蘇生に対する考え方が変化すること，院内蘇生率が極めて低いことなどから，欧米では患者自身により意思決定が可能なうちに，自らの意志決定が不可能になった場合の意思決定を委任すべき代理人を選定することが推奨されている[2]．また，末期心不全患者とその家族には事前に心肺蘇生の指示の確認を取り，末期医療とホスピスの役割を説明するも推奨されている．

末期心不全患者と家族に対しては，たとえ悪い情報であっても最新の情報を告知することが必要である．悪い知らせを説明する場合には，初めに患者・家族が状況をどのように理解しているかを尋ね，誤解があるなら訂正し，それから情報を伝えたうえで，さらに患者と家族に何か質問があるかを尋ね，情報を明確にすることが勧められる．説明は単純で素直な言語と端的な表現を用い，婉曲的な表現や統計データの羅列を避けることが大切である[6]．

近年，日本においても，ICD・CTR治療の

症例：50歳代，男性
ICDの非作動に関して説明と検討を行った症例

拡張型心筋症に伴う持続性心室頻拍（VT）が継続した症例を提示する．心不全症状を認め，拡張型心筋症と診断され，内科的治療が開始されてから約10年経過していた50歳代の症例である．十分な心不全治療薬が投与されていたが，1年前に心室頻拍を認め植込み式除細動器（ICD）の植込み術を施行された．抗不整脈薬（アミオダロン）を服用していたが，ICD植込み1年後に，持続性VTの頻回発作によりCCUに入院した．経静脈的抗不整脈薬の投与を試みるも発作はコントロールできず，カテーテル焼灼術を施行したが，形態の異なる複数のVTが生じた．持続性VTが頻回に生じるため，人工呼吸器を装着し完全鎮静することによりVTをコントロールしたが，鎮静を浅くするとVT発作を生じ，ICDの除細動機能が頻回に作動するため，ICDのバッテリー消耗による交換を実施した．ICDバッテリー交換後も，VT発作のコントロールには完全鎮静を必要とした．この時点で，「ICDの非作動に関して説明と検討」を実施した．本人は病状を十分理解し，DCMに伴う難治性心不全・難治性不整脈に対する延命を望んでいなかった．家人の意見も本人と一致していたため，2回目にICDのバッテリーが消耗したとき，再度のバッテリー交換は実施されなかった．

末期医療では心機能や治療方法を検討するだけではなく，患者自身の死生観，家族のつながりが治療において重要であることを認識した症例であった．

普及，再入院を繰り返す低心機能症例の増加，心臓移植医療の変化により，心不全末期状態の患者と向き合うことが多くなっている．補助循環，移植治療，再生治療など新たな循環器医療を考えるとき，心不全末期状態に対する治療介入と，その対応に関して，将来的な取り組みの課題や方向性について検討することが必要である．

❖ 参考文献 ❖

1) Dickstein K, Cohen-Solal A, Filippatos G, et al.: ESC guidelines for the diagnosis and treatment of acute and chronic heart failure 2008: the Task Force for the diagnosis and treatment of acute and chronic heart failure 2008 of the European Society of Cardiology. Developed in collaboration with the Heart Failure Association of the ESC (HFA) and endorsed by the European Society of Intensive Care Medicine (ESICM). Eur J Heart Fail, 10(10): 933-989, 2008.
2) Hunt SA, Abraham WT, Chin MH, et al.: 2009 focused update incorporated into the ACC/AHA 2005 Guidelines for the Diagnosis and Management of Heart Failure in Adults: a report of the American College of Cardiology Foundation/American Heart Association Task Force on Practice Guidelines: developed in collaboration with the International Society for Heart and Lung Transplantation. Circulation, 119(14): e391-479, 2009.
3) Allen LA, Yager JE, Funk MJ, et al.: Discordance between patient-predicted and model-predicted life expectancy among ambulatory patients with heart failure. JAMA, 299(21): 2533-2542, 2008.
4) Martinez-Selles M, Vidan MT, Lopez-Palop R, et al.: End-stage heart disease in the elderly. Rev Esp Cardiol, 62(4): 409-421, 2009.
5) Pantilat SZ, Steimle AE: Palliative care for patients with heart failure. JAMA, 291(20): 2476-2482, 2004.
6) Goodlin SJ: Palliative Care in Congestive Heart Failure. J Am Coll Cardiol, 54(5): 386-396, 2009.

Ⅷ. 睡眠障害（睡眠時無呼吸症候群）

久留米大学 医学部 神経精神医学講座
小鳥居望　内村直尚

　従来の閉塞性無呼吸症候群（obstructive sleep apnea：以下OSA）の定義では，日中の眠気などの臨床症状を伴わない場合は，睡眠1時間あたりの無呼吸低呼吸数（apnea hypopnea index：以下AHI）が5以上でもOSAには含まれなかった．しかしICSD-2[1]では，無呼吸・低呼吸，および呼吸努力関連覚醒などの呼吸イベントが1時間に15回以上の場合は，このような臨床症状がなくてもOSAと診断することとなった（表1）．このような定義の変

●成人のOSAに関するICSD-2診断基準

[診断基準：AとBとD，またはCとDの基準を満たす]
A. 少なくとも以下の1つ以上が該当
  ① 覚醒中の睡眠発作，日中の眠気，熟眠感の欠如，疲労感，不眠
  ② 呼吸停止，喘ぎ，または窒息感で覚醒
  ③ ベッドパートナーによる大きないびき，あるいは/かつ呼吸停止を報告

B. PSGによる以下の所見
  ① 1時間当たり5回以上の呼吸イベント（無呼吸，低呼吸，または呼吸努力関連覚醒）
  ② 各呼吸イベントのすべて，または一部で呼吸努力を認める*

C. PSGによる以下の所見
  ① 1時間当たり15回以上の呼吸イベント（無呼吸，低呼吸，または呼吸努力関連覚醒）
  ② 各呼吸イベントのすべて，または一部で呼吸努力を認める*

D. 障害が他の睡眠障害，身体疾患や神経疾患，薬物または他の物質使用では説明できない

*呼吸努力関連覚醒の場合は食道内圧測定での確認がもっとも望ましい

●成人のCSAに関するICSD-2診断基準

A. 患者が以下の少なくとも1つを報告
  ① 日中の強い眠気
  ② 頻回の中途覚醒・完全覚醒・または不眠
  ③ 呼吸困難による完全覚醒

B. PSGで睡眠1時間につき5回以上中枢性無呼吸が確認される

C. 障害が他の睡眠障害，身体疾患や神経疾患，薬物または他の物質使用では説明できない

表1　ICSD-2の診断基準

(American Academy of Sleep Medicine: International classification of sleep disorders, 2nd edition: Diagnostic and coding manual. American Academy of Sleep Medicine, Westchester, 2005[1] より引用)

更には，たとえ臨床症状がなくても，呼吸イベントが多くの身体疾患の発現や増悪に関わるというエビデンスの蓄積が背景にある．

本稿では，循環器領域の疾患における睡眠時無呼吸症候群の合併の実態と診断・治療に関して概説する．なお，本稿では各文献の検討内容により，OSAと睡眠呼吸障害（sleep disordered breathing：以下SDB）が混在する形になっているが，SDBに関してはICSD-2[1]の分類に基づいた「睡眠に関連して発病または増悪する呼吸・循環障害」（表2）を総称したものである．

1) 中枢性睡眠時無呼吸症候群
- ◆原発性中枢性無呼吸
- ◆病的状態による他の中枢性無呼吸
  - チェーン・ストークス呼吸パターン
  - 高地での周期性呼吸
  - 上記でない中枢性無呼吸
- ◆薬物，物質による中枢性無呼吸
- ◆乳児の原発性睡眠時無呼吸

2) 閉塞性睡眠時無呼吸症候群
- ◆閉塞性無呼吸（成人）
- ◆閉塞性無呼吸（小児）

3) 睡眠関連低換気/低酸素症候群
- ◆睡眠関連非閉塞性肺胞低換気，特発性
- ◆先天性中枢性肺胞低換気症候群

4) 病的状態による睡眠関連低換気/低酸素
- ◆肺実質あるいは血管疾患による睡眠関連低換気/低酸素
- ◆下気道閉塞による睡眠関連低換気/低酸素
- ◆神経筋あるいは胸壁疾患による睡眠関連低換気/低酸素

5) 他の睡眠呼吸障害
- ◆分類不能

表2 睡眠呼吸障害（SDB）のICSD-2の診断分類

(American Academy of Sleep Medicine: International classification of sleep disorders, 2nd edition: Diagnostic and coding manual. American Academy of Sleep Medicine, Westchester, 2005[1] より引用)

A 疫学

一般人口におけるOSAの有病率のもっとも大規模な疫学調査は，米国の30～60歳の公務員を対象としたもので，AHIが5以上は男性24％，女性9％，15以上は男性9％，女性4％であった[2]．これに対し，心不全患者への中枢性も含めたSASの合併頻度はAHIが10以上で約70％，15以上で約50％と高い[3]．また一般人口では1％以下とまれな中枢性睡眠時無呼吸（central sleep apnea：以下CSA）（表1）は，慢性心不全患者の33～38％（AHI 15以上）に合併する[3]．

疾患別にみると，本態性高血圧では約30％にOSAが合併し，逆にOSAの約50％に高血圧を認め，AHIの重症度と血圧間には肥満度の補正後も正の相関がある[4]．また，薬剤抵抗性の高血圧患者への合併率は83％（AHI≧10）と極めて高い[5]．OSAが伴う高血圧患者の特徴としては，夜間に血圧が下がらないnon-dipper型やriser型が多いことが挙げられる．肺高血圧もOSAに多く合併する（17～42％）[6]が，OSAが肺高血圧に対する独立した寄与因子であるかはまだ結論が出ていない．

冠動脈疾患では，病態が安定した状態で34％にSDB（AHI≧10）が合併し，またOSAは冠動脈疾患の独立した危険因子（オッズ比1.27）であることが示されている[7]．

不整脈においても，SDBは高い関連因子である．心房細動は，重症SDB（AHI≧30）にオッズ比4.02と高い頻度（4.8％）で合併する[8]．洞徐脈，洞停止，房室ブロックなどの徐脈性不整脈も，SDB患者の約5～10％で認められるほか，SDB患者の20％に心室期外収縮が，3％に非持続性心室頻拍が認められた[9]．

近年，大動脈の拡張にOSAの合併が及ぼす影響についてもデータが集積しており，大動脈疾患の危険因子としても注目されている．Serizawa らは睡眠検査を行った 150 例で，大動脈径≧35 mm の患者の約 90% に OSA が合併していたことを報告している[10]．

B 成因

　OSA の成因は，ほとんどが気道で唯一の虚脱部位である咽頭の閉塞による．肥満があると，軟部組織の発達や過度の脂肪沈着により咽頭が狭小化するだけでなく，咽頭周囲の組織圧の増大によりわずかの圧降下でも気道が閉塞する．日本人を含めたアジア人種では欧米人より肥満の頻度は低いが，遺伝学的に長顔・下顎の後退・小顎症など，咽頭部の狭小化と関連する形態異常の頻度が高い．小児では，扁桃肥大や，巨舌を呈する内分泌疾患に随伴する二次性 OSA が多い．

　一方，CSA の機序には呼吸調節システムの不安定性が大きく関与する．睡眠中は高位中枢からの呼吸刺激が遮断され，換気はもっぱら CO2 濃度に依存する「負帰還システム」で制御される．しかしこのシステムは低酸素血症や交感神経の過緊張による CO2 感受性の上昇や，循環時間の延長による呼吸中枢への情報伝達遅延で不安定になりやすく，この条件が揃う心不全患者ではチェーン・ストークス呼吸（Cheyne-Stokes respiration：以下 CSR）が生じやすい．循環器疾患に合併する CSA には主に心房細動に合併するものと，心不全に合併するものがあるが，両者は心拍出量と循環時間の延長の程度により，無呼吸と過呼吸の周期に差が認められる（心不全 59±5 秒 v.s. 心房細動 41±12 秒）[11]．

C 循環器疾患に合併する SDB のスクリーニングと PSG による診断

　診察では，肥満や扁桃肥大，小顎，下顎の後退の有無に注目し，問診ではいびき，睡眠中の呼吸停止の有無を，本人だけでなく家族にも注意深く聞くことが重要である．とくに，上気道の狭窄を意味するいびきは注意サインとして重要で，OSA の 93% にいびきを認め，いびきをかく者の 30% 以上に OSA が伴う．自覚症状として多いのは，眠気，起床時の頭痛や口乾で，これらは体重の増加と時間的に関連することが多い．一方，CSA が多い心不全患者では眠気が生じにくい[12]．そのため無自覚のまま進行しやすいと考えられるが，CSA でも無呼吸中の筋交感神経活性，心拍変動，体血圧，心拍数，脳血流などの周期的変動が予後を左右するため，スクリーニングの意義は高い．

　SDB はその名の通り睡眠時の事象に限った呼吸異常を指し，その抽出には終夜睡眠ポリグラフ検査（Polysomnography：以下 PSG）による睡眠判定が必要だが，PSG が可能な施設は限られ，医療報酬による制約もある．そのため実際には PSG を行うべき症例を，在宅で可能な簡易ポリグラフ検査（以下，簡易検査）や経皮的動脈血酸素飽和度（SpO2）モニター装置によるスクリーニングで抽出している．

　SpO2 モニターでは 1 時間当たりに酸素飽和度が低下した回数が酸素飽和度低下指数（oxygen desaturation index：以下 ODI）として評価され，3% 低下した回数は 3% ODI，4% 低下した回数は 4% ODI と表現する．SpO2 は肥満度が高いほど落ちやすく，非肥満者は無呼吸があっても SpO2 に反映されにくいため SAS の抽出に望ましいカットオフ値は肥満者より低くなる．

　簡易検査は，保険診療で「鼻気流，いびき音，SpO2 モニターによる SpO2 の最低 3 項目が測定できる機器」と規定されている．簡易検査では，全測定時間に認められた無呼吸低呼吸の回数を記録時間で割った数値を AHI とするが，睡眠時間は把握できないため，睡眠効率が低い

ほどAHIは過小評価される．そのため，PSGのAHIと区別して呼吸障害指数（respiratory disturbance index：以下RDI）と表現されることもある．RDIが40を超える場合は，閉塞性であればPSGをしなくてもCPAP導入が可能だが，その判別は呼吸運動センサーを装備した機器を用いた場合でのみ可能である．一般的には5≦RDI＜15で，自覚症状がなければ必ずしもPSGの必要はないが，循環器患者ではとくに夜間の虚血発作の既往や早朝高血圧がみられる症例では積極的に行うべきである．

　PSGが簡易検査と異なる点は，脳波とオトガイ筋筋電図により睡眠と覚醒の区別がつき，さらに眼球運動を加味することで睡眠段階の判定も可能な点である．睡眠段階との関連では，OSAは全身の骨格筋が弛緩するレム睡眠期に生じやすいが，CSAは逆に呼吸筋の脱力により過呼吸が生じないレム睡眠期には消失する．また，眠気の原因となりとくに心不全患者に多い周期性四肢運動障害などの鑑別ができることも，PSGの大きな利点である．

D 血行動態や交感神経活性，神経体液性因子への影響

　OSAでは上気道の閉塞による，吸気時の胸腔内の陰圧が繰り返し生じるが，これは外部から心臓全体を吸引するようなもので，心室収縮に抗う力を生じさせ，直接的に心収縮に悪影響を与える．胸腔内が陰圧になると静脈還流とともに右心系の容積が急激に増大し，心室中隔が左室側に変位する．その結果，左室の収縮・拡張が妨げられ左心機能が一過性に低下する．とくに心拍出量や血圧の回復が遅延する不全心では，無呼吸時に心機能がさらなる悪化を来たす．また，低酸素状態は心筋虚血や肺動脈圧の上昇をもたらす．心筋虚血は心房肥大，左室収縮能および拡張能の低下に影響し，肺動脈圧の上昇は，短・中期的な右心機能の悪化の要因になり得る．

　交感神経活動の活性は，反復する高度の胸腔内の陰圧・低酸素血症・高炭酸ガス血症により短期的・長期的に亢進する．この交感神経系の亢進は夜間のみならず，日中も続くことが確かめられており，CSRを伴った中枢性無呼吸（CSR-CSA）でも同様の所見が確認されている[13]．交感神経活性の慢性的な亢進は，血圧の上昇，左室後負荷の増大，心拍数増加による左室拡張能の低下，催不整脈作用などを及ぼす．

　また，OSAでは間欠的な低酸素血症や高炭酸ガス血症が酸化ストレスを増加させ，炎症反応の増強，それによる血管内皮細胞機能障害により，動脈硬化の加速や心血管イベントの増加に間接的に関与する．レニン-アンジオテンシン-アルドステロン（RAA）系の亢進は，血圧を上昇させるだけでなく，アンジオテンシンIIやアルドステロンが直接的に酸化ストレスや炎症，繊維化を引き起こして動脈硬化の進行に関わる．とくに治療抵抗性高血圧患者では，OSAの重症度と血漿アルドステロン濃度が相関する[14]．また血漿脳性ナトリウム利尿ペプチド（Brain natriuretic peptide：以下BNP）値は，とくに重症OSA患者では左室肥大を予測するマーカーとなりうる[15]．動脈硬化に関連し，心血管イベントの発症予知因子として注目されている炎症性サイトカインのC-reactive protein（CRP）値やinterleukin-6（IL-6）値もOSAが重症なほど，肥満とは独立して上昇する[16]．

　CSAについては，CSR-CSAを合併した慢性心不全患者では，非合併例と比べて血漿BNP値の上昇が報告されているが[17]，CSR-CSA自体が心不全の重症化を示す所見であるため直接的な影響の評価は難しく，炎症や酸化ストレスに及ぼす影響はまだ明確ではない．

E OSAへの治療選択

　OSAの治療法は，理学的所見とPSGや簡易検査の結果により選択される．ほとんどの症例では，最終的に経鼻的持続陽圧呼吸療法（Continuous Positive Airway Pressure：CPAP），口腔内装置（oral appliance：OA），外科的治療のいずれかが選択される．

　CPAP療法は，1981年に導入された対処療法で，中〜重症のOSAの第一選択である．睡眠中に上気道を陽圧状態に維持して上気道軟部組織を押し上げ，気道の開存によりOSAの発症を予防するもので，PEEP効果による肺容量の増加が上気道を開大させるという間接的効果も報告されている．我が国の保険適応はPSGでAHIが20以上で，眠気などの自覚症状がある症例だが，海外ではAHIが20以下でも循環器疾患の既往がある場合や，眠気等の自覚症状がある場合は治療を試みるべきとされている．また，眠気の有無に関わらずAHIが30を超える群では，非OSA群と比べてall-cause mortalityが悪化することが明らかになっており[18]，AHIが30以上なら自覚症状がなくてもCPAPを行うべきである．

　OSA患者に対するCPAP療法の効果は，睡眠の質や日中の眠気の改善のほか，交感神経活性の抑制，降圧作用，血清のTNF-α・IL-6・CRPなど炎症マーカーの低下，血管内皮機能の改善，左室拡張能の改善，血清レプチン濃度の低下，血小板凝集の抑制など多岐に渡り，心血管イベントの抑制に寄与すると考えられる．一般住民を対象においた前向き研究では，重症患者での心血管イベントのリスク（3.17倍）が，CPAP治療により1.42倍まで減少することが報告されている[19]．その降圧効果は限定的とするものもあるが[20]，non-dipper型では睡眠中の血圧が限定的に下がりdipper型に回復するという[21]．

　OSAについては，CPAPの予後改善効果がほぼ確立されているが，問題はその低い治療継続率（65〜90％）で，治療アドヒアランスは生命予後にも影響するため，必要に応じた圧の設定変更や加湿器の併用等，きめ細やかな対応が必要である．

　口腔内装置は，下顎を強制的に前方へ移動させ固定する装置（mandibular advancement device：MAD）が用いられることが多く，小顎症や下顎後退のある場合に有効である．我が国においては2004年4月よりSASに対するOAの使用が健康保険の適用となった．適応となるのは，主にAHIが20前後の軽症〜中等症例で，顔面形態や自覚症状，合併症などを総合的に判断して，CPAP療法との選択が判断される．

　外科的治療が第一選択となるのは，小児のSASで扁桃肥大やアデノイド増殖症が主な無呼吸の原因である場合で，扁桃およびアデノイド摘出術が行われる．成人でも扁桃肥大が重度の場合は，摘出術によりCPAP療法が容易になることがある．その他，口蓋垂軟口蓋咽頭形成術（UPPP），その変法のレーザー口蓋弓口蓋垂形成術（LAUP）や，小顎症への顎形成術が挙げられる．

　肥満を伴う患者への減量や，飲酒や喫煙，睡眠導入剤の服用などの悪化因子に関する生活指導は全例に行うべきだが，それのみで治癒可能な症例は少なく，とくに中等症以上ではCPAPや口腔内装置などに併用して行う．他の併用療法としては，側臥位を維持する体位療法がある．枕や背中にテニスボール大のボールが入ったベルト，体位アラームなどの寝具や装置などを使用するものがあり，とくに体位依存性の症例や，他の治療法が困難である場合には推奨され，軽症例には単独で行われることもある．

F　CSAへの治療選択

　循環器疾患に合併するCSAへのCPAPによる治療意義は，OSAほどは明らかではない．最近行われた大規模研究では，心不全に合併したCSAへの治療介入（CPAP療法）は，左室収縮能や血漿ノルエピネフリン濃度を改善させたが，長期予後には影響を与えなかった[22]．ただ，CPAPにより急性の効果が得られないnon-responder（約40％）を除いたresponderでは，post-hoc解析で有意な長期予後の改善が得られており[23]（図1），「循環器領域における睡眠呼吸障害の診断・治療に関するガイドライン」[24]では，CPAP導入の際に①acute CPAP titrationを行ってresponderか否か，②右心不全や左室充満率の低下例などに見られるCPAPによる血行動態の悪化の有無，などの確認をすべきことが明記されている．

　吸気時と呼気時で圧が変化し，自発呼吸の消失時もバックアップ換気が行われるbi-level PAPはCSAの呼吸イベントの抑制やCPAPのnon-responderへの有効性[25]が報告されている．さらに，このbi-level PAPを発展させた，呼吸状態により呼吸補助の程度が変化する

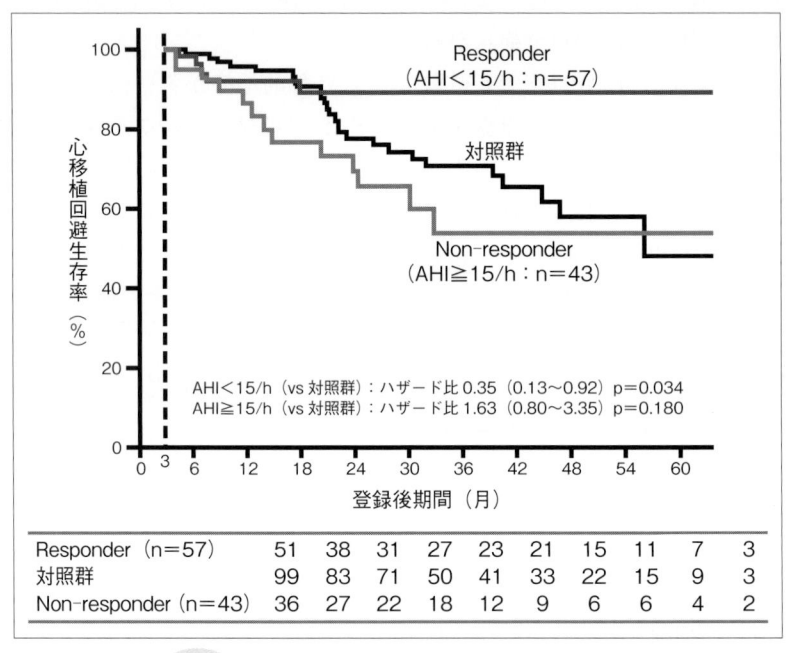

図1　CANPAP試験のpost-hoc解析

CSAを合併した心不全例をCPAP治療群と対照群に分けて長期予後（死亡と心移植術施行を回避できたか否か）を比較した無作為化対照試験（CANPAP試験）において，試験開始の3ヵ月後の2回目のPSG検査で，CPAP群100例をさらにAHIが15/hr以上残存したnon-responder群43例と，15/hr未満に改善したresponder群57例に分け，それぞれを無治療の対照群と比較した．その結果，non-responder群は対照群に比べ同様もしくは予後不良の傾向がみられたが，responder群は有意に予後が良好であった．

(Azt M, Floras JS, Logan AG, et al.: Suppression of central sleep apnea by continuous positive airway pressure and transplant-free survival in heart failure: a post hoc analysis of the Canadian Continuous Positive Airway Pressure for Patients with Central Sleep Apnea and Heart Failure Trial (CANPAP). Circulation, 115: 3173-3180, 2007[23] より引用)

ASV（adaptive servo ventilation）は，CPAPやbi-level PAPを上回る治療効果[26]（図2）と治療コンプライアンス[27]があり，またOSAの混在例への有効性[26]も示されている．しかしながら，bi-level PAP・ASVともに健康保険適用の明確な基準のない我が国では，まずCPAPを導入し，non-responderや忍容性が低い場合にのみ導入を考慮するのが妥当である．

慢性心不全に合併したCSAに対する酸素療法（home oxygen therapy：HOT）は，我が国のみで正式に認められている治療法で，夜間就寝中に1〜4L/minの酸素を投与するものである．ガイドラインでは，適応基準として「NYHAクラスIII以上でCSRがあり，PSGでAHI≧20以上の者」とされている[24]．我が国で行われた多施設共同無作為試験では，CSAの改善とともにQOLや運動耐容能の改善が認められ，観察期間（52週）の後半では心イベント率の減少が示された[28]．

炭酸脱水素酵素阻害薬のアセタゾラミドは，SASに対する薬物療法として医療保険適応が取れている唯一の薬剤だが，代謝性アシドーシスや電解質異常などの副作用があり，とくに心不全に対する長期使用の有効性や安全性は確立されていない．CSAに対しては，その原因である心不全自体の治療であるアンジオテンシン変換酵素阻害薬，β交感神経遮断薬，利尿剤などの薬物療法や，心臓再同期療法（CRT）や心移植などが，循環動態の改善を介してCSAを減少させることが報告されている．

❖ 参考文献 ❖

1) American Academy of Sleep Medicine: International classification of sleep disorders, 2nd edition: Diagnostic and coding manual. American Academy of Sleep Medicine, Westchester, 2005.
2) Young T, Palta M, Dempsey J, et al.: The occurrence of sleep-disordered breathing among middle-aged adults. N Engl J Med, 328: 1230-1235, 1993.
3) Levy P, Pepin J, Tamisier R, et al.: Prevalence and impact of central sleep apnea in heart failure. Sleep Med Clin, 2: 615-621, 2007.
4) Nieto FJ, Young TB, Lind BK, et al.: Association of sleep-disordered breathing, sleep apnea, and hypertension in a large community-based study. Sleep Heart Health Study. Jama, 283: 1829-1836, 2000.
5) Logan AG, Tkacova R, Perlikowski SM, et al.:

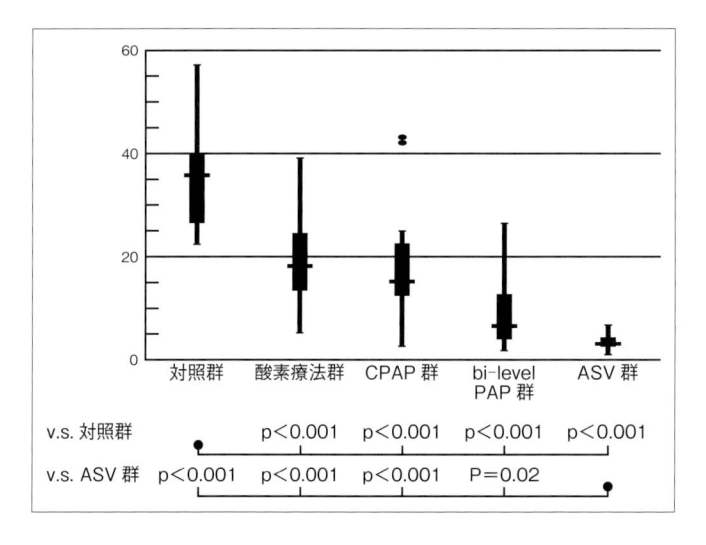

図2 CSAに対する各治療の効果の比較

CSAの抑制に関してCPAPは有効であるが，bi-level PAPはCPAPを上回る効果があり，ASVはさらにbi-level PAPを有意に上回る抑制効果を有する．

(Teschler H, Dohring J, Wang YM, et al.: Adaptive pressure support servo-ventilation: a novel treatment for Cheyne-Stokes respiration in heart failure. Am J Respir Crit Care Med, 164: 614-619, 2001[26]より引用)

Refractory hypertension and sleep apnoea: effect of CPAP on blood pressure and baroreflex. Eur Respir J, 21: 241-247, 2003.
6) Bady E, Achkar A, Pascal S, et al.: Pulmonary arterial hypertension in patients with sleep apnoea syndrome. Thorax, 55: 934-939, 2000.
7) Shahar E, Whitney CW, Redline S, et al.: Sleep-disordered breathing and cardiovascular disease: cross-sectional results of the Sleep Heart Health Study. Am J Respir Crit Care Med, 163: 19-25, 2001.
8) Mehra R, Benjamin EJ, Shahar E, et al.: Association of nocturnal arrhythmias with sleep-disordered breathing: The Sleep Heart Health Study. Am J Respir Crit Care Med, 173: 910-916, 2006.
9) Guilleminault C, Connolly SJ, Winkle RA: Cardiac arrhythmia and conduction disturbances during sleep in 400 patients with sleep apnea syndrome. Am J Cardiol, 52: 490-494, 1983.
10) Serizawa N, Yumino D, Takagi A, et al.: Obstructive sleep apnea is associated with greater thoracic aortic size. J Am Coll Cardiol, 52: 885-886, 2008.
11) Leung RS, Huber MA, Rogge T, et al.: Association between atrial fibrillation and central sleep apnea. Sleep, 28: 1543-1546, 2005.
12) Arzt M, Young T, Finn L, et al.: Sleepiness and sleep in patients with both systolic heart failure and obstructive sleep apnea. Arch Intern Med, 166: 1716-1722, 2006.
13) Naughton MT, Benard DC, Liu PP, et al.: Effects of nasal CPAP on sympathetic activity in patients with heart failure and central sleep apnea. Am J Respir Crit Care Med, 152: 473-479, 1995.
14) Pratt-Ubunama MN, Nishizaka MK, Boedefeld RL, et al.: Plasma aldosterone is related to severity of obstructive sleep apnea in subjects with resistant hypertension. Chest, 131: 453-459, 2007.
15) Usui Y, Tomiyama H, Hashimoto H, et al.: Plasma B-type natriuretic peptide level is associated with left ventricular hypertrophy among obstructive sleep apnoea patients. J Hypertens, 26: 117-123, 2008.
16) Yokoe T, Minoguchi K, Matsuo H, et al.: Elevated levels of C-reactive protein and interleukin-6 in patients with obstructive sleep apnea syndrome are decreased by nasal continuous positive airway pressure. Circulation, 107: 1129-1134, 2003.
17) Christ M, Sharkova Y, Fenske H, et al.: Brain natriuretic peptide for prediction of Cheyne-Stokes respiration in heart failure patients. Int J Cardiol, 116: 62-69, 2007.
18) Young T, Finn L, Peppard PE, et al.: Sleep disordered breathing and mortality: eighteen-year follow-up of the Wisconsin sleep cohort. Sleep, 31: 1071-1078, 2008.
19) Marin JM, Carrizo SJ, Vicente E, et al.: Long-term cardiovascular outcomes in men with obstructive sleep apnoea-hypopnoea with or without treatment with continuous positive airway pressure: an observational study. Lancet, 365: 1046-1053, 2005.
20) Bazzano LA, Khan Z, Reynolds K, et al.: Effect of nocturnal nasal continuous positive airway pressure on blood pressure in obstructive sleep apnea. Hypertension, 50: 417-423, 2007.
21) Akashiba T, Minemura H, Yamamoto H, et al.: Nasal continuous positive airway pressure changes blood pressure "non-dippers" to "dippers" in patients with obstructive sleep apnea. Sleep, 22: 849-853, 1999.
22) Bradley TD, Logan AG, Kimoff RJ, et al.: Continuous positive airway pressure for central sleep apnea and heart failure. N Engl J Med, 353: 2025-2033, 2005.

23) Arzt M, Floras JS, Logan AG, et al.: Suppression of central sleep apnea by continuous positive airway pressure and transplant-free survival in heart failure: a post hoc analysis of the Canadian Continuous Positive Airway Pressure for Patients with Central Sleep Apnea and Heart Failure Trial (CANPAP). Circulation, 115: 3173-3180, 2007.

24) 日本循環器学会，日本呼吸ケア・リハビリテーション学会，日本高血圧学会，日本心臓病学会，日本心不全学会，日本心臓リハビリテーション学会，日本睡眠学会：循環器病の診断と治療に関するガイドライン（2008-2009年度合同研究班報告）循環器領域における睡眠呼吸障害の診断・治療に関するガイドライン．Circulation Journal, 74: 963-1051, 2010.

25) Dohi T, Kasai T, Narui K, et al.: Bi-level positive airway pressure ventilation for treating heart failure with central sleep apnea that is unresponsive to continuous positive airway pressure. Circ J, 72: 1100-1105, 2008.

26) Teschler H, Dohring J, Wang YM, et al.: Adaptive pressure support servo-ventilation: a novel treatment for Cheyne-Stokes respiration in heart failure. Am J Respir Crit Care Med, 164: 614-619, 2001.

27) Kasai T, Narui K, Dohi T, et al.: First experience of using new adaptive servo-ventilation device for Cheyne-Stokes respiration with central sleep apnea among Japanese patients with congestive heart failure: report of 4 clinical cases. Circ J, 70: 1148-1154, 2006.

28) Sasayama S, Izumi T, Seino Y, et al.: Effects of nocturnal oxygen therapy on outcome measures in patients with chronic heart failure and cheyne-stokes respiration. Circ J, 70: 1-7, 2006.

IX. せん妄

東京女子医科大学 医学部 精神医学教室
西村勝治

　せん妄（delirium）とは意識が混濁した状態の総称であり，さまざまな身体疾患や病態，物質（医薬品を含む）が原因となって生じる症候群である．かつて急性錯乱状態（acute confusional state），急性器質性脳症症候群（acute organic brain syndrome），代謝性脳症（metabolic encephalopathy），中毒性精神病（toxic psychosis）などさまざまな名称で呼ばれたが，現在は原因のいかんにかかわらず，せん妄という診断名で統一されている[1]．循環器領域においてもせん妄は頻繁にみられるが，しばしば見逃されており，適切なマネジメントが行われていないことが指摘されている[2]．

A　せん妄の弊害

　点滴ラインやカテーテル類の自己抜去，興奮，転倒・転落などの危険行動，誤嚥や褥瘡などの二次的合併症，入院の長期化，医療スタッフの疲弊など，せん妄の弊害は無視できない．患者，家族にも大きな苦痛をもたらすことを忘れてはならない．多くの患者がせん妄エピソードを思い出すことができ，自分が妄想を抱いたことなどを耐えがたく感じることが知られている[3]．治療に対する意思決定能力が損なわれることも大きな問題である．

　入院中にせん妄を認めると，退院時と1年後の死亡率が高まることが示されている．入院期間も長くなり，高齢者は退院してもそのまま施設に移る率が3倍になるなど，せん妄の合併は予後不良の兆候である[4]．

B　疫学

　一般人口におけるせん妄の有病率は1～2%であるが，総合病院の入院時には14～24%に上り，入院中には6～56%に増加する[2]．術後（10～60%，開胸術後では50～67%），ICU（60～80%），がん終末期（85%以上）などではさらに頻繁にみられ，とくに高齢者に多く生じる[5]．

C　臨床像と診断

臨床像

　せん妄は多彩な臨床像を呈するが，過活動型（hyperactive type），低活動型（hypoactive type），混合型（mixed type）の3類型に分けられる[2]．過活動型は幻覚，錯覚，妄想，焦燥，興奮などの精神症状・行動異常が前景であり，術後せん妄，薬剤によるせん妄に多い．低活動型は活動性の低下が前景であり，しばしばうつ病や認知症と誤診され，見逃されやすい．ぼんやりしていて，話し掛けても反応しなかったり，会話のやりとりが億劫そうにみえたり，視線を避けようとしたりする．高齢者に多くみられ，低酸素血症や低ナトリウム血症などの代謝性せん妄に多い．混合型は過活動型と低活動型の特徴が混在したタイプである．

診断

アメリカ精神医学会によるせん妄の診断基準（DSM-IV）を表1に示し、各項目について臨床症状の具体例を追記した。せん妄の基本的特徴は意識の障害であり（A項目）、記憶障害や失見当識といった認知の変化を伴い（B項目）、短期間に進行し、一日のうちでも変動する特徴をもつ（C項目）[1]。しかし、実際の臨床では多彩な精神症状に目が奪われてしまい、たとえばストレスに対する心因反応などと誤診されてしまうことが少なくない。

診断にあたってもっとも重要なことは、せん妄を疑うことである。いかなる精神症状であっても、必ず表2のチェックポイントを確認する[6]。これらがそろっていれば、せん妄と考え

以下のA〜Dのすべてを満たさなければならない

A. 注意を集中し、維持し、転導する能力の低下を伴う意識の障害（すなわち、環境認識における清明度の低下）

　具体例：
　● 会話していても質問に集中できない
　● 次の話題に移っても、前の質問に対する答えを繰り返す

B. 認知の変化（記憶欠損、失見当識、言語の障害など）、またはすでに先行し、確定され、または進行中の認知症ではうまく説明されない知覚障害の発現

　具体例：
　＜認知の変化＞
　● 最近の記憶があいまい、入院して何日たったか思い出せない（記憶欠損）
　● 真夜中に朝だと思っている、病院ではなく家にいると思っている（失見当識）
　● 発語がうまくできない、話の内容が滅裂になる（言語の障害）
　＜知覚障害＞
　● 布団のひだが生き物のように見える（錯覚）
　● いないはずの人が見える（幻覚）
　● 錯覚や幻覚を現実のものと思い込み、被害妄想を抱く

C. その障害は短期間のうちに出現し（通常数時間から数日）、1日のうちで変動する傾向がある

　具体例：
　● 入院時にはきちんと会話が成立していたが、第2病日から急に言動がおかしくなった
　● 日中は話もまとまり協力的だった人が、真夜中に点滴を抜去し、家に帰ると言い張る

D. 病歴、身体診察、臨床検査所見から、以下の証拠がある
　▷ 一般身体疾患によるせん妄：その障害が一般身体疾患の直接的な生理学的結果により引き起こされた
　▷ 物質中毒せん妄：(1)または(2)のどちらか
　　(1) 基準AおよびBの症状が物質中毒の期間中に出現した
　　(2) 投薬の使用がその障害に病因的に関連している
　▷ 物質離脱せん妄：基準AおよびBの症状が離脱症候群の期間中、または直後に出現した
　▷ 複数の病因によるせん妄：2つ以上の病因がある（例：病因となる2つ以上の一般身体疾患、1つの一般身体疾患と物質中毒または投薬の副作用）
　▷ 特定不能のせん妄：臨床症状はせん妄を呈しているが、特定の病因を確定するための証拠が不十分である、または本項にあげられていない原因（例：感覚遮断）によるせん妄

表1　アメリカ精神医学会によるせん妄の診断基準（DSM-IV）

（高橋三郎，大野　裕，染谷俊幸，編：DSM-IV-TR 精神疾患の診断・統計マニュアル．医学書院，東京，2002[1] より許諾を得て一部改変，具体例は筆者が追記した）

①記憶障害がないか（たとえば，入院して何日目か質問する）
②見当識障害がないか（たとえば，時間や場所を確認する）
③精神症状は短期間（数時間から数日）で生じたか
④一日のうちで症状が変動するか（とくに夜間に症状が増悪するなど）

表2　せん妄を見逃さないためのチェックポイント

鑑別診断

とくに認知症とうつ病が鑑別診断の対象となる．認知症では慢性に進行し（数ヵ月から数年），一日のうちで症状が変動することは少ないため，せん妄と区別できる（表2：チェックポイント③と④）．ただし認知症はせん妄の最大の危険因子であり，両者の合併は少なくない．

うつ病との鑑別は低活動型せん妄において問題となる．うつ病では基本的に記憶や見当識は問題ないので，せん妄と区別できる（表2：チェックポイント①と②）．脳波検査はうつ病との鑑別に有用であり，せん妄では全般性の基礎波の徐波化がみられるが，うつ病では脳波は正常である．

D　病態生理・病因

病態生理

せん妄の病態生理はよくわかっていないが，薬物の中毒，炎症，急性のストレス反応などが神経伝達を阻害し，最終的にせん妄が発症すると考えられている．これにはアセチルコリン，ドーパミン，セロトニン，ノルエピネフリン，グルタミン酸などの神経伝達物質が関与している[2]．

病因

せん妄の原因は多岐にわたり，かつ複合的であることが多い．DSM-IV[1]では以下のように分類されている（表1の基準D）．

1. 中枢神経系疾患
   ● 脳血管障害，脳腫瘍，脳挫傷，脳炎，神経変性疾患，HIV脳症，がん脳転移，てんかん
2. 中枢神経系以外の疾患
   ● 代謝性障害（低酸素血症，高血糖・低血糖，脱水，電解質異常［低ナトリウム血症や高カルシウム血症］，尿毒症，肝性脳症）
   ● 循環動態障害（低血圧，低心拍出量，心不全）
   ● 呼吸障害（呼吸低下または無呼吸，肺塞栓）
   ● 内分泌障害（甲状腺疾患，副甲状腺疾患，副腎疾患）
   ● 自己免疫性疾患（SLE，結節性多発性動脈炎，ベーチェット病）
   ● ビタミン欠乏症（ウェルニッケ脳症，ペラグラ）
   ● 感染症（敗血症，肺炎など）

表3　せん妄の原因となる主な身体疾患・病態

(Fong TG, Tulebaev SR, Inouye SK: Delirium in elderly adults: diagnosis, prevention and treatment. Nat Rev Neurol, 5: 210-220, 2009[2], Maldonado JR: Delirium in the acute care setting: characteristics, diagnosis and treatment. Crit Care Clin, 24(4): 657-722, 2008[5]を参考に作成)

①一般身体疾患によるもの（表3）

　中枢神経系疾患とそれ以外の疾患に分けることができる．循環動態障害（低血圧，低心拍出量，心不全など）もせん妄の原因となる．心不全ではせん妄を含む認知機能障害がしばしばみられ，その重症度は NYHA の重症度と相関する[7]．心不全患者におけるせん妄は脳灌流低下による虚血に加えて，さまざまなせん妄の危険因子（高齢，脱水など）が重なって顕在化する[8]．

②物質（薬剤を含む）の中毒によるもの（表4）

　覚せい剤やアルコールなどの依存・乱用物質の使用（中毒）ばかりでなく，医薬品がせん妄の原因となることも珍しくない．せん妄全体の15～75％が薬剤性と言われている[5]．とくにオピオイド，副腎皮質ステロイド，ベンゾジアゼピン系薬剤が原因となることが多い[9]．抗コリン作用を有する複数の薬剤の内服が原因となることも指摘されている[10]．循環器系の薬剤，たとえばジギタリス製剤，β遮断薬，methyldopa，抗不整脈薬（lidocain や amiodarone など）もせん妄の原因となる[11]．

③物質（薬剤を含む）の離脱によるもの（表4）

　覚せい剤やアルコールなどの依存・乱用物質ばかりでなく，ベンゾジアゼピン系薬剤や麻酔薬などの医薬品でも，急激な離脱によってせん妄が生じる．とくに後者は術後せん妄との関連が指摘されてきたが，dexmedetomidine は他の麻

> **ピットフォール**
>
> 【アルコール，ベンゾジアゼピン系薬剤による離脱せん妄】
>
> 　入院後数日のうちに出現する．著しい自律神経系症状（高血圧や頻脈）を伴うため，心筋酸素消費量の増加をきたし，心虚血，ポンプ不全，心リズム異常が生じて[18]，致死的にもなりうる[19]．アルコール離脱期にはβ遮断薬，カルシウム拮抗薬などの降圧剤の効果が変化することも知られている[20]．β遮断薬などが併用されている場合，自律神経症状がマスクされてしまうため見逃されていることが少なくない．

```
1. 依存あるいは乱用物質*
    ● アルコール，覚せい剤，麻薬
2. 医薬品
    ● 副腎皮質ステロイド
    ● オピオイド
    ● 抗コリン薬
    ● ベンゾジアゼピン系薬剤*
    ● 麻酔薬*
    ● 抗パーキンソン薬
    ● 非ステロイド系消炎鎮痛剤
    ● ヒスタミンH₂遮断薬
    ● 循環器系用剤
        ✓ ジギタリス製剤
        ✓ β遮断薬
        ✓ methyldopa
        ✓ 抗不整脈薬（lidocain, amiodarone）
（*離脱せん妄の原因となるもの）
```

表4　せん妄の原因となる主な物質

(Fong TG, Tulebaev SR, Inouye SK: Delirium in elderly adults: diagnosis, prevention and treatment. Nat Rev Neurol, 5: 210-220, 2009[2], Maldonado JR: Delirium in the acute care setting: characteristics, diagnosis and treatment. Crit Care Clin, 24(4): 657-722, 2008[5], Gaudreau JD, et al.: Association between psychoactive medications and delirium in hospitalized patients: a critical review. Psychosomatics, 46: 302-316, 2005[9], Keller S, Frishman WH: Neuropsychiatric effects of cardiovascular drug therapy. Cardiol Rev, 11: 73-93, 2003[11] を参考に作成)

酔薬（propofol や midazolam）と比較して，術後せん妄の発症率が低いことが報告されている[12]．

危険因子

せん妄は上記の直接的な原因にさまざまな危険因子が絡み合って発症する（表5）．もっとも重要な危険因子は認知症と高齢者である．高齢者のせん妄の 2/3 は認知症患者にみられる．これらの患者では些細な要因でも容易にせん妄が生じる．具体的には入院などの環境変化，疼痛，脱水などであるが，介入できるものが多いため，せん妄の予防も可能となる[2,5,13]．

E 予防

高齢者に生じるせん妄の 30〜40％ は予防できる[13]．このため高齢者，とくに認知症を伴う患者に対しては積極的に予防的な介入を行う．具体的には介入可能な危険因子（表5）を評価し，介入する．看護ケアでできるパッケージの一例を表6に示した[13]．

1. 介入できない危険因子
   - 認知症
   - 高齢者（65歳以上）
   - せん妄，脳卒中，神経疾患，歩行障害の既往歴
   - 複数の合併症
   - 男性
   - 慢性腎疾患・肝疾患
2. 介入できる危険因子
   - 感覚障害（視力障害，聴力障害）
   - 身体固定（カテーテル，拘束）
   - 環境変化（入院，ICUなど）
   - 身体的ストレス（疼痛，呼吸困難など）
   - 心理的ストレス
   - 長期にわたる不眠
   - 脱水

表5　せん妄の危険因子

(Fong TG, Tulebaev SR, Inouye SK: Delirium in elderly adults: diagnosis, prevention and treatment. Nat Rev Neurol, 5: 210-220, 2009[2] より一部改変)

1. 認知症がある場合
   - ケアチームのメンバーの名前と一日のスケジュールをボードに表示する
   - 見当識をうながすコミュニケーションを図る
   - 日中の覚醒をうながす
2. 不眠がある場合
   - 非薬物療法（就寝時の温かい飲み物，背中のマッサージ）
   - 夜間のノイズを減らす
   - 睡眠薬の内服時間をずらす
3. 身体を固定されている場合
   - ベット上での運動をうながす
   - 点滴ラインを最小限にする
4. 視力障害がある場合
   - 眼鏡，補助用具（大文字の表示など）を使用させる
5. 聴力障害がある場合
   - 補聴器を使用させる，声かけを工夫する
6. 脱水がある場合
   - 水分摂取をうながす

表6　せん妄予防のためのパッケージの一例（危険因子に応じた対応）

(Inouye SK, Bogardus ST Jr, Charpentier PA, et al.: A multicomponent intervention to prevent delirium in hospitalized older patients. N Engl J Med, 340: 669-676, 1999[13] より一部改変)

ピットフォール

【心臓手術後のせん妄】

心臓手術後には頻繁にせん妄が生じ，冠動脈バイパス手術（coronary artery bypass grafting：CABG）後では 25〜32％，開胸術後では 50〜67％ と報告されている[5]．危険因子は高齢，脳血管障害の既往，認知症の既往，アルコール依存・乱用，高窒素血症，低ナトリウム血症，感染，麻酔薬による長期の鎮静である[21]．CABG が施行された 1267 例におけるも

っとも重要な危険因子は周術期の低心拍出量だった[22]．オフポンプ法によってせん妄のリスクは低下しない[23]．

F マネジメント

安全確保

第一に行うべきは安全確保である．具体的には危険物（はさみ，ナイフなど）の撤去，離床センサーの設置，自己抜針防止のためにミトンや点滴ルートの工夫（点滴ルートが視界に入りにくくする，点滴時間をせん妄が落ち着いている昼間の短時間に設定する）などである．

身体拘束は基本的には避けたいが，興奮が著しく，暴力に至る場合などにはやむをえない．ただし身体拘束自体がせん妄を悪化させるため，最小限に止める．

原因の探索・同定と介入

せん妄治療の原則は，その原因を探索し，同定し，可能なかぎり取り除くことである．原因となる身体疾患・病態（表3）の探索には神経学的診察を含む身体所見，血液・生化学検査，頭部CT・MRI，脳波をはじめとした各種の検査が必要となる．該当する身体疾患・病態の治療自体がせん妄の治療となる．

原因となる物質（表4）の探索にはアルコールや依存物質の摂取歴の聴取，必要に応じて尿中薬物スクリーニングを行う．またせん妄の発症に先立って開始された医薬品がないか（中毒せん妄），中止された医薬品がないか（離脱せん妄）をチェックする．

危険因子に対するアプローチ

予防の項で示したアプローチはそのまま，すでに発症したせん妄に対しても有効であり，せん妄の重症化，遷延化を避けることができる．

一般名（商品名）	投与経路	初期投与量	半減期	主な有害事象・注意点
haloperidol（セレネース®）	経口 筋肉内 静脈内	0.5〜2 mg/日*	10〜24時間	・錐体外路性副作用（強い） ・とくに静脈内投与でQTc延長に注意
risperidone（リスパダール®）	経口**	0.5〜1 mg/日	4〜15時間	・錐体外路性副作用（中等） ・代謝産物が腎排泄のため注意
quetiapine（セロクエル®）	経口	25〜50 mg/日	3〜6時間	・錐体外路性副作用（非常に弱い） ・糖尿病は禁忌
olanzapine（ジプレキサ®）	経口	2.5〜5 mg/日	21〜54時間	・錐体外路性副作用（弱い） ・糖尿病は禁忌

*静脈内投与では0.5〜1アンプル（1アンプルは5 mg）
**液剤があるため、内服しやすい

表7　せん妄に対して用いられる主な抗精神病薬

> **症例：70歳，男性**
> **心不全の悪化や内服により夜間に異常行動がみられた症例**
>
> 48歳時に肥大型心筋症，発作性心房細動の診断を受け，56歳から心機能低下し，慢性心不全の急性増悪のために入退院を繰り返していた．家族によると，心不全が悪化すると，ぼんやりした覇気のない表情となり，時に寝ぼけたような会話もみられるが，入院するとしっかりするとのことだった．今年になって労作性呼吸苦を伴う心不全の増悪のために循環器内科に再入院となった．入院して3日後には心不全も改善傾向となり，表情にすこし活気もでて，応対もしっかりしてきた．不眠を訴えたため，超短時間型睡眠薬のtriazolam（ハルシオン®）の内服を開始したところ，その日の夜間，病棟内を徘徊し，はさみで自分の服を切ったり，「今から仙台に行く」と荷物をまとめたりと異常な行動が出現した．翌日，頭部CT施行され，明らかな頭蓋内病変は認めず，血液検査上も新たな異常所見は見いだされなかった．
>
> 【解　説】夜間の異常行動はせん妄によるものと考えられる．直接の原因としてはtriazolam（ハルシオン®）の内服がもっとも疑われるが，心不全に伴う脳虚血も無視できない．また高齢も危険因子として挙げることができる．

その他，疼痛，呼吸困難などの不快な身体的ストレスもせん妄を悪化させるため，可能なかぎりこれらの症状を緩和させる．

薬物療法

①抗精神病薬

せん妄に対する薬物療法の有用性は十分に検証されていないが，原則として抗精神病薬（統合失調症治療薬）が用いられる（表7）．標的となるのは興奮，焦燥，幻覚，妄想などの症状，つまり過活動型せん妄である．低活動型せん妄に対する薬物療法は確立されていない．

鎮静は必要最小限にとどめることが原則である．投与量が過剰になるとかえってせん妄を悪化，遷延させることになりかねない．また転倒，誤嚥などの二次的な問題も生じやすくなる．このためどの薬剤も低用量から開始し，効果不十分な場合には同量程度の追加を繰り返すようにする．漫然投与を避け，症状が落ち着けば漸減・中止する．

繁用されてきたのは，第一世代の抗精神病薬であるhaloperidolである．経静脈投与や筋肉内投与も可能という利点もあり，内服が困難な患者では第一選択になる．鎮静効果に優れるが，パーキンソン症状などの錐体外路系副作用が比較的強い．静脈内投与によるQTc延長[14]の報告がある．経口が可能であれば，第二世代のrisperidone, quetiapine, olanzapineなどが繁用されている[15]．Haloperidolとほぼ同等の効果があり，錐体外路系副作用のリスクが少ないが，後2者は糖尿病患者には禁忌である．いずれもせん妄に対しては保険適応外であり，認知症の高齢者において死亡率の増加，脳卒中のリスクとの関連を指摘したFDAの報告があることを念頭におき，長期投与を避ける[16]．

②その他の治療薬

抗うつ剤のtrazodone 25～100 mg/日やmianserin 10～30 mg/日が用いられることがある．抑肝散は認知症に合併したせん妄に対して用いられるが，有害事象が少なく，とくに高齢者には使いやすい[15]．

ベンゾジアゼピン系薬剤（ほとんどの抗不安

薬と睡眠薬）は基本的には使用しないが，例外がある．ひとつは抗精神病薬でコントロールできない著しい興奮であり，flunitrazepam の静注または点滴投与が用いられるが，呼吸抑制に留意する．いまひとつはアルコールやベンゾジアゼピン系薬剤による離脱せん妄である．ベンゾジアゼピン系薬剤はアルコールとの交差耐性があるため，diazepam などが用いられる[17]．

❖ 参考文献 ❖

1) American Psychiatric Association: Diagnostic and statistical manual of mental disorders, fourth edition, text revision; DSM-IV-TR. American Psychiatric Association, Washington DC, 2000（高橋三郎，大野　裕，染谷俊幸，編：DSM-IV-TR 精神疾患の診断・統計マニュアル．医学書院，東京，2002）．
2) Fong TG, Tulebaev SR, Inouye SK: Delirium in elderly adults: diagnosis, prevention and treatment. Nat Rev Neurol, 5: 210-220, 2009.
3) Breitbart W, Gibson C, Tremblay A: The delirium experience: delirium recall and delirium-related distress in hospitalized patients with cancer, their spouses/caregivers, and their nurses. Psychosomatics, 43: 183-194, 2002.
4) Siddiqi N, House AO, Holmes JD: Occurrence and outcome of delirium in medical in-patients: a systematic literature review. Age Ageing, 35: 350-364, 2006.
5) Maldonado JR: Delirium in the acute care setting: characteristics, diagnosis and treatment. Crit Care Clin, 24(4): 657-722, 2008.
6) 町田いづみ，上出晴奈，岸　泰宏，ほか：看護スタッフ用せん妄評価スケール（DRS-J）の作成．総合病院精神医学，14：1-8，2002．
7) Trojano L, Antonelli Incalzi R, Acanfora D, et al.: Cognitive impairment: a key feature of congestive heart failure in the elderly. J Neurol, 250: 1456-1463, 2003.
8) Heckman GA, Patterson CJ, Demers C, et al.: Heart failure and cognitive impairment: challenges and opportunities. Clin Interv Aging, 2: 209-218, 2007.
9) Gaudreau JD, Gagnon P, Roy MA, et al.: Association between psychoactive medications and delirium in hospitalized patients: a critical review. Psychosomatics, 46: 302-316, 2005.
10) Han L, MaCusker J, Cole M, et al.: Use of medications with anticholinergic effect predicts clinical severity of delirium symptoms in older medical inpatients. Arch Intern Med, 161: 1099-1105, 2001.
11) Keller S, Frishman WH: Neuropsychiatric effects of cardiovascular drug therapy. Cardiol Rev, 11: 73-93, 2003.
12) Riker RR, Shehabi Y, Bokesch PM, et al.: Dexmedetomidine vs midazolam for sedation of critically ill patients: a randomized trial. JAMA, 301: 489-499, 2009.
13) Inouye SK, Bogardus ST Jr, Charpentier PA, et al.: A multicomponent intervention to prevent delirium in hospitalized older patients. N Engl J Med, 340: 669-676, 1999.
14) Meyer-Massetti C, Cheng CM, Sharpe BA, et al.: The FDA extended warning for intravenous haloperidol and torsades de pointes: how should institutions respond? J Hosp Med, 5: E8-16, 2010.
15) 竹内　崇：せん妄患者に対する向精神薬の使い分け．総合病院精神医学，21：344-350，2009．
16) 西村勝治，石郷岡純：第二世代抗精神病薬の副作用（脳血管障害を含む）．最新精神医学，11：39-44，2006．
17) Mayo-Smith MF, Beecher LH, Fischer TL, et al.: Management of alcohol withdrawal delirium: an evidence-based practice guideline. Arch Intern Med, 164: 1405-1412, 2004.
18) Crippen D: Life-threatening brain failure and agitation in the intensive care unit. Crit Care,

4: 81-90, 2000.
19) O'Brien JM, Lu B, Ali NA, et al.: Alcohol dependence is independently associated with sepsis, septic shock, and hospital mortality among adult intensive care unit patients. Crit Care Med, 35: 345-350, 2007.
20) Kahkonen S: Responses to cardiovascular drugs during alcohol withdrawal. Alcohol Alcohol, 41: 11-13, 2006.
21) Shapiro PA, Fedoronko DA, Epstein LA, et al.: Psychiatric aspects of heart and lung disease in critical care. Crit Care Clin, 24: 921-947, 2008.
22) Norkiene I, Ringaitiene D, Misiuriene I, et al.: Incidence and precipitating factors of delirium after coronary artery bypass grafting. Scand Cardiovasc J, 41: 180-185, 2007.
23) Giltay EJ, Huijskes RV, Kho KH, et al.: Psychotic symptoms in patients undergoing coronary artery bypass grafting and heart valve operation. Eur J Cardiothorac Surg, 30: 140-147, 2006.

第3章

各専門医との連携に向けて（精神科医からのアドバイス），トピックス

i．精神科入門編（うつ，不安を中心に）
　Ⅰ．どこまで循環器内科・内科医が診療できるか
　Ⅱ．DSM-Ⅳを用いた診断および評価法の実際
　Ⅲ．内科医と精神科医の共通言語①
　　　精神科への紹介のポイント
　Ⅳ．内科医と精神科医の共通言語②
　　　精神科との連携の実際とポイント
　Ⅴ．患者への対応の仕方－こんな患者へどう対応するか？
　Ⅵ．循環器系疾患における向精神薬処方の留意点

ii．トピックス
　Ⅰ．治療について① 心臓リハビリテーション
　Ⅱ．治療について② 行動変容（アドヒアランス向上）
　Ⅲ．治療について③ ヨーガ療法
　Ⅳ．治療について④ 自律訓練法（Autogenic Training）
　Ⅴ．治療について⑤ 認知行動療法
　Ⅵ．治療について⑥ 協働ケア（collaborative care）

I. どこまで循環器内科・内科医が診療できるか

東急病院 心療内科
伊藤克人

循環器疾患としてみられる高血圧や不整脈、虚血性心疾患などの症状には動悸やめまい、息苦しさや胸苦しさなどがみられる。そして、そのような症状を訴えて受診する患者に対して、内科医は身体的な異常の有無を判断するために診察や検査を行って診断から治療への流れを確実なものにする。

一方、精神疾患としてうつや不安を持つ患者のなかには、循環器疾患でみられる症状と同じような自律神経系の症状を訴えるものも多い。また、循環器疾患に罹患したことが引き金になって、うつや不安を伴う精神疾患が発症することもある。

したがって、内科医として患者を診る場合には、まず身体疾患としての診断を考えるが、その後の経過から精神疾患が疑われる場合には、そのまま診療を続けるか、あるいは専門医に診療をゆだねるかの判断が重要になる。

A うつや不安をどのようにとらえるか

うつや不安という精神症状であるが、内科で受診する患者がストレートにそれらの症状を訴えることは少ない。まずは身体症状の訴えから始まり、それに伴ううつや不安は医師がそれを意識して初めてとらえられる。

憂うつで気分が落ち込む、不安で落ち着かないという表現は一般的なうつや不安の存在を疑わせるが、この中には必ずしも病的でないものも含まれる。したがって、目の前の患者のうつや不安の訴えが健康な人でもよくみられる程度か、あるいは病的で治療を必要とする程度かを判断することが大切である（表1、表2）。

さて、目の前の患者の精神症状は、患者自身の訴えや態度、さらに家族や職場など周囲からの情報などからとらえられる。

まず患者の訴えを聞くが、その身体症状の背後にある精神症状をどのように聞いていくかと

【健康なうつ】
・原因がはっきりしていて、これだと言える
・長続きしないで元の気分に戻る
・周囲の助言が素直に聞ける
・いろいろ考えているうちに解決の糸口が見つかる

【病的なうつ】
・原因をあれこれ考えても漠然としている
・長引いて2週間以上たっても元に戻らない
・周囲の助言があっても悲観的にとらえてしまう
・考えても堂々巡りで、さらに症状が悪化する

表1 健康なうつと病的なうつ[1]

【健康な不安】
・不安を生じさせる明らかな原因がある
・それは誰にとっても不安の原因になる
・原因からみて周囲も不安の程度が理解できる
・時間とともに慣れるために普段の生活に支障をきたさない

【病的な不安】
・些細なことが不安の原因になる
・不安の原因が普遍的なものではなく、その人にとってのものである
・原因から見て不安の程度が過剰である
・長引いて普段の生活に支障をきたす

表2 健康な不安と病的な不安

いうことが大切になる．

その場合，最初のうちは，たとえば「最近，気分が落ち込むことがありませんか？」「毎日，イライラして落ち着かないことはありませんか？」というように，はい，いいえで答えられるような選択回答式の質問（closed question）よりも，「最近，どんな気分で過ごしていますか？」「普段はどんな気持ちでいることが多いですか？」というような自由回答式の質問（open-ended question）を行って，患者に自由に語らせ，その中から精神症状をとらえるほうが，患者の状況をつかみやすい．そして，ある程度訴えを聞いた後で，その細かい内容を確認するために，「最近，憂うつでやる気がおきないのですね」「不安でつらいのですね」というように前者のような質問を行うのである．

病的なうつをみつける

内科での診療であっても，患者の訴えの中から病的なうつをみつけることが大切であるが，それにはいくつかの特徴をとらえる必要がある．

①抑うつ症状・抑うつ気分

これは「気分が落ち込んで元気が出ない」「気が滅入って憂うつだ」などの訴えとしてとらえられる．しかし，普段から「今日は気が滅入る」というような言葉は，健康な人でもみられることがあり，やはり，健康なうつと病的なうつを見分けることが大切である．

②精神運動抑制

これは，「仕事や外出が億劫だ」「やらなければならないことにも手がつけられない」などの訴えとしてとらえられる．医師のほうからは「仕事の能率はどうか」「家事が普段どおりにできるかどうか」などという質問をすることで，患者の訴えが具体的に語られる．

③興味や関心の低下

これは「テレビや新聞を見なくなる」「これまでは楽しめたことが楽しめない」などの訴えとしてとらえられる．これは家族から見ても明らかで，何もせずに時間をただ過ごしているような生活が続いている．

④気分の日内変動

朝，起きた時に気分が重くて動くのもつらいという症状がうつの患者ではよくみられる．しかし，それでも夕方近くになると，気分も体調も調子が戻ったような感じがする．これを気分の日内変動といって，うつに特徴的なものである．

⑤睡眠障害

うつでよくみられるのが不眠の訴えである．しかし，寝つきはよいものの夜中に目が覚める（中途覚醒），朝，早く目が覚める（早朝覚醒）というような特徴がある．その結果，よく眠った感じ，つまり熟眠感が得られないことも多い．

⑥希死念慮

「もう死んでしまいたい」「この世から消えてしまいたい」という気持ちが病的なうつでみられることがあり，やはりそれをとらえることは大切である．このようなことを尋ねるとかえって刺激してしまうのではと危惧することもある．しかし，希死念慮があるとしても実行に移さないようにすることを，医師患者関係の中できちんと取り上げることが大切である．「自分を傷つけたいと感じることはありませんか」「この世から消し去りたいと思うことはありませんか」などと聞いて，「たとえそのような気持ちがあったとしても実行に移さないことを約束してください」と伝えるのである．しかし，これが強い場合には精神科などの専門診療科に速やかに紹介することが必要である．

⑦その他の身体症状

うつでは食欲不振や頭痛，胃腸の不調などの

身体症状がみられる．すでに挙げた循環器系の症状も同様にうつの身体症状としてみられる．

病的な不安をみつける

内科の診療の際に，患者の不安の存在に気づくことは結構難しいことがある．それは，不安は普段の生活の中で感じられ，それから切り離された診察室ではむしろ安心することが多いからである．とくに動悸や胸痛などの循環器系の症状の場合，診察室ではたとえ症状が出てもすぐに診てもらえるという安心感がある．したがって，普段の生活全般の中で，不安が患者の生活にどの程度支障をもたらしているのかをとらえるのである．

①予期不安のために回避する

たとえば，混雑した電車内で動悸があってつらい経験をした場合に，また症状が起きるのではという予期不安のために電車の利用を回避して生活をする．また，別の場面でもちょっとした動悸を感じるとその場面も回避するというように，回避する状況が次第に増えていく．

②不安にともなう身体症状に対する不安が大きく，軽い症状に対しても大げさに反応する

不安に伴って動悸やめまいなどが生じると，あわてて救急車で病院へ駆けつける．そして，器質的には異常はないといわれても納得できず，また症状が起こると病院へということがたびたびみられる．

B 病的なうつや不安にどのように対処するか

病的なうつに対処する

①循環器症状はあるが器質的な異常はない場合

動悸や息苦しさなどの症状があっても診察や検査によりその裏付けとなる器質的異常がみられず，一方でうつの精神症状がとらえられた場合，患者には「身体的には心配ありません，しかしうつの傾向があり，うつでも同様の身体症状がみられるので，まずそれに対する治療を始めてみましょう」と，うつの治療に対する動機づけを行う．患者がその説明に納得した場合，比較的副作用の少ない抗うつ薬での治療を開始する（「Ⅵ．循環器系疾患における向精神薬処方の留意点」参照）．このような説明に納得してもらうためには，やはり患者の精神症状の訴えを十分に聴いてそのつらさに共感することが大切である．たとえばうつのスクリーニングのための質問用紙の結果だけで，患者をうつとするのは避けなければならない．

ただし，前述したとおり，うつととらえることができても希死念慮が強い場合には，精神科などへの紹介が必要になる．

②循環器症状があって器質的に異常が認められ，さらにうつを合併した場合

たとえば高血圧症の患者が仕事のストレスでうつを合併した場合に過労死のリスクが高まるといわれている[2]．したがって，これまで循環器疾患として通院中の患者に対しても，うつの兆候がないかに注意をすることは大切である．診療の際には，血圧の状態に対する診察だけではなく「職場で毎日どうされていますか」「気分の面ではいかがでしょうか」というように，生活全般について尋ねるようにするとうつの兆候に気づきやすい．そのようにしてうつの合併に気づいた場合には，「今のお話でうつの傾向もみられるようですが，それは血圧のほうにも影響を与えます．そこで血圧と同時にうつの治療も行っていきましょう」とうつの治療に対する動機づけを行う．一方で，職場でのストレスが関与していると判断された場合には，負担軽減や残業制限などの必要性に触れた「診断書」

を発行して職場でのストレスを減らしてもらうことが必要になることもある.

内科でうつを診療する場合に大切なことは，患者に自分がうつであることを理解してもらうための十分な問診であり，さらに，うつの治療に対する動機づけである．患者にとって自分がメンタル病としてのうつにかかるということは大変重大なことなので，うつをとらえるには医師と患者の信頼関係が必要である．

病的な不安に対処する

①循環器症状はあるが器質的な異常がない場合

この代表格はパニック障害である．これは動悸や呼吸困難，死の恐怖などをともなうパニック発作と，発作への不安のために外出が困難になったり，閉じられた空間など不安を生じる特定の場所を回避することがみられる．

内科で受診したときには「最近，動悸や息苦しさを感じることが多い」という訴えになるが，血圧やその他の検査によっても異常はみられない．そこで，その背後にある不安をとらえるには，やはり生活全般について尋ねることが必要で「動悸がしたときにどのように感じますか」「そのことにより生活にはどのような支障を生じていますか」などと尋ねるのである．

内科で診療できるかどうかは，患者が身体症状が器質的な異常に基づくものではないことを納得して安心できるかどうかで判断をする．納得した場合には，「まず不安に対する治療が必要です」として，抗不安薬やSSRIなどの抗うつ薬を使用する（「Ⅵ. 循環器系疾患における向精神薬処方の留意点」参照）．

一方，身体症状に対する不安が強くて，何度も病院への救急受診を繰り返すような場合には，心気的な傾向や妄想的な傾向の可能性も考えて，精神科などへの紹介が必要になる．

②循環器症状があって器質的に異常が認められ，さらに不安が合併した場合

たとえば発作性頻脈症のような場合，頻脈発作がいつ起こるかわからないという状態に患者が置かれ，不安が持続することがある．その際にはちょっとした動悸にも過剰に反応して，病院で受診をしたりするが，これは普段から症状に注意が向きやすい状態になっているためである．

内科ではやはり器質的な異常に対しては速やかに治療の方針を患者に提示することが必要である．同時に不安に対しては抗不安薬を使用するが，不安の程度が高い場合には，やはり精神科などへの紹介を行い，内科と精神科などが同時に治療を進めるようにする．

C まとめ

うつや不安という感情は，幻覚や妄想とは異なって人間なら誰でも感じる普遍的なものである．したがって循環器内科や内科といった身体科でうつや不安を扱うには，それが病的なものかどうかの判断が必要である．そのためには，症状の有無や経過だけを取り上げる診察ではなく，患者の生活全般を理解するような問診が大切である．

❖参考文献❖

1) 伊藤克人：うつ病とは：プライマリケア医のためのうつ病診療. メジカルビュー社, 東京, pp.1-12, 2009.
2) 宗像正徳：高血圧における「うつ」と「不安」の臨床. 自律神経, 44(2)：83-88, 2007.

第3章 ① 精神科入門編

II．DSM-IVを用いた診断および評価法の実際

東京厚生年金病院 精神科
大坪天平

　近年，一般向け雑誌や，一般身体科医向け雑誌で，うつ病に関する特集をよく見かける．その理由は，いくつかに集約できる．1つは，うつ病の有病率は予想以上に高いこと，2つ目はうつ病患者の多くは，精神科や心療内科を受診せず，一般身体科医を受診し見逃されているか十分な治療を受けていないことが多いことである．さらに，その根底には，うつ病を未治療で放置すると，個人生活はもちろん社会経済に与えるマイナスの影響は大きく，何より最悪の場合，自殺に結びつくという事実が存在する．

　Lepineら[1]は，ヨーロッパ6ヵ国の一般人78,463人を対象とした大規模なうつ病の有病率調査を行った．それによれば，過去6ヵ月間にうつ病を経験した人は17%（13,359人）で，そのうち仕事や社会活動に支障をきたしていた人は8.7%（6,826人）であった．さらに，うつ病と診断された人のうち57%（7,615人）しか医療機関を受診しておらず，受診した最初の医療機関は，50.6%がプライマリ・ケア医，12.3%が身体科専門医であり，精神科を受診した人はわずかに9.2%であった．また，医療機関を受診した人の31%しか薬物投与を受けておらず，さらにその25%しか抗うつ薬を投与されていなかった．また，プライマリ・ケアを受診している外来患者の5～12%にうつ病がみられる[2,3]が，その35～50%はうつ病であることを見落とされている[2,4]といわれている．わが国でも同様の報告があり[5,6]，吉武ら[6]によれば，うつ病の診断に関する精神科専門医とプライマリ・ケア医の一致率はわずかに19.3%であったという．

　このような状況の中，プライマリ・ケア医から，うつ病の診断は難しいという声をよく聞く．ここでは，プライマリ・ケアで，うつ病が見逃されがちであるという前提で，うつ病の診断に関しわかりやすくのべる．

A　うつ病の診断が難しい理由

　訓練を受けた精神科医にとっては，うつ病を診断することはそれほど難しいことではない．うつ病に特徴的な症状，つまり，気分の障害，意欲の障害，思考の障害，身体症状を把握し，それらに関する問診をすればほぼ間違いなく症状を拾い診断に結びつけることができる．ここではDSM-IV[7]の大うつ病エピソードを用いた面接を想定してみよう．DSM-IVのような操作的診断基準を用いる場合でも，その症状の拾い上げ方や，拾い上げた症状を統合して一つの診断に導く作業にはある程度の訓練が必要である．ここで，もっとも重要になるのが，医師の共感的で熱心な態度と，病者に安心感を与えるような雰囲気であろう．誰も，気分に関して興味なさそうな医師に対して自分の苦しみを相談することは無いだろうし，人の出入りが激しい騒々しい場所で話すこともないであろう．この点が，精神科の訓練を受けていないプライマリ・ケア医にもっとも困難さを感じさせる点かもしれない．

また，うつ病でみられる抑うつ状態と，日常的に誰もが感じる悲哀感との境界が曖昧な点もうつ病の診断を難しくしている．明確にはいいにくい点もあるが，野村[8]はうつ病でみられる抑うつ状態は，日常的に誰もが感じる悲哀感より，強さにおいてはるかに強く，持続においてはるかに長く，苦しさにおいてははるかに苦しく，生活の障害される程度もはるかに深いと述べている．誰でも，悲しい出来事があれば，しばらくの間沈んだ気持ちになるのは当然だが，何をやっても気分が晴れないような状態が1ヵ月も持続するようであれば，うつ病も考慮したほうがよいであろう．また，うつ病者と怠け者の違いは，うつ病者は，たとえば仕事の能率が落ちると，ますますやらなければと焦り，次第に自分を責めて泥沼にはまっていくのに対して，怠け者は仕事を休むことへの罪責感は少なく，それを利用して自分の趣味はこなせたりする．

うつ病の症状の表現型がさまざまである点も，診断を困難にしている．憂うつな気分をどんな風に訴えるかは人によって異なるし，自ら訴えない場合もある．身体症状のみを訴えるうつ病を仮面うつ病とよくいうが，仮面うつ病といわれている人のほとんども，先述の通り，医師の共感的で積極的な態度と，安心できる雰囲気で面接をすれば，抑うつ気分を聞き出すことができる．長期間にわたり心気的な訴えを繰り返す人の根底にうつ病があるということはよく目にすることである．プライマリ・ケアや身体科を受診している人は，少なからず何らかの身体疾患を持っている．その場合，患者の訴える全身倦怠感，易疲労感，食欲不振，痛みなどが，身体疾患に由来するものなのか，うつ病によるものなのか，判別不可能な場合も多い．このような場合も，これだけの身体疾患なのだから，これくらいだるくても仕方ないだろうとか，元気が無くても仕方ないだろうと考えず，まず気分に関する質問をすべきである．

B　うつ病診断のためのツール

最近，プライマリ・ケアでうつ病を診断するための新しいツールが色々開発されている．ここでは，2種類紹介する．いずれも信頼性・妥当性のさらなる検討が必要であり，スクリーニング的要素が強い分，偽陽性が多くなる傾向があるが，プライマリ・ケアでは多くのうつ病者が見逃されているという事実を考えると，利用の仕方によってはきわめて有用なツールであろう．

筆者らは，Sheehanらが作成した簡易構造化面接法であるMini-international neuropsychiatric interview（M.I.N.I.）の日本語版を作成し[9]，信頼性・妥当性に関しても検討した[10]．M.I.N.I.は，大うつ病エピソード，躁病エピソード，パニック障害，社会恐怖，外傷後ストレス障害，全般性不安障害など，米国の有病率調査で1年間有病率が0.5％以上の16の精神疾患や人格障害が15分前後で診断可能なように作成されている．表1に，M.I.N.I.の大うつ病エピソードモジュールを示した．まず，上段のグレイボックスの中のスクリーニング質問（A1，A2）を行い，いずれかにはいと答えた場合，A3以下の質問を続ける．少なくともA1かA2のどちらかを含み5つの症状を満たせば大うつ病エピソードとして診断できる．さらに，「これらの症状のために，家庭，仕事，社会，学校で明らかな問題がありましたか？」という質問を追加し，機能障害の有無を聞くとより正確な診断につながる．M.I.N.I.は構造化面接であるので，質問の仕方が決まっており，評価者による診断の不一致が少なくなるという特徴を持っている．

Brodyら[11]は，彼を含むグループが共同開発したプライマリ・ケアにおける簡易精神科診断手法であるPRIME-MD（Primary Care Evaluation of Mental Disorders）[12]を利用して，

A1	この2週間，毎日のように，ほとんど1日中ずっと憂うつであったり沈んだ気持ちでいましたか？	いいえ　はい
A2	この2週間，ほとんどのことに興味がなくなっていたり，大抵いつもなら楽しめていたことが楽しめなくなっていましたか？	いいえ　はい
→A1，またはA2のどちらかが「はい」である		いいえ　はい
A3	この2週間以上，憂うつであったり，ほとんどのことに興味がなくなっていた場合：	
a	毎日のように，食欲が低下，または増加していましたか？または，自分では意識しないうちに，体重が減少，または増加しましたか（例：1ヵ月間に体重の±5%，つまり70kgの人の場合，±3.5kgの増減）？食欲の変化か，体重の変化のどちらかがある場合，「はい」に○をつける．	いいえ　はい
b	毎晩のように，睡眠に問題（例えば，寝つきが悪い，真夜中に目が覚める，朝早く目覚める，寝過ぎてしまうなど）がありましたか？	いいえ　はい
c	毎日のように，普段に比べて話し方や動作が鈍くなったり，またはいらいらしたり，落ち着きがなくなったり，静かに座っていられなくなりましたか？	いいえ　はい
d	毎日のように，疲れを感じたり，または気力が無いと感じましたか？	いいえ　はい
e	毎日のように，自分に価値がないと感じたり，または罪の意識を感じたりしましたか？	いいえ　はい
f	毎日のように，集中したり決断することが難しいと感じましたか？	いいえ　はい
g	自分を傷つけたり自殺することや，死んでいればよかったと繰り返し考えましたか？	いいえ　はい
A1～A3の回答に，少なくともA1とA2のどちらかを含んで，5つ以上「はい」がある？		

いいえ　はい

大うつ病エピソード現在

表1　M.I.N.I.大うつ病エピソードモジュール

(→では，診断ボックスまで進み，すべての診断ボックスの「いいえ」に○をつけ，次のモジュールに進む)
(大坪天平，宮岡 等，上島国利，訳：M.I.N.I.精神疾患簡易構造化面接法．星和書店，東京，2003[9]より許諾を得て転載)

プライマリ・ケアにおけるうつ病の簡便な診断法を開発した．彼らは，まず，DSM-IVの大うつ病エピソードにある9つの症状の中から，うつ病の転帰や自殺企図，社会適応レベルにもっとも関連した4つの中核症状（睡眠障害，興味，喜びの減退，自責感，食欲低下）を抽出した．そして，表2のような診断方法を開発した．中核症状4症状中2症状以上該当する場合，DSM-IVの大うつ病性障害の診断に対する感受性は97%，特異性は94%であった．この方法は覚えやすく，一般身体科臨床でも十分使用可能であり，今後うつ病の診断に役立つことが予想される．第2段階の2つの質問だけを2質問法といい，この2問だけでも高い感受性と特異性を示している．

C　うつ病診断のこつ

ここに2種類のうつ病簡易診断ツールを紹介したが，これでも，多忙な日常のプライマリ・

> 第1段階（スクリーニング）
>   この1ヵ月間,
>   1. 何事にもほとんど興味がないか,楽しめないことでとても悩んでいますか？（興味,喜びの減退）
>   2. 気分が落ち込んだり,憂うつであったり,または,絶望的な気持ちでとても悩んでいますか？
>   （抑うつ気分）
>
>   以上のうち1項目以上に該当する場合,次の4項目を検討する.
>
> 第2段階（診断）
>   この2週間,ほとんど毎日,以下の問題がありますか？
>   1. 寝つきが悪かったり,途中で目が覚めたり,または,逆に寝過ぎたりしていますか？（睡眠障害）
>   2. 何事にもほとんど興味がないか,または楽しめないでいますか？（興味,喜びの減退）
>   3. 自分に嫌悪感を感じますか？または,自分は失敗したとか自分自身や家族をだめにしていると感じていますか？（自責感）
>   4. 食欲がない,または食べ過ぎていますか？（食欲の変化）
>
>   以上4項目のうち2項目該当する場合,うつ病と診断する.
>   （第1段階と第2段階で同じ,興味,喜びの減退に関し聞いているが,質問の期間が異なっている点に注意する.）

表2 プライマリケアにおけるうつ病の簡易診断手法（PRIME-MD）

(Spitzer RL, Williams JBW, Kroenke K, et al.: Utility of new procedure for diagnosing mental disorder in primary care. The PRIME-MD 1000 study. JAMA, 272: 1749-1756, 1994[12] より引用)

ケア診療の中で用いるのは困難だという意見も聞く．しかし，うつ病を見逃すことのリスクを考えるとそうとばかりもいっていられない．まず，普段の診療においてうつ病を念頭におき，患者の表情の変化や反応のスピード，声のトーンなどに注意をはらい，「気分はいかがですか」と聞いてみることが必要であろう．医師の積極的で受容的な態度と話しやすい周囲の雰囲気があれば，うつ病の人は必ず何らかの返答をする．その返答後にいずれかの診断ツールを用いれば有効に利用できるはずである．また，ここで紹介したうつ病簡易診断ツールには，それぞれ自己記入式のスクリーニング質問がある．それらを待合室で記入してもらい，診察時にその結果を参考にして改めて面接するのも有効であろう．

D うつ病を診断したら

プライマリ・ケア医がうつ病者を見つけた場合，基本的には専門医に紹介したほうがよい．WHOも，プライマリ・ケア医が専門医に代わって精神科治療を行うのではなく，プライマリ・ケア医が経験を広げて専門医と協力して治療に当たることを推奨している．なぜなら，うつ病は薬物療法により6割程度は改善するが，同時に精神療法も重要であり，薬物療法をどの用量でいつまで続けるかの判断や再発予防のための知識の教育など専門医との連携がどうしても必要になるからである．うつ病があると身体疾患の予後を悪化させるということも重要な事実である．

とはいえ，患者の精神科治療への抵抗感があったり，うつ病の病識が乏しい場合もあるため，実際に患者を精神科に紹介するとなると，配慮が必要であったり，紹介に苦慮することもよく経験するのではないだろうか．精神的な要素が強い場合でも，「内科でも引き続き身体面の治療をしていきますが，精神面については専門の

先生に治療を協力してもらいながら，一緒に治療していきましょう」といった，プライマリ・ケアと精神科双方がかかわりあいながら連携を取るスタンスが重要となる．

特に，自殺の危険性が高い場合，躁状態の既往がある場合，診断が確定できない場合，日常生活に重大な障害が生じている場合，一定期間の薬物療法に反応しない場合などは必ず専門医へ紹介したほうがよい．

E まとめ

うつ病は有病率が高く，個人や社会経済に与える影響が大きい割に，見逃されている疾患である．うつ病患者が最初にプライマリ・ケア医や一般身体科を受診することが多いことを考慮すると，一般診療の中で，常にうつ病が念頭におかれ，ここで紹介したうつ病診断ツールが活用され，少しでもうつ病の見逃しが減ることが望まれる．

参考文献

1) Lepine JP, Gaspar M, Mendelewicz J, et al.: Depression in the community: the first pan-European study DEPRES (Depression Research in European Society). Inter Clin Psychopharmacology, 12: 19-29, 1997.
2) Depression Guideline Panel: Depression in Primary Care: Detection and diagnosis: Clinical Practice Guideline. Washington DC, US Dept of Health and Human Service, Publish Health Service, Agency for Health Care Policy and Research, 93-550, 1993.
3) Nielsen ACIII, Williams TA: Depression in ambulatory medical patients: by self-report questionnaire and recognition by nonpsychiatric physicians. Arch Gen Psychiatry, 37: 999-1004, 1980.
4) Perez-Stable EJ, Miranda J, Munoz RF, et al.: Depression in medical outpatients: under-recognition and misdiagnosis. Arch Intern Med, 150: 1083-1088, 1990.
5) 中根允文：WHO指定研究協力センターとしての国際共同研究の経験から．精神神経誌，100：808-815，1998.
6) 吉武和康，菅崎弘之，中根允文，ほか：精神科的観点から見た内科が依頼受診者の主観的健康状態評価．日社精医誌，7：153-163，1998.
7) American Psychiatric Association: Diagnostic and Statistical Manual for Mental Disorders, Fourth Edition. APA, Washington DC, 1994（高橋三郎，大野 裕，染谷俊幸，訳：DSM-IV精神疾患の診断・統計マニュアル．医学書院，東京，1996）．
8) 野村総一郎：もううつにはなりたくない．星和書店，東京，1996.
9) Sheehan DV, Lecrubier Y, Sheehan KH, et al.: The mini-international neuropsychiatric interview (M.I.N.I.): The development and validation of a structured diagnostic psychiatric interview for DSM-IV and ICD-10. J Clin Psychiatry, 59(suppl 20): 22-23, 1998（大坪天平，宮岡 等，上島国利，訳：M.I.N.I.精神疾患簡易構造化面接法．星和書店，東京，2003）．
10) Otsubo T, Tanaka K, Koda R, et al.: The reliability and validity of the Japanese version of the Mini-International Neuropsychiatric Interview (M.I.N.I.). Psychiatry Clin Neurosci, 59: 517-526, 2005.
11) Brody DS, Hahn SR, Spitzer RL, et al.: Identifying patients with depression in the primary care setting: a more efficient method. Arch Inter Med, 22: 2469-2475, 1998.
12) Spitzer RL, Williams JBW, Kroenke K, et al.: Utility of new procedure for diagnosing mental disorder in primary care. The PRIME-MD 1000 study. JAMA, 272: 1749-1756, 1994.

Ⅲ. 内科医と精神科医の共通言語①
精神科への紹介のポイント

*あきメンタルクリニック　**東京女子医科大学病院 神経精神科

宮坂亜希子*　坂元　薫**

■ ポイント① 一回でも結構です，まずは精神科受診をすすめてください

内科クリニックからの紹介例

48歳，女性．
傷病名：①不安障害，②二次性高血圧症
　上記②は内科クリニックで対応し，降圧療法にて血圧管理は数字上良好である．しかし，初診当初より原因不明の強い不安感が認められており，時折悪化するためエチゾラム1mg頓用を指示したが，効果がみられなかったため精神科での加療をお願いした．

【当クリニックの所見】
主訴：不安感，不眠，動悸
　元来神経質で，以前から心配事があると頭がそのことでいっぱいになってしまう傾向がある．ささいなことも気になり不安でたまらず，そのためか不眠も見られた．向精神薬についても副作用が心配で服薬に強い抵抗を示した．
　対応：全般性不安障害と診断し，ロフラゼプ酸エチル1mgを処方した．2回目の受診でも，服薬に抵抗があると言いながらも時折服用し，少し安心が得られた様子である．その後の受診で，徐々に不安は軽減していった．
　精神科受診をすすめていただくことは大変かもしれないが，不安感を受け止めることと，葛藤状況があればそれを傾聴し，適切なアドバイスを与え，適切な薬物療法を行うことなどが，患者の病状安定につながることがある．そのような症例の場合には，まず一回でもよいので精神科への紹介をご検討いただきたい．

■ ポイント② 簡単でよいので受診する患者さんの同意をとってください

　当クリニックでは，「本当は受診したくなかった」と言われる方を時折みかける．「精神科受診の同意」を簡単でよいので確認し，抵抗があるときは，その旨を紹介状に書く程度でもよいので，意識してほしいところである．可能であれば「症状の原因は他にあるのかもしれない．辛いのだろうから，目に見えない部分について診察をうけてみたらどうだろう」というように，内科医から一言いただくと，患者も比較的自分の症状を受け入れるようになることが多く，治療そのものにつながっていく．
　内科を受診する精神疾患（うつ病，双極性障害，パニック障害，社交不安障害，身体表現性障害など）患者には，「精神的な病気だと認めたくない」方が多く，自分の不調が身体疾患によって説明がつくことを期待している方も少なくない．精神科医が診ているのは，実際は精神疾患の患者全体のうちの少人数にすぎないという実態を理解し，もう少し他科の医師が精神科を気軽に紹介しやすい連携作りができるように心がけたいものである．

ポイント③ ありのままで結構です，状態像を記載してください

精神科医への紹介の際には，「不安障害」，「うつ病」，「適応障害」などと診断名を記載した紹介状よりも，患者のありのままの状態を書くほうが，診療に有用なことが多い．

「不安障害」→不安感の持続，焦燥感，動悸，発汗，
「うつ病」→意欲の低下，自責感，易疲労感，希死念慮
「適応障害」→職場や対人関係上のストレス，会社や学校での身体不調

上記のように，ありのままの状態を記載することが，精神不調を表現する鉄則である．精神科診断と治療は，精神科医にまかせていただき，まずは症状や状態像を具体的に記載いただきたい．

ポイント④ 可能でしたら家族にもひと声おかけください

家族が同伴された場合，多忙な内科医は，家族の話を聞く時間はないかもしれない．しかし，高齢患者の家族，若年患者の両親，精神科受診を拒否しているうつ状態の中高年男性の妻などから，情報を聞くことでスムーズに診察が運ぶことがある．

内科クリニックからの紹介

45歳，男性．
胃部不快感にて胃カメラを施行した．所見上問題なし．しかしここ1ヵ月ほど「食事がとれなくなった」と訴え体重も10kg減少している．

【精神科クリニック初診時】
本人は精神科受診を強く拒否をされていたが，妻の説得でしぶしぶ受診された．「胃カメラで問題ないと言われたけど，癌かもしれない」と顔をしかめて，口数も少なく，視線もあまり合わせようとしなかった．妻によると，好きだったゴルフにもほとんど行かず，休日は一日中寝てばかりいるとのことであった．食欲低下，体重低下以外にも抑うつ気分，不安，倦怠感，興味・喜びの減退，不眠，意欲低下などの症状があり，うつ病と診断し，治療を開始した．初診から1ヵ月経った今は，好きな物を少しずつ食べはじめている．

本人の訴えだけでは概要が見えないことが多くあり，ひと声，家族におかけいただけると治療につながることがある．

ポイント⑤ 高齢患者の紹介：身体疾患にかくれた精神不調

身体疾患に対する不安が生じ，動悸や胸痛，呼吸苦，喉のつまり感などにあらわれることがよくある．若いころには，そういう症状を受け止め，耐えられていたことも，歳をとってくると，それも難しくなってくる．

心臓血管外科からの紹介

77歳，女性．
数十年前に人工弁置換術を施行した患者である．現在，再手術を検討しているのだが今のところは経過観察でよいと伝えたところ，不安が増強し，胸部苦悶感を訴えている．

【当クリニックの所見】
半年前，夫を亡くされ，失意の中にあった．数ヵ月前，心臓検査の結果，異常はなく経過観察だけで良いといわれたのに，「気力がなくな

って，人と話す気にならない」と，涙ぐみながら小声で話された．

対応：死別反応と考え，本人の寂しさに共感し，抗不安薬を少量処方した．数回受診されるたびに本人の寂しさへの共感を続けた．次第に不安や胸部苦悶感も改善していった．高齢者は，精神医療に抵抗感を持ちやすい年代でもあるが，身体疾患に精神不調が隠れ，それへの適切な対応がよい結果をもたらすことが少なくないように思われる．

ポイント⑥ 若年患者の紹介：本人と家族の訴えが異なります

頭が痛い，胸が苦しい，おなかが痛いといって学校に行けなくなり，仕方なく精神科を受診される若い方が増えている．適応障害，発達障害，摂食障害が背景に隠れている若年者も多いといえる．ただし，本人の主訴と家族の意見が食い違うことも多いため，他科の医師では対応が難しいかもしれない．

小児科からの紹介

15歳，男性．
傷病名：起立性低血圧
本人の主訴：朝起きられない

【当クリニック初診時所見】
本人には病気だという自覚はない．母親から学校に行くようにと叱責を受けたためか，心を閉ざしてしまっている．母親は，どうしてよいかわからない，と繰り返すばかりである．ここでのポイントは，小児科医が，起立性低血圧に着目していることである．血圧が低ければ朝起きづらいことがありうることを精神科医からももう一度家族に説明して，「そういうことなら，わかる」と母親が一応の納得を示してくれれば，

本人も少しずつ心を開き始めるかもしれない．あとは，叱責を一時休戦して，本人の症状をゆっくり観察してあげるとよい．

ポイント⑦ 向精神薬の調整

総合病院内科からの紹介

52歳，女性．
傷病名：うつ病疑い
経過：めまい，嘔気，手足のしびれ，息苦しさがあり，市民病院に救急搬送され入院したが，以前からストレスが関与しているのではないかと考えられ，近医内科にてミルタザピンやセルトラリンを処方されていたようである．しかし服用すると眠気が強くなるということで，ほとんど服用されていない．精神的要因が原因と思われるため退院後のフォローをお願いしたい．

【当クリニック初診時所見】
家族の言葉の暴力が背景にあり，それを長年気に病んでいたようである．しかも最近相談相手であった弟を亡くしたころから身体症状が頻回に出現するようになった．

対応：本人の辛い状況に共感しながら，傾聴した．現在の症状と向精神薬の副作用との関連について説明したが，処方はしなかった．そうした説明で納得されたためか，その後の受診はない．

向精神薬がもたらす副作用と，本来かかえている症状とが似ていることがある．この方は，副作用によって内服を中断しているので，精神面の治療も困難な状況にある．向精神薬，とくに抗うつ薬と抗不安薬は内科医もよく処方されていると思われる．副作用と症状の鑑別が難しいような場合には，一度，精神科受診をすすめてみてはいかがだろうか．

ポイント⑧ 向精神薬中断時に注意していただきたいこと

36歳，女性．

繊維筋痛症の診断を受け，プレドニゾロンの服用も行っている．抑うつ状態，自責感に悩む日々が続いたため，自らの希望で当クリニックを受診された．難治性の病気を何とかしたいとさまざまな医学書を読み，学習意欲は旺盛である．長年の疼痛の持続およびプレドニゾロンの服用による抑うつ状態の可能性が示唆された．プレドニゾロンの減量はできないとのことであったため，抗うつ薬処方を開始した．その後，うつ状態の改善が見られ始めたが，肝機能の悪化が指摘され，内科医の指示により抗うつ薬を漸減した．それとともに抑うつ状態が再び悪化している．

副作用から止むを得ず抗うつ薬，抗不安薬を中断しなければならない場合，精神科医は連携し，長い苦しみや不安と向き合いながら，どのようなアプローチが一番よいのか一緒に考えていこうとする姿勢が患者のこころを支える．処方の継続も時として考慮してほしいと思うことがあり，他科医師にもご理解を得るために精神科医は働きかけていくことが求められる．

ポイント⑨ パニック障害の紹介

内科系の救急病院からの紹介

30歳，女性．

発作的に不安，動悸，呼吸苦，しびれがおこり救急搬送された．点滴を行い，一時的には改善したが，今後の対応についてご検討いただきたい．

【当クリニックでの対応】

まずは日ごろの困難について傾聴した．予期不安が強く，必要以上に症状が出ると思い込まないよう，パニック障害に対する心理教育，認知行動療法などの非薬物療法も行いつつ，パロキセチンの投与を行った．発作時の抗不安薬の頓服指示，連絡先の確認（まずは家族に連絡してみること，など）も検討した．

夜間，時間外受診を繰り返すようなパニック障害は，他科の医師なくしてはケアができない病気の一つである．パニック障害が反復する要因の一つに，負荷的状況の持続などがあり，発作を反復するにつれて彼らが抱える心理的背景（自信喪失，達成感のなさ，存在価値がない，など）がさらに深刻化することもある．精神科医は，薬物療法や認知行動療法だけでなく，彼らが抱える問題に対しても適切な助言をしながら根気よくかかわっていくことが求められる．

ポイント⑩ 大量服薬後の患者の紹介

救急病院からの紹介

紹介目的：大量服薬後のフォロー

ブロチゾラムを約20錠服用し救急搬送された．点滴対応は行ったが，その後の精神面の対応をお願いしたい．

【当クリニックの対処】

服薬に至った経緯，自殺企図の既往の有無，家族の考えなどを問診しながら，うつ病などの精神疾患によるものであればその加療，性格や職場環境，家庭環境などでの人間関係が影響している場合は必要に応じてカウンセリングや認知行動療法も行う．入院加療につなげることも多くある．大切なのは，すぐ大量服薬してしまう患者の本音と向き合うことである．非薬物療

法を導入していくことも必要である．

　夜間，大量服薬した患者に対して，精神科クリニックでは今のところ対応が困難なことは否めない．不安や焦燥感から逃れたくてつい大量服薬してしまう患者に対しては，大量服薬を反復する傾向があるため，できる限り前もって対策をする必要がある（紹介状の準備，家族への注意喚起，連絡先の確認）．それでも精神科受診歴がある患者は，夜間受診を断られてしまうことは残念だがよくみかける．他科の医師と協力しあえるよう，孤立しない医療を行っていくことが必要である．

ポイント⑪ 介護で精神面に不調を来たす家族のケア

内科系の病院からの紹介

45歳，女性．
紹介目的：不安感，動悸
　本人の父親が肺癌の末期で，近日，県内の総合病院に転医する予定となった．これからどうしたらよいのか受け止められず，不安感，動悸，疲れやすさがみられる．専門医の対応をお願いしたい．

【当クリニックの所見】
　患者は30代から何度かうつ病に罹った既往がある．父親の見舞いをしなければいけない，母親がこの先寂しくなってしまう，さまざまなことを悲観し，うつ病が悪化することは避けられない状況の中，通院し，涙を浮かべ，自責感に打ちのめされながら，自分にできることを最後までやり続けていた．父親が亡くなられる前後の気分変動も，見守った．現在，亡父のことを思いながら，自分の病気と向き合う決意を固めたようである．

　介護により精神不調を抱える家族と接する場面は，これからも増えていくであろう．こういう場面で，他科医からご紹介をいただくことは，家族だけで抱えこもうとして万策尽きて自殺へと追い込まれてしまうようなケースの自殺予防につながりうる対処法の一つといえる．

ポイント⑫ 働き盛りの30代～50代男性の精神不調に注意してください

内科系病院からの紹介

　診断：甲状腺機能亢進症，動悸，不安
　今年3月まで臨時小学校教員の仕事をしていたが，上記診断の影響で休職している．今後教員採用試験を受ける予定だが，不安と動悸が強くなってしまい，踏み切れない状態である．内科的には数値が安定しているので，復職に際し精神面のサポートをお願いしたい．

【当クリニックでの所見】
　「もうだめかもしれない，でも逃げられない」というプレッシャーを感じて動悸がおさまらない．抗うつ薬を投与しつつ，どうしようもない現実と向き合う力（復職することにとらわれすぎず，まずは自分の症状の緩和につなげること，現実検討力を高めていくこと）が必要になってくる．
　当面の生活に不安を抱えていることに変わりはないため，福祉に協力を求め，リワークプログラムに参加していただいたり，障害年金の申請，生活保護の検討など具体的な対応を急がなくてはならない場合がある．働き盛りのひとが精神不調を感じて受診された際は，かなり深刻な状況に陥っていることがある．精神科への紹介も検討しながら，「一人で抱えこまず，種々の社会支援資源の利用も可能であること」につ

いて声をかけていただきたい．

ポイント⑬ トータルケアの一環として，紹介状を活用しましょう

　昨今，精神医療と他科の連携がますます注目されている．マニュアル化は難しく，その時の臨機応変さが求められるケースがほとんどである．

　大量服薬，リストカットなどの自傷行為に対して，根本的なところに目を向けることは，最初は大変かもしれないが，結論を急がず，そうした行為に振り回されず，少々長い目で診ていくことで回復へと結びついていくことが，精神疾患の経過の特徴でもある．多忙を極める医師は，一人でかかえこんでしまったら疲弊しきってしまう．

　年間自殺者数は，一向に3万人から減っていない．精神疾患に苦しむ方の数も増え，5大疾病の中にとうとう精神疾患が入った．適切に精神疾患の診断を下して適切な加療をすることはもちろん重要である．しかしまずは，状態について詳細に把握し，その背景を検討することからはじめるとよい．

　「そのために遠慮なく医者同士も助け合っていく」ことはできないものであろうか．

　各科の専門性を高めていくことはこれからも大切である．しかし，精神疾患が根底にある場合は，精神科医も交えて患者をトータルでケアしていくことがそうした患者のためにはなによりも大切である．そのためにはこまめに紹介状をやりとりし，他の医療や福祉や行政にも働きかけていくことの重要性をあらためて強調したいと思う．

第3章 ①精神科入門編

IV. 内科医と精神科医の共通言語②
精神科との連携の実際とポイント

三井記念病院 精神科
中嶋義文

2013年から精神疾患は五疾患五事業に加わり，医師である限り精神疾患に対する対応は必須のものとなる．本書で繰り返し述べられているように，循環器疾患における精神疾患の合併率は，他の疾患と同じかそれ以上に高い．身体疾患における精神疾患への精神医学的連携，より広くメンタルヘルス（精神保健）上の支援を，コンサルテーション・リエゾンと呼ぶ．本稿では，コンサルテーション・リエゾンの実際とポイントを例示する．著者の所属が病院であるために，病院組織を前提として話を進めるが，連携に関するエッセンスについては診療所でも応用可能であろう．

A コンサルテーション・リエゾン・サービス（CLS）の理論

定義と目的

コンサルテーション・リエゾン・サービス（consultation liaison service：CLS）とは，狭義には総合病院において身体科に入院している患者のメンタルケアを行うことをいう．コンサルテーションとは依頼（リファー）により専門知識を用いて相談に応じること，リエゾンとは多職種連携によってケアを実行することと定義されるが厳密な差異はなく，コンサルテーション・リエゾンまたはリエゾンと呼ぶ．対象となる病態は身体疾患にともなう精神症状（薬剤性・器質性精神障害などの二次性精神障害を含む），疾病をもつこと，入院生活そのものにともなう心理的問題（適応障害），精神状態による身体治療の修飾である．

サービスの対象は患者のみならず患者をとりまく治療環境（医師・看護師など医療スタッフ，患者家族）となる．多職種によるチームアプローチを基本とする．

目的は医療サービスの質を上げ（患者の精神状態に関する把握レベルを上げ），治療効果を上げる（せん妄や抑うつなど身体治療進行に対する阻害因子を改善する）ことである．

コンサルテーション・リエゾンは「生物・心理・社会（Biopsychosocial）モデル」の提唱者として有名なGeorge L. EngelがNew YorkのUniversity of Rochester Medical Centerで内科研修医（インターン）に対する精神医学研修として始めたことによって体系化された内科医にとって必須の精神医学的知識である．

活動の展開と量

図1にCLSの四象限モデルを示す．入院中の全患者は医学的な複雑さと心理・社会的な複雑さによって四象限に分けられる．右上の第一象限（ハードリエゾンと呼んでいる）は医学的にも心理・社会的にも複雑な群であって，どのような病院組織でもある一定割合（およそ2％）で出現する．これらの患者群は精神科医・心療内科医がいればリエゾンで対応している．

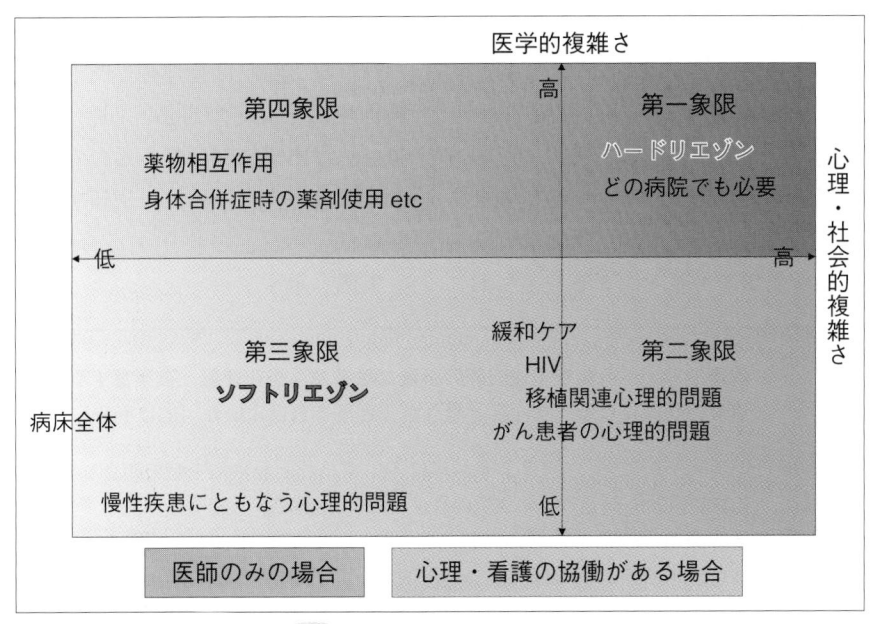

図1 CLSの四象限モデル

その後，右下の医学的には複雑ではないが心理・社会的には複雑ではない第二象限を取り扱うことになるが，もっともニーズの高い第三象限（ソフトリエゾンと呼んでいる）も併せて医師以外でも対応可能であるため，心理・看護など他のスタッフが利用できればそのほうが活動を拡大しやすい．第四象限に属する薬物相互作用や身体合併症における向精神薬使用は精神科医ならではの専門性の高い助言が必要となる．

このようにメンタルケアの必要度の割合は病院組織のサイズに関わらず一定であるので，リエゾン活動の量は病院組織のサイズにより決まる．年間のビジット（コンサルト）数（一人の患者に3回介入した場合は3ビジットと数える）が病床数の1～2倍（500床の場合は500～1000ビジット）が平均となる．500床あたり1人の専従のリエゾン従事者が必要である．

B リエゾン活動の実際

リエゾン活動には依頼があって初めて動く場合と，御用聞き型または訪問型という依頼がなくても病棟を回診する場合がある．いずれの場合でもまずやるべきことは直接当事者たちから話をうかがい周辺情報を含めてニーズの把握を行うことである．ニーズや問題の所在は患者にあるとは限らない．たとえば事例化している患者に問題があるのではなく，担当医と看護スタッフ間の意思疎通に問題がある場合などもある．

リエゾンにおいては精神医学的に正しい治療を行うということよりも身体科の主治療がスムースに進行するよう援助するというスタンスで臨むのがよい．ニーズの把握の次に行うべきことは主治療の内容と期間である．たとえば抑うつ状態を患者に認めた場合，主治療薬との相互作用を考慮しなければならない場合や退院が1週以内に決まっているといった場合には，抗うつ薬治療を差し控えるということが妥当であることもあるだろう．このようにリエゾン活動は唐突にはじまって退院（時には死亡）によって唐突に終了する時間制限的な関わりである．その意味でも援助であって治療ではないことを強

く意識する必要がある．
　リエゾン活動の結果は必ず書面にして記録しておくと同時に，担当医/看護スタッフにフィードバックしておく．最初の依頼を受けてその後フォローせずに非常に悪化してから再依頼を受けることもしばしばおこるので，次回評価時を決めておくか再依頼のタイミングを教えておく必要がある．

　リエゾン活動は精神科専門治療として，入院精神療法を算定できる．DPCにおいて入院精神療法は出来高部分であるので別途請求されることになるので積極的に依頼することが合理化される．

　実例を示す．

依頼主旨①：心筋梗塞後安静の必要な患者が，昼夜逆転，夜興奮するため治療の妨げになる．せん妄と思うが，どうすればよいか（ICUから）

　電子カルテ上の「リエゾンサービス」予約枠に入力された上記依頼を朝に確認したリエゾンチームは，まず電子カルテ上で身体状況の程度，使用中の薬剤を確認後，医師・心理専門職がICUに赴き，スタッフから依頼の主旨（困り具合）をうかがった．夜間の鎮静を必要とする要求水準だと判断されたので，ベンゾジアゼピン系睡眠薬を中止，ハロペリドール（セレネース）5mgの夕-夜の定時点滴を助言した．循環器医は循環器系への影響を考慮して上記処方開始，必要に応じて鎮静麻酔薬を併用した．4日間で夜間の睡眠が安定したので，非定型抗精神病薬リスペリドン（リスパダール）1mg眠前服用に変更した．日中には家族がつきそい，頻繁に話しかけることで不安を軽減し，覚醒させる試みを続けた．10日後には薬剤離脱することができた．

別の例を示す．

依頼主旨②：拡張型心筋症で長期入院中の患者が治療に対する意欲をなくし投げやりな言動が増えた，どう接すればよいか（循環器内科）

　電子カルテ上の「リエゾンサービス」予約枠に入力された上記依頼を朝に確認したリエゾンチームは，本人にメンタルケアサービスが入ることを主治医から説明されていることを確認した後，心理専門職が中心となって本人の気持ちをうかがい始めた．当初話しても仕方ない，何をしてくれるのだと拒否的な態度に終始していたが，繰り返しベッドサイドに赴くうちに口を開くようになった．抑うつ状態というより「Demoralization」とよばれる無力感に苛まれている「どうにもならなさ」「疲れ切ってしまっている」状態であることが明らかとなった．病棟スタッフミーティングで上記状態が話し合われ，日常の喜びと希望を強めるような接し方を心がけることとなった．ちょっとした声かけを根気強く繰り返していくこととなった．本人の態度はさほど変わらなかったが，スタッフは穏やかな気持ちで接することができるようになった．

　先にコンサルテーションとリエゾンの定義の差異について説明したが，依頼する循環器専門医の立場からは，事態の緊急度（さしせまりかた）によってコンサルテーションとリエゾンを意識的に分けたほうがよい．チーム医療においては，緊急度が高く，意思決定の遅れが生命予後に直結する急性期の病態においては，垂直的な意思決定を行うことが求められる．この場合，精神科との連携はコンサルテーション（専門性に基づいた意見をもらう）ことに特化すべきで，

最終的な意思決定は循環器専門医が行うべきである．逆に，緊急度は高くなく，意思決定の遅れは生命予後に直結することのない慢性期の病態においては，水平的な意思決定，いわば専門職性の開放（実行できる人が職種にかかわらず行う）が適切となる．この場合は，精神科との連携はリエゾン（多職種連携）が目的となるだろう．

コンサルテーション・リエゾン・サービスはもちろん患者志向の活動ではあるが，より広く病院組織そのものの活性化のための活動でもある．内科医も精神科医も病院組織のために働くという感覚をもつことがリエゾン活動のためには必要である．

「一般病院連携精神医学専門医（通称：リエゾン精神科専門医）」

日本総合病院精神医学会（1988年設立）は会員数約2000名のリエゾン精神医学に関する学術団体で，精神科七者懇談会の構成団体であり，年1回11月に学術集会を開催している．日本精神神経学会認定精神科専門医よりも早く平成21年に日本専門医制度評価認定機構により表記の名前で専門医制度が認定されている．精神科専門医または精神保健指定医の資格があり，申請時5年以上の総合病院精神医学研修歴と学会員歴があり，ケースレポート（8編）を提出し，すべてが専門医制度委員会の審査に合格すること，講習会を受講し，専門医試験を合格することなどが条件となっている（学会ホームページ http://psy.umin.ac.jp/）．

第3章 ⅰ精神科入門編

Ⅴ. 患者への対応の仕方―こんな患者へどう対応するか？

*船橋市立医療センター 精神科　**船橋市立医療センター リエゾン精神看護師

宇田川雅彦*　菅原亜有美**

循環器疾患を持つ患者が精神疾患を合併する頻度は高い．筆者の勤務する病院は，救急医療および急性期医療を中心とする446床の総合病院であるが，入院中に各診療科から精神科へ紹介される患者の約20％が循環器疾患診療科（循環器内科と心臓血管外科）からの依頼である．これらの患者の循環器疾患の病名は，「心不全」がもっとも多く，次いで「急性心筋梗塞」や「狭心症」，「大動脈瘤の手術後」などが多い．一方，これらのケースを精神科診断の内訳で見ると，もっとも多い病名はせん妄，次いで適応障害による抑うつ状態および不安状態，うつ病などと続く．

こうした実情から見ると，循環器疾患に合併する精神疾患は，精神科医が行うコンサルテーション・リエゾンの対象となる疾患の主要な部分を占めると同時に，循環器疾患を診療する医療者にとっても，精神疾患は高頻度の合併症として認識する必要があろう．

この項目では，コンサルテーション・リエゾンの一環として，循環器疾患を持つ患者に対する精神科治療の要点を述べ，循環器疾患に特有な問題に関連して発症した精神疾患に対する治療経験を紹介する．

A 循環器疾患と精神疾患

前述のように，循環器疾患には精神疾患が合併しやすい．その背景にある要因として，まず循環器疾患自体が頻度の高い身体疾患であること，急性心筋梗塞などのように，発症が急激で緊急の侵襲的治療を要する疾患が高頻度で含まれることがあげられるであろう．すなわち，急激な自覚症状，緊急の検査や治療（緊急の心臓カテーテル検査やステント留置術，緊急手術など）が中枢神経系に直接及ぼす影響，および心理面へ与える影響は，入院中のせん妄や，回復期にしばしば現れる抑うつ状態および不安状態を主症状とする精神疾患の要因となりうるであろう．

循環器疾患の患者の入院中のせん妄は非常に頻度が高いことはコンサルテーション・リエゾンを行う精神科医であれば誰でも認識しているであろう．一方，循環器疾患の回復期以降にしばしば抑うつ状態を呈することは，循環器疾患の医療者の中でも認識され，話題になっている．

そして，循環器疾患が精神疾患を合併しやすい要因として，循環器疾患の自覚症状が，しばしば患者自身に直接生命を脅かすような感覚を自覚させることは無視できない．とくに不整脈や強い胸痛，ICD（Implantable Cardioverter Defibrillator：植込み型除細動器，以下ICDとのみ略記する）の誤作動などは，強い恐怖感を与え，精神的トラウマとなりうると考えられる．また，ICDやペースメーカーのように常時身体に埋め込まれている医療機器は，患者に慢性的な精神的負荷を与えることが考えられ，実際その観点からの精神的ケアを要するケースがある．

B　コンサルテーション・リエゾンの実際

　循環器疾患に合併した精神疾患の治療は，他分野のそれと本質的には変わらない．すなわち，循環器診療科より依頼があり，通常のコンサルテーション・リエゾンを行う．

　まず病歴を主治医から聴取したり診療録から入手し，対象が入院患者であれば病棟看護師からも詳細に心身両面の病状を入手する．その後，直接診察を行う．活発なせん妄状態などの意識障害下にあって，会話が不能であったり，重度の認知症という場合にはコミュニケーションがとれないが，理解力があって会話可能であれば，診察後に精神科診断と治療方針を本人に説明する．

　循環器疾患の患者に対する精神科病名の告知も特殊なものではない．「循環器疾患の療養中であるが，精神的にも不調を生じているので治療する」旨を，ケースの心身の状態を鑑みて，理解しやすく，そして受け入れやすく伝えることが肝要である．たとえば，抑うつ状態であれば，原因は「神経の疲れ」「闘病の疲れ」などというような，患者が受け入れやすい説明を行い，循環器疾患の治療と平行して精神科治療を行っていくことを説明する．他に患者に固有の原因があればそれについても説明する．たとえば，精神疾患の既往がある場合や，固有の心因や状況因がある場合である．説明の際には，新たな病気が加わったという不安や恐れが強くならないような配慮を十分に行い，治療によって回復することを告げる．こうした配慮をすることによって，多くの場合は受け入れられる．

　そもそも精神科治療は本人にその必要性を伝える時点ですでに開始されており，治療的観点から見れば「告知」などと呼んで特別な行為として構える必要はない．

　循環器疾患の患者は，精神科治療開始時にすでに複数の種類の内科の治療薬を服用していることが多いため，さらに向精神薬の服薬を開始することに不安を抱くことが多い．精神科医師は，あらかじめ患者が使用している循環器疾患や他の合併症の治療薬をすべて把握し，相互作用に心配がない薬剤を使用することを伝え，不安を取り除くよう配慮すべきであろう．

　せん妄の治療の場合には，通常，本人への有効な説明が不可能である．循環器疾患をもつ高齢者ではせん妄の発症率が高く，説明時に患者自身の理解力が損なわれている場合もしばしばあるからである．

　せん妄の治療に際しては，なるべく治療開始前に家族に会い，せん妄の原因や病態，治療について理解しやすく説明する．筆者は，せん妄について説明する際には「全身状態の影響を受けて，脳機能が一過性に衰弱して生じる，病的な寝ぼけのような状態」というような説明を行う．この表現は，「意識障害」とか「意識混濁」などという言葉よりも理解しやすいであろう．しばしば患者の家族は「入院して急に認知症になった」という誤解を生じるが，せん妄の説明によってその誤解を解く必要がある．せん妄についてのパンフレットや説明書も作成し，活用している．本来，せん妄発症のハイリスク患者に対しては，入院時やICUやCCUへの入棟時および術前など，せん妄が好発する状況の前の時点で家族に説明しておくことが理想である．

　治療薬については，「鎮静目的で精神安定薬を使用する」と説明し，これは脳機能が回復するまで危険な行動がないように，また活発なせん妄によって体力を消耗しないようにするための薬物療法であることを伝える．

　向精神薬の主たる副作用についても説明する．とくにせん妄で使用する抗精神病薬の主な副作用である眠気や薬剤性パーキンソン症候群については詳しく説明しておく．非定型抗精神病薬を高齢者に使用した場合，統計的に生命予後に

影響を及ぼすこともあるといわれている．この問題に関しては，薬剤は効果と副作用を評価しながら必要最小限を用いることと，せん妄が，体力を消耗させ，事故の危険を増すことを考えれば，薬物によって治療する利益はリスクを上回ることをわかりやすく伝える．このように伝えれば家族から拒否されることはまずない．

治療開始後および回復期にみられる，うつ状態であれば「精神的な疲れ」という説明がもっとも受け入れやすいだろう．抑うつ状態やうつ病を発症した場合には，抗うつ薬を使用することもある．この場合，薬剤の選択には格別な配慮を要する．すなわち，三環系抗うつ薬には心毒性があるものが多いし，その他の抗うつ薬にもワーファリンとの薬物相互作用を持つものが多いからである．

不安を主とする神経症症状を呈している場合には，「ストレスから神経が過剰に緊張している状態」などと説明している．神経症圏の場合，不安への対処を患者とともに考えていくような，支持的精神療法ならびに認知行動療法的な精神療法を行い，必要に応じて抗不安薬も使用する．抗不安薬は循環器系に与える副作用も少なく使用しやすいが，高齢の場合には，せん妄や転倒に注意する．

C 症例

もっとも頻度の高いせん妄の治療には，循環器疾患に固有な要素は多くないので，ここでは省略する．また，うつ病，抑うつ状態に関することも，前述した薬物療法上の注意点や心臓リハビリテーションとの兼ね合いが問題となるが，この問題は他書に譲る．

本稿では，循環器疾患における特殊な治療が要因となり，精神疾患を発症したケースの治療経験を述べる．すなわち，ICDが大きな要因となったケースの治療経過を2例提示する．

症例①：26歳，女性
主　訴：ICD装着後，いつICDが突然作動するかと絶えず不安と緊張，恐怖感が続いた症例

初診時26歳女性．X年4月中旬，循環器科にてICDを装着したが，同年5月末よりICDが数日おきに作動するエピソードを経験．以後，いつICDが突然作動するかと，絶えず緊張と恐怖感をおぼえるようになった．同年6月初頭に起きたICDの作動の際には失神して倒れた．このあとから急速に不安と緊張，恐怖感が強まり，不眠（入眠困難，中途覚醒，早朝覚醒），全身倦怠感，下痢，吐き気，食欲不振，身体の震えなども加わったため，近所の病院の内科を受診した．胃腸薬が処方され，いったん吐き気と下痢に関しては改善したが，食欲は回復せず，吐き気と下痢も再び出現し，当院循環器科を受診．泣いて恐怖と不安を訴えたため，循環器科より精神科へ紹介された．

X年6月中旬に精神科を初診．抑うつ気分と不安，恐怖感が強く，診察中にも泣いていた．苛立ちと怒り，そして慢性的な意欲低下もうかがえた．自宅ではいつICD作動が起こるかわからないので，何もできずに横になっているだけという．家事は母親がやっているが，必ずしも患者に対して理解的ではなく，「寝てばかりいないで」と注意されることもあり，患者は気兼ねしていた．

受診時，抑うつ気分，意欲低下，不安，不眠，食欲不振，希死念慮がみられた．薬物療法はエチゾラム1.5 mg，スルピリド150 mg，フルニトラゼパム2 mg，パロキセチン10

mg を開始した.

同年 6 月下旬以降は,睡眠状態と食欲に改善がみられた.しかし,午前中は恐怖感がたびたび襲い「びくびくしてしまう」とのことだった.また倒れるのではないかと思うと,独りでの外出が怖いが,親と一緒であればなんとか外出できた.

その後も抑うつ気分と意欲低下,精神運動制止が続くため,同年 7 月パロキセチンを 20 mg に増量した.同年 8 月,中途覚醒が続き,昼夜逆転傾向となったためにトリアゾラム 0.125 mg を追加した.これで睡眠状態は改善したが,8 月末,母が数日間家を留守にした際,吐き気,頭痛,下痢が再出現した.このあとも,自宅で独りになること,および独りでの外出が不安であることを強く訴えていた.

同年 9 月下旬,臨床心理士によるカウンセリングを開始した.カウンセリングでは,ICD の埋め込みによってこのような状態に陥ったことへの不満や怒りを述べ,誤作動が生じた時の「死ぬかと思うほど」の心身への衝撃について,身を震わせながら涙を流して語った.また,平素から何かと制限の多い生活への不満が話題となることもあった.毎回のカウンセリングの最後には,このような自分の気持ちは誰にもわかってもらえないのがつらい,しかし聴いてもらえるだけで楽になると話した.

同年 10 月下旬に,思いがけずたくさんの友人や知人に励まされる機会があり,以来意欲が回復してきたと述べた.この頃から友人とカラオケや食事に外出するようになり,職場復帰も考え始めた.自宅で独りの時にも不安にならずに過ごせるようになった.また,診察時にも,長い間苦しんできた怒りの感情も和らいだと述べた.

まだときおり ICD 作動に関して不安になることもあったが,おおむね落ち着いた状態で X+1 年を迎えることができた.「ICD が入っているのを受け入れられるようになった」「もうほとんど悩まない」と話し,カウンセリングは X+1 年 1 月で終結した.

同年 3 月以降は,外出に意欲的になり,恐怖感や不安感はほぼ消褪した.旅行もできるようになり,服薬量も漸減でき,諸症状はさらに軽減し,安定していった.約 1 年経過を見て,翌 X+2 年 3 月をもって診察を終了した.

症例②:20 歳代,女性
主 訴:ICD 挿入時にボディ・イメージの変容に対する心理的苦痛を経験し,再挿入に対する否認と抑うつ状態が生じた症例

20 歳代女性.大学卒後事務職.小学生時代,大動脈弁置換術を受けた後,心室細動と慢性心不全がある.10 歳代から不眠傾向があった.24 歳時に ICD 挿入.

27 歳時,リード感染による発熱が続いたため,循環器病棟に入院となった.患者は入院後,ICD 再挿入について同意を渋る態度を表し,夜間の不眠と食欲不振も訴えていたため,ICD 再挿入の手術は延期された.表情が暗く,抑うつ的であることに気づいた病棟看護師が「気分が憂うつか」と問うと「憂うつでならない」と答えたので,循環器科の主治医が精神科受診を勧めたが本人は拒否.そこで病棟看護師がベッドサイドで時間をかけて面談したところ,次のように打ち明けた.

すなわち,24 歳時 ICD を挿入して以来,左鎖骨窩の一部が突出し「見た目が悪くなった」と悩み,日頃から鏡で自分の姿を見ることが苦痛で,鏡の前では肩の部分を見ないようにしているほどだと述べた.そのために,再び ICD を挿入することについて強い抵抗を感じているとのことであった.ICD を継続して装着すれば,外見についての悩みを再び負わ

ねばならないが，一方，装着しなければ重篤な不整脈が出現するために生命の危険が生じる不安があることも理解しており，どうしてよいかわからずに苦悩していると述べた．

　このような本人の心情を聴いた病棟看護師は，もう一度精神科受診を勧めたが本人は応じなかったため，リエゾン精神看護師に助言を求めた．リエゾン精神看護師は，精神科医師と連携し，循環器科の主治医と合議して以下のことを検討した．

　現時点での問題は，ICD再挿入を行うことで致死的不整脈の発生への早期処置が可能となるが，ボディ・イメージに変容をきたすことについて本人が負担を感じているため，ICD再挿入が遅延する可能性があるということである．

　精神科医からは，「本人は抑うつ状態にあり，ICD再挿入についての認知も悲観的な方向に歪んでいる可能性がある．しかし抑うつ状態が治療によって軽快すれば，ICD再挿入についての認知の歪みも改善する可能性がある」と提案した．

　リエゾン精神看護師は，本人から了解を得てベッドサイドで面談を実施した．この時，臨床心理士によっていくつかの心理査定を行ったり，精神健康度の調査票を使用し患者の心理状態を評価した上で，現在抱いているICD再挿入への思いについて本人に語ってもらった．

　面談時，本人の不安の程度は軽度であった．しかし，「前にICDを入れていた時，左胸から肩にかけて違和感がずっとあった．そして胸の上部が盛り上がっているのをどうしても直視できなかった」と述べた．また，「左胸にあった違和感を1年前から何度か循環器科医師に伝えたが，聴き流されてしまったように感じ，悲しかった」とも述べた．今回再挿入するにあたっての気持ちは，他の人にはとてもわかってもらえないだろう，と述べた．さらに，精神的な苦痛が今後も続くと思うとICD再挿入が恐ろしく，再挿入を受けるかどうか迷っている，と述べた．

　リエゾン精神看護師との面談の結果，患者はボディ・イメージの変容に対する苦痛と否認だけではなく，本人は自分の心理的苦痛について，他者からの共感や理解がとうてい得られないと感じていたことが判明した．このため，リエゾン精神看護師は患者に「身体の形が変わってしまうことだけでなく，自分が感じている違和感を他の人にわかってもらえなかったことが悲しかったのですね」と共感を示した．そして，ICDを挿入すべきか否かの決定が本人にとって過大な重圧を与えていることに理解を示し，「自分だけで決定しなくてもよい，家族とも相談をしてみてはどうか」と提案した．あわせて，リエゾン精神看護師がこれから患者と定期的に面談を行い，今後は一緒に考えていくことを伝えた．

　不眠や食欲不振については，抑うつ状態が考えられるので精神科の治療を受けるように勧めた．精神科受診について本人が了承したので，診察の上，不眠を伴う軽度の抑うつ状態にあることを確認し，エチゾラム1mgを眠前に処方した．

　リエゾン精神看護師による初回面談から1週間後の，2回目面談時，患者は「長い間の心の重荷をわかってもらってずいぶん楽になった．その後，家族とも相談し，ICDをもう一度埋め込もうと考えるようになりました．今は8割5分くらい（ICDを）埋めたいと思っています．私が何かあった時，家族の手をわずらわせてはいけないと思ったから」と述べ，ICDの再挿入について積極的な認知が可能になってきた．

　初回面談より3週間後，患者はICD再挿入の手術を受けた．術後は精神状態も良好で，数日後に退院した．精神科外来でも3ヵ月間の経過観察を行い，その間リエゾン精神看護師との面談も継続した．患者の気分は改善し，睡眠と食欲も良好であった．鏡の前でICD埋め込み部分を直視することは依然として難しいが，以前よりもICDを装着していることへの苦悩は軽減し，ICDの積極的な意味を考えるようになったと述べていた．

D まとめ

　WHOの予測によれば，2020年において健康な生活を障害する疾患（Disability Adjusted Life Years：DALYs）の第1位が虚血性心疾患であり，第2位が単極性大うつ病になると予測されている[1]．この予測をみるまでもなく，今後一層，循環器疾患の臨床においては，精神疾患の診断と初期治療に関する知識および実践が要求されるであろう．

　循環器疾患全般において，その頻度の高さという視点でみるならば，重要な精神疾患は急性期のせん妄と回復期の抑うつ状態・うつ病ということになろう．しかし本稿では，頻度の問題よりも循環器疾患固有の問題に着目して，ICDをめぐるケースを2例提示した．

　この2症例から示唆されることは，①2例とも共通して，ICDを埋め込んでいる精神的苦痛は「誰にも理解してもらえない」と感じていたこと，②精神科が介入することによって循環器疾患の治療の受け入れが好転したこと，③精神科受診への抵抗がある場合や心理的問題が対象となるとき，リエゾン精神看護師や臨床心理士の介入（カウンセリング）が有効であること，および，循環器診療科医師，精神科医師，臨床心理士，病棟看護師，リエゾン精神看護師などによるチーム医療が有効であること，などである．循環器疾患を取り巻く医療においても，このようなチーム医療による全人的医療が有効であることが示唆される．

参考文献

1) Murray CJ, Lopez AD: Alternative projections of mortality and disability by cause 1990-2020: Global Burden of Disease Study. Lancet, 349: 1498-1504, 1997.

VI. 循環器系疾患における向精神薬処方の留意点

*昭和大学 医学部 精神医学教室　**東京厚生年金病院 精神科

山田浩樹*　大坪天平**

　向精神薬を内服中の患者が循環器系疾患を発症したり，循環器疾患の患者が精神疾患を発症して向精神薬の内服を必要とするケースは多くみられる．向精神薬は循環器系の副作用が全般的に多く，なかでも定型抗精神病薬，三環系抗うつ薬，lithium などは，循環器系の副作用や循環器疾患に対する投与にとりわけ注意が必要な向精神薬である．近年は比較的有害事象が少なく安全性の高い新規の向精神薬での治療が主流になりつつある．しかし，新規の向精神薬においては代謝系への影響も注目されており，疾患によっては治療開始以前から心血管系のリスクを背負った状態であることも多い．また，循環器疾患と精神疾患とは相互に影響を及ぼし合っていることもある．循環器系疾患に対する向精神薬投与については，循環器系疾患治療中に向精神薬の投与を必要とする場合と，精神疾患を治療中の患者が循環器疾患を発症した場合との双方に注意が必要である．本稿では，循環器系疾患に影響すると思われる，①向精神薬の循環器系への副作用，②精神疾患における循環器系疾患発症のリスクについて概観し，循環器系疾患に対する向精神薬の投与に対する注意点について述べる．

A　向精神薬の循環器系に対する副作用

定型抗精神病薬

　統合失調症の薬物療法において，かつて中心となっていた定型抗精神病薬は，phenotiazine 系，butyrophenon 系に大別される．現在は後述の非定型抗精神病薬に第 1 選択の座を譲った印象があるが，定型抗精神病薬による治療も行われる機会はまだ多い．その中で循環器系の副作用にとりわけ注意を要するものは phenotiazine 系抗精神病薬である．

　Chlorpromazine に代表される phenotiazine 系抗精神病薬は，末梢性の α_1 アドレナリン受容体遮断作用，末梢性の抗コリン作用，キニジン様作用による心毒性をもつ．末梢性の抗 α_1 作用は末梢血管の拡張をもたらすため，起立性低血圧による立ちくらみや転倒，失神を引き起こす可能性がある．またキニジン様作用により，心電図上 PR，QTc 延長，QRS 幅延長，ST 低下，T 波の平坦化，U 波の出現などの伝導障害が起こる[20]．心疾患のある患者においては血圧降下やより重篤な不整脈に発展することがあり，とくに QTc 延長は，torsardes de pointes のような重篤な不整脈の原因となり，心室細動に移行し突然死のリスクとなるため[9,19]注意を要する．QTc が 0.500 msec を超えるような場合には不整脈の出現と関連するといわれている[37]．
　薬物相互作用により血中濃度が上昇することが

あるが[36]，phenotiazine系抗精神病薬は臨床的に血中濃度を測定することは行われていないため，心電図の定期的なチェックがとくに重要であると考えられる．Haloperidolに代表されるbutyrophenon系抗精神病薬は副作用としては錐体外路症状が多く，心血管系への副作用は比較的少ないと考えられている．しかし，せん妄治療などに対し時に行われるhaloperidolの静注においては，QTc延長がみられた症例も報告されている[8,17,32]．循環器系疾患をもつ患者においては，定型抗精神病薬の投与は極力避けたほうがよいと思われる．

非定型抗精神病薬

近年の統合失調症治療の中心となっている抗精神病薬が非定型抗精神病薬である．現在国内ではrisperidone，olanzapine，quetiapine，perospirone，aripiprazole，blonanserin，clozapine，pariperidoneの8種の非定型抗精神病薬が使用されている．これらは忍容性の高さや認知機能の改善に対する期待などから統合失調症の治療の第1選択となっている．定型抗精神病薬に比べ安全性は高いといわれ，循環器疾患のリスクの高い患者に対しては非定型抗精神病薬の投与が望ましい．ただしrisperidoneやquetiapineはアドレナリンα_1遮断作用が強く，血圧低下には注意が必要と考えられる．また，循環器系への直接的な影響ではないものの，clozapine，olanzapine，quetiapineは血糖値上昇，体重増加のリスクが高いといわれている[2,15]．Clozapine，olanzapineに関しては他の非定型抗精神病薬と比べてインスリン抵抗性を起こしやすいという報告もある[13]．元来は安全であると考えられてきたrisperidoneにおいても高血糖をきたした症例が報告され[18]，他の非定型抗精神病薬についても慎重な姿勢が求められている．これらの影響が間接的に心血管系のリスクを増大させている可能性に留意する必要がある．また，循環器系疾患による突然死のリスクは，定型抗精神病薬と大きな差はなかったとする報告もみられるため[36]，非定型抗精神病薬といえども使用中の心電図の定期的なチェックは必須であると考えられる．高齢者においては非定型抗精神病薬の投与によるQTc延長も報告されている[16,29]．

抗うつ薬

Phenotiazine系抗精神病薬をもとに合成された三環系抗うつ薬は，循環器系への影響もphenotiazine系抗精神病薬と類似しているため[27]，QTc延長などの副作用に常に留意する必要があり，循環器系疾患の患者に対する投与は避けるべきである．四環系抗うつ薬も種類によっては高用量で突然死のリスクがあるといわれている[11]．現在のうつ病治療における第1選択となっているのは，選択的セロトニン再取り込み阻害薬（SSRI）に分類されるfluvoxamine，paroxetine，sertraline，escitaropram，選択的セロトニン・ノルアドレナリン再取り込み阻害薬（SNRI）に分類されるmirnaciplan，duroxetineなど新規の抗うつ薬である．これらは循環器系への影響が比較的少ないため，循環器系の問題がある患者に対してはこれらの抗うつ薬での治療を考えるべきである．とくにSSRIは，うつ病の改善のみならず，うつ病の改善と独立して冠動脈疾患による死亡率を減少させたという報告がみられる[3]．ただし，escitaropramに関しては高用量でのQTc延長の報告があり，添付文書上も注意喚起されている．まだ国内での知見に乏しいため，高齢者や，循環器系の問題のある患者に対する投与においては他のSSRIに比べると心電図のチェックを含め慎重に使用する必要があると考えられる．SNRIも安全性は高いと考えられているが，血圧上昇や

脈拍数上昇などの副作用が若干認められる[23]．循環器疾患を合併したうつ病に対してはSSRIが第1選択になると考えられるが[4,34]，循環器系疾患治療薬との薬物相互作用には注意が必要である．

気分安定薬

気分安定薬は主に双極性障害（躁うつ病）の治療に用いられる薬剤であるが，双極性障害の気分安定のみならず，統合失調症の情動の安定化，抗精神病薬治療における抗精神病作用の増強，うつ病治療における抗うつ作用の増強目的などの用途で幅広く用いられている．現在，双極性障害に対し保険適応となっている気分安定薬は，lithium，valproate，carbamazepine，lamotorigine の4種である．Lithium については，頻脈や心電図上T波の平坦化や陰転化がみられることがある[30]．多くは可逆性であるが，中毒時にはST低下や陰性T波がみられ，心室性頻拍，房室ブロック，心室細動などの報告例もみられる[12,22]．Lithium は血中濃度における治療域と中毒域が近く，また併用薬による血中濃度の上昇もみられるため注意を要す．血中濃度測定によるモニタリングが可能であるため，lithium 使用中は定期的に血液検査と心電図によるチェックが必要であり，心疾患の患者に対する投与は控えたほうが安全である．Carbamazepine は，心筋での伝導速度を遅くする作用があるといわれており，洞性徐脈や房室ブロックを起こす可能性があるため[5]，こちらも定期的な心電図検査が必要である．また，薬物相互作用に特に注意を要する薬剤の一つである．

ベンゾジアゼピン系薬物

ベンゾジアゼピン系抗不安薬，睡眠薬はGABA受容体を介した鎮静作用により，抗不安作用，催眠・鎮静作用，抗けいれん作用，筋弛緩作用などを有し，身体科でも高頻度で処方される向精神薬である．循環器系への直接的な副作用は少なく，flunitrazepam や midazolam は注射剤があるため点滴静注による持続的な鎮静にも有用である．静脈内投与時や，全身状態が悪化している場合の内服時には呼吸抑制に注意が必要である．循環器内科外来において，疾患への不安などから生じるさまざまな不定愁訴に対し用いられるが，高齢者が多いことから依存の形成や認知機能への悪影響が懸念されるため，ベンゾジアゼピン系抗不安薬よりもSSRIによる治療を推奨する声もある[14]．入院中の患者などで，連用中のベンゾジアゼピンを中断する場合や全身状態が悪い患者に対して投与する場合にせん妄を惹起する恐れがあり，せん妄により身体疾患の治療に支障をきたすことがあるため，入院中の使用や減量についてはできる限り精神科医へのコンサルトの上で，リスクよりも有用性が上回る場合において使用されるべきであり，極力少量の投与が望ましいと考えられる．また，薬物相互作用による他の薬剤への影響については他の向精神薬と同様に考慮すべきである．

循環器疾患治療薬との薬物相互作用

向精神薬の多くは，主に肝臓においてチトクロームP450（CYP450）により代謝される．また，向精神薬自体がCYPを阻害して併用薬の血中濃度を上昇させたり，酵素を誘導して併用薬の血中濃度を低下させたりする．このため，向精神薬と循環器疾患治療薬の併用による相互作用については常に注意を払う必要がある．SSRIでも，paroxetine はCYP2D6 の強力な阻害作用を持ち，fluvoxamine はCYP1A2，CYP2C9，を強力に阻害し，CYP2D6，CYP3A4への阻害作用もみられる．β-ブロッカーは

CYP2D6, Ca拮抗薬はCYP3A4で阻害されることが多く, 併用時はこれらの血中濃度が上昇する可能性がある. 気分安定薬では, lithiumがサイアザイド系利尿剤, ACE阻害薬によって血中濃度が上昇することがあるため, lithium中毒を引き起こすことがある. CarbamazepineはCYPの誘導作用を持ち, digoxin, β-ブロッカー, Ca拮抗薬の血中濃度を低下させる恐れがある上[25,26], verapamilなどCYP3A4で代謝される薬物の場合は代謝が拮抗し, carbamazepineの血中濃度を上昇させる恐れがある. ValproateもCYPの阻害作用があり, さまざまな薬物の血中濃度を上昇させることがある. 多くの向精神薬は肝臓においてwarfarinと互いに拮抗して分解が遅延し, warfarinの血中濃度を上昇させることがある. また, 多くの向精神薬は抗コリン作用をもち便秘を引き起こすことが多いため, digoxinの吸収が増加し, 血中濃度を上昇させることがある. 併用時は向精神薬と循環器系疾患治療薬について, モニタリング可能な薬剤の血中濃度をこまめに測定し, 投与量の調整をはかる必要がある. 向精神薬の大量服薬, 過量投与時には循環器系への影響を考慮し, 意識が清明であっても心電図の確認が必須である.

B 精神疾患における循環器系疾患発症のリスク

統合失調症

統合失調症の患者においては疾患そのものにより生じる陰性症状, 認知機能障害や治療薬による過鎮静などにより生活習慣が乱れていることが多い. 喫煙率が高く, 向精神薬による口渇から清涼飲料水を多く摂取している患者も多く, バランスの良い栄養摂取が困難になっていることもある[6]. 結果として, 統合失調症患者では高頻度に肥満が認められ, メタボリックシンドロームを有する割合も高いと考えられている[21]. さらにフェノチアジン系抗精神病薬や, 非定型抗精神病薬の中でもolanzapine, quetiapineは, 代謝系の副作用が多いと考えられているため, 統合失調症の患者においては肥満, 脂質異常症, 糖尿病のリスクが一般の患者に比べ高く, 心血管系の問題が治療以前から存在している可能性がある. 加えて, 治療開始後は抗精神病薬が循環器系への副作用を出現させている可能性も考慮し, 統合失調症の患者には循環器系の問題が潜んでいる可能性を常に考えておくべきである.

統合失調症の患者の突然死の原因は循環器系の問題が多いとされ, 抗精神病薬の副作用による不整脈, 動脈硬化が基礎となって起こる心筋梗塞, また精神科病棟においてみられる隔離・拘束による肺動脈血栓塞栓症は死に直結する危険性をはらんでいることを念頭におきつつ治療を行うべきであると考えられる. 近年は少なくなってきたものの, とくに統合失調症患者に対する向精神薬の多剤・大量投与の問題が依然存在しており, 個々の薬剤の投与量はさほどでもなかったとしても, 複合して循環器系への副作用を増大させている可能性があることにも留意する必要がある.

うつ病

循環器系疾患の治療中にみられるうつ病の場合, recerpine, β-ブロッカー, methildopaなどの循環器系疾患の治療薬によりうつ病を発症する可能性があるため[7,33], 副作用情報を十分確認する必要がある. 疑わしい薬剤の使用中にうつ病を発症した場合は精神科医にコンサルトしつつ, 原因となりうる薬剤の中止, 変更を検討する必要がある. 逆にうつ病患者が循環器系疾患の治療を必要とした際には, まず心電図を

チェックしQTcや不整脈の有無を確認する．さらに内服中の抗うつ薬に三環系抗うつ薬など循環器系の副作用の多いものがみられた場合には，精神科医にコンサルトし，継続の要否や循環器系に影響の少ない抗うつ薬への変更を検討する．そして抑うつ状態を惹起しない治療薬での治療を行う．

心疾患とうつ病の合併率は高く，心筋梗塞に罹患した場合のうつ病発症率は一般人口に比し高いという報告や[35]，心筋梗塞後にうつ病に罹患した場合の死亡率はそうでなかった場合の6倍に達するという報告もみられる[10]．また，うつ状態の患者においては高血圧の発症リスクが2〜3倍に上昇するという報告や[1]，国内では中津らが，循環器外来通院中の患者において高血圧に中等度以上のうつ状態がみられる率が18.5％，循環器外来全体でも23.8％と高率であったと報告している[24]．このように，うつ病と循環器疾患は相互に影響を及ぼしあっている可能性があることに注意する必要がある．循環器疾患と合併するうつ病においては，循環器系への影響の少なく忍容性の高いSSRIによる治療による治療が推奨される[4, 24, 31, 34]が，前述のとおりesciraropramに関してはQTc延長の報告があるため，使用時は心電図の確認が望ましい．

その他の疾患

双極性障害（躁うつ病）の患者に対しては，気分安定薬による治療が中心となる．lithium，carbamazepineの使用下においては前述のような心電図異常が存在していないか確認する必要がある．また，うつ状態においては抗うつ薬が用いられているケースもあり，さらに近年は非定型抗精神病薬が用いられていることも多くなっているため，薬物相互作用や代謝系への影響，心電図の変化に注意を払う必要がある．

認知症の患者においては，幻覚妄想や興奮など，認知機能低下以外に生じる多くの精神症状に対し向精神薬が投与されることがある．高齢に伴う循環器系疾患の発症リスクに加え，薬物に対する忍容性も低いため，向精神薬投与による循環器系への影響にはとくに注意を要す．幻覚妄想やせん妄に対しては，近年は非定型抗精神病薬が用いられることが多い．しかし非定型抗精神病薬においても米国食品医薬品安全管理局（FDA）により高齢者の死亡率を増加させたという報告があるため[27]，有用性がリスクを上回るかどうかを検討し，十分な説明の上で用いられるべきである．

いずれの疾患についても，循環器疾患治療薬と向精神薬の薬物相互作用には常に注意を払うべきと考えられる．

C まとめ

前述の内容から循環器系疾患に対する向精神薬投与の留意点をまとめると以下のとおりである．

① 循環器系疾患の治療中に向精神薬を新たに処方する場合は，循環器系のリスクが高いものは避け，抗精神病薬であれば非定型抗精神病薬，抗うつ薬であればSSRIやSNRIなどの新規の抗うつ薬を優先する．さらに薬物相互作用に注意し，血中濃度をモニタリングしつつ，循環器系疾患治療薬への影響が考えられる場合は，精神科医との相談のもと影響の少ない向精神薬への変更や中止，循環器系疾患治療薬の投与量の検討を行う．

② すでに内服中の向精神薬がある状態で循環器疾患を治療する場合，向精神薬が循環器系疾患のリスクを高めている可能性に留意し，心電図のチェックを行う．とくにフェノチアジン系抗精神病薬，三環系抗うつ薬，lithiumは循環器への影響

がとくに強いと考えられる．循環器への直接的な影響が少ない向精神薬であっても，代謝系への影響から潜在的な循環器疾患発症のリスクが高まっている可能性も考慮する．循環器疾患の治療開始時は，併用薬の相互作用に注意しつつ，必要に応じて精神科医に循環器系への副作用や相互作用の少ないものに切替えが可能かどうかコンサルトする．

③ 全身状態の悪化や入院中の検査などで内服中の向精神薬を中止せざるを得ない場合は精神科医へのコンサルトの上，精神症状とのバランスを考慮しつつ，中止のまま経過観察，点滴治療への移行，ベンゾジアゼピン系薬物の点滴投与による持続的な鎮静などの選択肢を検討する．

　循環器系疾患の患者に対する向精神薬処方については，常に精神科医へコンサルトしつつ，リスクと有用性の相対的なバランスのもとに投与を決定すべきである．たとえば生命に直結する循環器疾患を抱え，侵襲性の高い検査を行う必要性が高い場合は，すべての向精神薬を中止すべき判断もあると思われるし，QTcが0.44をわずかに超えていても，著しい精神運動興奮状態を呈し，自傷他害の危険が高いような患者に対しては，高用量の抗精神病薬の投与を継続せざるを得ない状況もあるであろうし，長期に安定しているうつ病の患者に対し三環系抗うつ薬が継続的に処方されている場合であれば，減量中止が可能なこともあるであろう．

　向精神薬の循環器系に対する影響は大きいこと，精神疾患と循環器疾患との関連性は極めて高いと考えられること，そして向精神薬と循環器疾患治療薬の薬物相互作用を常に念頭に置き，精神科医との協議の上で薬物投与の方向性を定めていく必要があると考えられる．

❖ 参考文献 ❖

1) Abramson J, Berger A, Krumholz HM, et al.: Depression and risk of heart failure among older persons with isolated systolic hypertension. Arch Intern Med, 161: 1725-1730, 2001.
2) American Diabetes Association, American Association of Clinical Endocrinologists, North American Association for Study of Obesity: Consensus development conference on antipsychotic drugs and obesity and diabetes. Diabetes Care, 27: 596-601, 2004.
3) Bewrkman LF, Blumenthal J, Burg M, et al.: Effects of treating depression and low perceived social support on clinical events after myocardial infarction: the Enhancing Rwcovery in Colonary Heart Desease Patients (ENRICHD) Randomaized Trial. JAMA, 289: 3106, 2003.
4) Beyer JL: Managing depression in geriatric populations. Ann Clin Psychiatry, 19: 289-303, 2007.
5) Boesen F, Andersen EB, Jensen EK, et al.: Cardiac conduction disturbances during carbamazepine therapy. Acta Neurol Scand, 68: 49-52, 1983.
6) Brown S, Birtwistle J, Roe L, et al.: The unhealthy lifestyle of people with schizophrenia. Psychol Med, 29: 697-701, 1999.
7) 独立行政法人 医薬品医療機器総合機構 医薬品医療機器情報提供ホームページ http://www.info.pmda.go.jp/
8) Douglas PH, Block PC: Corrected QT prolongration associated with intravenous haloperidol in acute coronary syndromes. Cathet Cardiovasc Intervent, 50: 352-355, 2000.
9) Edwards JG, Bernes TRE: Cardiac effects. Antipsychotic drugs and their side-effects (ed Bernes TRE). Academic Press, London, pp. 258-260, 1993.
10) Frasure SN, Lesperance F, Tarlajic M: Depression following myocardial infarction. Im-

pact of 6-month survival. JAMA, 270: 1819-1825, 1993.
11) Glassman AH, Dalack GW: Cardiovascular effects of heterocyclic antidepressants, Adverse effects of psychotropic drugs (eds Kane JM, Lieberman JA). Guilford, New York, pp. 287-297, 1992.
12) Hansen HE, Amdisen A: Lithium intoxication. Report of 23 cases and review of 100 cases from the literature. QJ Med Ser, 47: 123-144, 1978.
13) Henderson DC, Cagliero E, Copeland PM, et al.: Glucose metabolism in patients with schizophrenia treated with atypical antipsychotic agents. Arch Gen Psychiatry, 62: 19-28, 2005.
14) 廣正修一：循環器疾患に伴う難治性不定愁訴とその対応－抗不安薬からSSRIへの変更の取組み－. Therapeutic Reserch, 31: 1335-1342, 2010.
15) Iqbal MM, Rahman A, Husain Z, et al.: Clozapine: a Clinical review of adverse effects and management. Ann Clin Psychiatry, 15: 33-48, 2003.
16) Kang M, Lesh B, Tampi R, et al.: Spotting a silent killer. Current Psychiatry, 3: 75-88, 2007.
17) Katagai H, Yasui-Furukori N, Kikuchi A, et al.: Effective electroconvulsive therapy in a 92-year-old dementia patient with psychotic feature. Psychiatry Clin Neurosci, 61: 568-570, 2007.
18) Koller EA, Doraiswamy PM, Cross JT: Rsperidone-associated diabetes mellitus. Poster presented at the Endocrinology Society Meeting, San Francisco, CA, 2002.
19) Liebertore MA, Robinson DS: Torsarde de pointes: a mechanism for sudden death associated with neuroleptic drug thrapy? J Clin Psychopharmacol, 4: 143-146, 1984.
20) 松島英介, 融 道男, 櫻田春水：循環器疾患と向精神薬. 神経精神薬理, 16：619-627, 1994.
21) McEvoy JP, Meyer JM, Goff DC, et al.: Prevelence of the metabolic syndrome in patients with schizophrenia: baseline results from the Clinical Antipsychotic Trial of Intervention Effectiveness（CATIE）schizophrenia trial and comparison with national estimates from NHANES Ⅲ. Schizophr Res, 80: 19-32, 2005.
22) Mitchell JE, Mackenzie TB: Cardiac effects of lithium therapy in man: a review. J Clin Psychiatry, 43: 47-51, 1982.
23) 村上正人：循環器系疾患の新論点1：心筋梗塞後, 脳卒中後のうつを考える. 循環 plus, 8：7-9, 2008.
24) 中津高明, 間島圭一, 豊永慎二, ほか：高血圧とうつ－循環器外来患者におけるうつ状態の実態調査. Prog Med, 26: 527-530, 2006.
25) Ono S, Mihara K, Suzuki A, et al.: Significant pharmacokinetic interaction between risperidone and carbamazepine: its relationship with CYP2D6 genotypes. Psychopharmacology, 162: 50-54, 2002.
26) Perucca E: Clinically relevant drug interactions with antiepileptic drugs. Br J Clin Pharmacol, 61: 246-255, 2005.
27) Wang PS, Schneeweiss S, Avorn J, et al.: Risk of Death in Elderly Users of Conventional vs. Atypical Antipsychotic Medications. N Engl J Med, 353: 2335-2341, 2005.
28) Potter WZ, Rudorfer MV, Manji H: The pharmacologic treatment of depression. N Engl J Med, 325: 633-642, 1991.
29) Ravina R, Guteirres J, Ravina P: Acquired long QT syndrome: long-term electrocardiographic（Holter）recording of torsarde de pointes ending in asytole: Ⅱ. Int J Cardiol, 116: 272-275, 2007.
30) Reisberg B, Gershon S: Side effects associated with lithium therapy. Arch Gen Psychiatry, 36: 879-887, 1979.

31) Roose EP, Lagrissi-Thode F, Kennedy JS, et al. : Comparison of paroxetine and nortriptyline in depressed patients with ischemic heart disease. JAMA, 279: 287-291, 1998.
32) 清水 研, 平林直次, 高野春成, ほか：haloperidol 静脈内投与における corrected QT interval（QTc）変化. 総合病院精神医学, 14；164-169, 2002.
33) 辻村 徹：Ⅱ. 感情障害と周縁疾患：物質誘発性感情障害. 別冊日本臨床領域別症候群, 38（精神医学症候群Ⅰ）：296-300, 2003.
34) Ututzer J: Clinical practice: Late-life depression. N Engl J Med, 357: 2269-2276, 2007.
35) Van Melle JP, De Jonge P, Kuyper AM, et al.: Prediction of depressivedisorder following myocardial infarction data from the Myocardial Infarction and Depression-Intervention Trial（MIND-IT）. Int J Cardiol, 109: 88-94, 2006.
36) Wayne AR, Cecilia PC, Katherine TM, et al.: Atypical Antipsychotic Drugs and the Risk of Sudden Cardiac Death. N Engl J Med, 360: 225-235, 2009.
37) Yap YG, Wood MA: Tricyclic antidepressants, QT interval prolongration, and torsade de pointes. Psychosomatics, 45: 371-377, 2004.

I. 治療について①
心臓リハビリテーション

榊原記念病院 循環器内科
長山雅俊

循環器疾患における疾病管理手法として，心臓リハビリテーションが注目されている．心臓リハビリテーションとは，運動療法が中心となるが，運動療法，患者教育，リラクゼーションを三本柱として，患者の生命予後およびQOLを改善させることを目的としている．そのためには医師，看護師，薬剤師，理学療法士，管理栄養士，臨床心理士，運動指導者，ソーシャルワーカーなど，多くの専門職の協働による多職種介入が必要となる．本稿では心臓リハビリテーションの有用性のエビデンスを精神的効果やQOLに対する効果を中心に述べる．

A 心臓リハビリテーションの有用性のエビデンス

心臓リハビリテーションは，急性心筋梗塞発症後の患者管理の手法として発展してきた学問である．その原則は，長期臥床が身体的にばかりではなく，心理・社会的にもdeconditioning（脱調節状態）を引き起こすこと，そして適確なリハビリテーションがdeconditioning（脱調節状態）をreconditioning（再調節）することができるなど，長期臥床の弊害と運動療法の有効性を説いたものである[1]．また，再発予防を目的としたリハビリテーションは，運動療法だけでは不十分であり，患者教育や栄養指導など，包括的な介入の重要性が強調されている．

心疾患に対する運動療法の身体効果については，2007年に発行された「心血管疾患におけるリハビリテーションに関するガイドライン」では表1のようにまとめている[2]．

心筋梗塞についての予後改善効果については数多く報告されている．包括的リハビリテーションについてのメタアナリシスでは，心血管系死亡が20～25％減少し，運動療法単独でも15％減少することが明らかとなっており[3,4]，また冠動脈イベントの低下も認められている[5]．予後改善の機序は，①運動療法により交感神経活動の抑制と副交感神経活動の亢進が得られ，それが心室細動閾値を上昇させ，突然死のリスクを減らすこと，②高血圧，糖尿病，脂質異常症，肥満，喫煙などの冠危険因子の是正の結果により，冠動脈プラークの安定化から急性冠症候群の発生を防ぐこと，③さらに運動療法は冠動脈内皮機能の改善から冠予備能を高めることによって心筋虚血閾値を高めることなどが有力である．また，慢性心不全患者に対する運動療法が，運動耐容能の改善のみならず，精神的な効果やQOL改善効果をもたらすことも証明されるようになった．

B 精神的な効果

循環器疾患における心理社会的な問題として，抑うつ，不安，ひきこもり，怒りなどが挙げられるが，とくに抑うつの合併率は，虚血性心疾患で15～25％[6~8]，慢性心不全で15～44％[9~14]と高率とされる．心不全の急性期においては，抑うつは身体的な苦痛や死への恐怖などと

項　目	内　容	ランク
運動耐容能	最高酸素摂取量増加 嫌気性代謝閾値増加	A A
症　状	心筋虚血閾値の上昇による狭心症発作の軽減 同一労作時の心不全症状の軽減	A A
呼　吸	最大下同一負荷強度での換気量減少	A
心　臓	最大下同一負荷強度での心拍数減少 最大下同一負荷強度での心仕事量（心臓二重積）減少 左室リモデリングの抑制 左室収縮機能を増悪せず 左室拡張機能改善 心筋代謝改善	A A A A B B
冠動脈	冠狭窄病変の進展抑制 心筋灌流の改善 冠動脈血管内皮依存性，非依存性拡張反応の改善	A B B
中心循環	最大動静脈酸素較差の増大	B
末梢循環	安静時，運動時の総末梢血管抵抗減少 末梢動脈血管内皮機能の改善	B B
炎症性指標	CRP, 炎症性サイトカインの減少	B
骨格筋	ミトコンドリアの増加 骨格筋酸化酵素活性の増大 骨格筋毛細管密度の増加 II型からI型への筋線維型の変換	B B B B
冠危険因子	収縮期血圧の低下 HDLコレステロール増加，中性脂肪減少 喫煙率減少	A A A
自律神経	交感神経緊張の低下 副交感神経緊張亢進 圧受容体反射感受性の改善	A B B
血　液	血小板凝集能低下 血液凝固能低下	B B
予　後	冠動脈性事故発生率の減少 心不全増悪による入院の減少 生命予後の改善（全死亡，心臓死の減少）	A A（CAD） A（CAD）

A：証拠が充分であるもの，B：論文の質は高いが論文数が充分でないもの，CAD：冠動脈疾患

表1　運動療法の身体効果

（日本循環器学会：心血管疾患におけるリハビリテーションに関するガイドライン（2007年改訂版，班長野原隆司）：運動療法の有用性とその機序．〈http://www.j-circ.or.jp/guideline/pdf/JCS2007_nohara_h.pdf〉[2] より許諾を得て一部改変）

の関連が強いと考えられ，病態の回復により精神的なダメージも薄らいでくるが，慢性心不全においては，必ずしも心機能障害の重症度と抑うつの重症度は相関せず，NYHA II 度以上の自覚症状や日常生活活動制限との関連が強いと報告されている[13,15]．また，うつ病および抑うつ状態は冠動脈疾患の独立した予後規定因子とされ[16,17]，とくに女性でより高頻度かつ重症となりやすいことも報告されている[18]．また，心臓手術後患者においても，抑うつ症状が心疾患の発症や生命予後と関連することが報告されている[19]．最近の報告では，開胸術後の身体的健康状態回復の予測因子として，結果への期待や不安，抑うつ，術前の身体的健康状態が重要であるとの報告[20]がある．

不安感については心筋梗塞発症6ヵ月後においても漠然とした不安感が50%程度にみられると報告されており[21]，慢性心不全では本邦に

I．心臓リハビリテーション　155

おいて安定した状態が2ヵ月以上続いた患者においても30～40%に認められたと報告されている[22]．

心臓リハビリテーションの精神的な効果として，運動耐容能の改善が行動範囲を拡大しQOLの改善につながるとの報告[23]があるが，その効果の機序は不確かであり，定型的な運動プログラムでは抑うつは改善しないとの報告もある[24]．一方，虚血性心疾患において，心理社会的ストレスの高い例と低い例に3ヵ月間の運動療法に参加させ，観察期間1296±551日の生命予後を比較したところ，心理社会的ストレスの高い例では，低い例と比べ4倍の死亡率であった．また，運動療法は心理社会的ストレスを有意に減少させ，ストレスの大小に関わらず最高酸素摂取量は同等に改善した．そして運動耐容能が10%以上増加した例では，10%未満の増加に止まった例に比べ，死亡率が60%と有意に低値であったと報告している[25]．運動療法に精神療法を加えた包括的介入により改善効果がよいとの報告もあり[26]，抑うつのスクリーニングやストレス対策教育など対応の工夫が重要である[27]．

植込み型除細動器（ICD）または除細動機能付き心臓再同期療法（CRT-D）装着患者では，重症心不全に伴う運動耐容能の低下および精神心理的ストレスの他，ICDによる放電ショックやICDそのものに対する漠然とした恐怖感や自虐感などのストレスが生じやすい．通常のペースメーカに比べてジェネレータは大きく，ボディーイメージの変化からくるストレスも大きい．身体活動に伴う心拍数の上昇は，ICDの不適切作動につながる可能性もあるため，運動指導では十分な配慮が必要となる．ICD植込み患者における心臓リハビリテーションの効果についての検討では，42例ずつの少数例でのcase control studyで，合計892セッション中にICD作動，心停止，死亡はみられず，運動耐容能の改善は非植込み患者と同等であった

と報告しており[28]，また，12週間の通院による監視型心臓リハビリテーション施行群で，不安や抑うつが軽減したとの報告もあり[29]，監視下の運動療法は問題なく安全に施行でき，その効果も十分期待でき，心理面にも好影響があると考えられる．

C Quality of Life（QOL）への効果

精神状態はQOLへの影響が大きいため，心臓リハビリテーションの精神的な効果についての検証は，QOLへの効果についての報告に混在していることが多い．実際，QOLの評価項目には，身体的，精神的，社会的な評価項目が含まれている．評価法にはさまざまな方法があるが，最近さまざまな研究でよく用いられているMedical Outcome Study Short Form 36-Item Health Survey（SF-36）[30]は，主観的健康感・日常生活機能を構成するもっとも基本的な要素を測定するアウトカム指標としてその有用性が評価されており，日本語にも翻訳され標準値が得られているため使いやすいが，循環器疾患に特異的な臨床症状が反映されにくいことから，心不全患者で用いられるMinnesota Living with Heart Failure（MLHF）[31]やKansas City Cardiomyopathy Questionnaire（KCCQ）[32]，Marianna Heart Failure Questionnaire（MHQ）[33]などを併用することが望ましいとされる．最近の心臓リハビリテーションのQOLに対する効果の報告では，運動療法単独の効果を検証しているものは少なく，運動療法に認知行動療法[34]，ストレスマネジメントなどの心理的アプローチとの組み合わせ[35]や運動の種類や強度，頻度などを比較した研究が認められている．エビデンスレベルの高い研究では，虚血性心疾患を対象として運動療法を中心とした心臓リハビリテーション施行群と通常

治療群を比較した無作為化比較試験の系統的レビューにおいて，心臓リハビリテーション施行群では通常治療群に比し，QOL の改善効果が高いことが示されている[36]．

◆ 参考文献 ◆

1) Saltin B, Blomqvist G, Mitchell JH, et al.: Response to exercise after bed rest and after training. Circulation, 38 (Suppl 7): VII 1-78, 1968.
2) 日本循環器学会：心血管疾患におけるリハビリテーションに関するガイドライン（2007 年改訂版，班長 野原隆司）：運動療法の有用性とその機序．〈http://www.j-circ.or.jp/guideline/pdf/JCS2007_nohara_h.pdf〉pp.8-12, 2007.
3) Oldridge NB, Guyatt GH, Fischer ME, et al.: Cardiac rehabilitation after myocardial infarction. Combined experience of randomized clinical trials. JAMA, 260: 945-950, 1988.
4) O'Connor GT, Burning JE, Yusuf S, et al.: An overview of randomized trials of rehabilitation with exercise after myocardial infarction. Circulation, 80: 234-244, 1989.
5) Fletcher GF, Balady G, Blair SN, et al.: Statement on exercise. Benefits and recommendations for physical activity programs for all Americans. A statement for health professionals by the Committee on Exercise and Cardiac Rehabilitation of the Council on Clinical Cardiology, American Heart association. Circulation, 86: 340-344, 1992.
6) Frasure-Smith N, Lesperance F, Talajic M: Depression following myocardial infarction: impact of 6-month survival. JAMA, 270: 1819-1825, 1993.
7) Barefoot JC, Schroll M: Symptoms of depression, acute myocardial infarction, and total mortality in a community sample. Circulation, 93: 1976-1980, 1996.
8) Penninx BWJH, Beekman ATF, Honig A, et al.: Depression and Cardiac Mortality. Results from a community-based longitudinal study. Arch Gen Psychiatry, 58: 221-227, 2001.
9) Maricle RA, Hosenpud JD, Norman DJ, et al.: Depression in patients being evaluated for heart transplantation. Gen Hosp Psychiatry, 11: 418-424, 1989.
10) Freedland KE, Carney RM, Rich MW, et al.: Depression in elderly patients with heart failure. J Geriatric Psychiary, 24: 59-71, 1991.
11) Koenig HG: Depression in hospitalized older patients with congestive heart failure. Gen Hosp Psychiatry, 20: 29-43, 1998.
12) Havranek EP, Ware MG, Lowes BD: Prevalence of depression in congestive heart failure. Am J Cardiol, 84: 348-350, 1999.
13) Rutledge T, Reis VA, Linke SE, et al.: Depression in heart failure a meta-analytic review of prevalence, intervention effects, and associations with clinical outcomes. J Am Coll Cardiol, 48: 1527-1537, 2006.
14) 清水優子，河野裕治，小林聖典，ほか：心不全に合併する抑うつ．心臓リハビリテーション，16：63-67，2011.
15) Gottlieb SS, Kop WJ, Ellis SJ, et al.: Relation of Depression to Severity of Illness in Heart Failure (From HF-ACTION [Heart Failure and a Controlled Trial Investigating Outcomes of Exercise]) Training). Am J Cardiol, 103: 1285-1289, 2009.
16) Linden W, Stossel C, Maurice J: Psychosocial interventions for patients with coronary artery disease: a meta-analysis. Arch Intern Med, 156: 745-752, 1996.
17) Rugulies R: Depression as a predictor for coronary heart disease. a review and meta-analysis. Am J Prev Med, 23: 51-61, 2002.
18) Mallik S, Spertus JA, Reid KJ, et al.: Depressive symptoms after acute myocardial infarction: Evidence for highest rates in younger women. Arch Intern Med, 166: 876-883, 2006.

19) Peterson JC, Charlson ME, Williams-Russo P, et al.: New postoperative depressive symptoms and long-term cardiac outcomes after coronary artery bypass surgery. Am J Geriatr Psychiatry, 10: 192-198, 2002.

20) Chunta KS: Expectations, anxiety, depression, and physical health status as predictors of recovery in open-heart surgery patients. J Cardiovasc Nurs, 24: 454-464, 2009.

21) Waltz M, Badura B, Pfaff H, et al.: Marriage and the psychological consequences of a heart attack: a longitudinal study of adaptation to chronic illness after 3 years. Soc Sci Med, 27: 149-158, 1998.

22) 山田純生，長谷部武久，井澤英夫，ほか：慢性心不全の不安・抑うつへの運動介入をどうとらえるか．心臓リハビリテーション，12(1)：47-51, 2007.

23) Lavie CJ, Milani RV: Effects of cardiac rehabilitation and exercise training programs on coronary patients with high levels of hostility. Mayo Clin Proc, 74: 959-966, 1999.

24) 岡浩一朗，山田純生，井澤和大，ほか：心臓リハビリテーション患者における不安・抑うつの評価—Hospital Anxiety and Depression Scale（HADS）日本語版の応用—. 心臓リハビリテーション，7：160-163, 2002.

25) Milani RV, Lavie CJ: Reducing psychosocial stress: a novel mechanism of improving survival from exercise training. Am J Med, 122: 931-938, 2009.

26) Linden W, Stossel C, Maurice J: Psychosocial interventions for patients with coronary artery disease: a meta-analysis. Arch Intern Med, 156: 745-752, 1996.

27) 長谷川恵美子，長山雅俊：心臓リハビリテーション参加者のエンパワーメントを考える．心臓リハビリテーション，13：238-241, 2008.

28) Fan S, Lyon CE, Savage PD, et al.: Outcomes and adverse events among patients with implantable cardiac defibrillators in cardiac rehabilitation: a case-controlled study. J CardiopulmRehabil Prev, 29: 40-43, 2009.

29) Fitchet A, Doherty PJ, Bundy C, et al.: Comprehensive cardiac rehabilitation programme for implantable cardioverter-defibrillator patients: a randomized controlled trial. Heart (British Cardiac Society), 89: 155-160, 2003.

30) Ware JE Jr, Sherbourne CD: The MOS 36-item short-form health survey (SF-36), I. Conceptual framework and item selection. Med Care, 30: 473-483, 1992.

31) Rector T, Kubo S, Cohn J: Patients' self-assessment of their congestive heart failure. Part 2: Content, reliability and validity of a new measure. The Minnesota Living with Heart Failure Questionnaire. Heart Failure, 3: 198-209, 1987.

32) Green CP, Porter CB, Bresnahan DR, et al.: Development and evaluation of the Kansas City Cardiomyopathy Questionnaire: a new health status measure for heart failure. J Am Coll Cardiol, 35: 1245-1255, 2000.

33) Tamura M, Omiya K, Yamada S, et al.: Development o measure for disease-specific quality of life in patients with chronic heart failure. J Cardiol, 42: 155-164, 2003.

34) Brügemann J, Poels BJ, Oosterwijk MH, et al.: A randomised controlled trial of cardiac rehabilitation after revascularization. Int J Cardiol, 119: 59-64, 2007.

35) Karlsson MR, Edström-Plüss C, Held C, et al.: Effects of expanded cardiac rehabilitation on psychosocial status in coronary artery disease with focus on type D characteristics. J Behav Med, 30: 253-261, 2007.

36) Heran BS, Chen JM, Ebrahim S, et al.: Exercise-based cardiac rehabilitation for coronary heart disease. Cochrane Database Syst Rev, 6 (7): CD001800, 2011.

第3章 ⅱ トピックス

Ⅱ．治療について②
行動変容（アドヒアランス向上）

*東京大学大学院 医学系研究科 循環器内科学　**日本学術振興会特別研究員 PD
***東京大学大学院 医学系研究科 重症心不全治療開発講座

加藤尚子*,***　　絹川弘一郎***

　循環器疾患患者において抑うつや不安などの精神疾患を有する割合は高い．循環器疾患に併存する精神疾患は，生命予後や生活の質（Quality of Life：QOL）を悪化させるのみならず，治療アドヒアランスを低下させる重要な因子である．治療アドヒアランスの低下は，臨床転帰の悪化につながることから，精神疾患を併存する循環器疾患患者の治療アドヒアランス向上のための教育支援が重要である[1,2]．

　本稿では，精神疾患を併存する循環器疾患患者の治療アドヒアランスや行動変容に関して概説する．

A 抑うつ・不安と治療アドヒアランスの関連

　抑うつを併存する循環器疾患患者では，抑うつに伴う悲観的な考え方・関心の低下によって健康増進への意欲が低下し，結果として治療アドヒアランスの低下を招くと言われる[3]．先行研究では，抑うつを併存する循環器疾患患者における服薬アドヒアランスの低下（自己中断・調整）や，食生活の乱れ，身体活動の不足，喫煙・飲酒の増加，症状増悪時の受診行動の遅れ等が報告されている[4〜6]．不安もまた行動変容に対する意欲やその実施に負の影響をもたらす．強い不安は行動変容に必要な学習の妨げとなったり，心臓リハビリテーションへの参加や実施を困難にしたりする[7]．

　このように抑うつや不安などの精神疾患の併存は，循環器疾患患者の治療アドヒアランスの低下に関与するリスクファクターである[6,7]．エビデンスに沿った最適な治療が施されたとしても患者の治療アドヒアランスが低ければその効果は得られない．循環器疾患患者の生命予後およびQOLの改善のために，必要な療養行動を実践できるような教育・心理的関わりが求められている．

B 治療アドヒアランス向上のための支援

信頼関係の構築

　精神疾患を有する患者の治療・ケアにおいては，患者との信頼関係を築くことが重要である．患者の些細な訴えにも耳を傾け，忍耐強く関わることが望まれる．

自己効力感の向上

　抑うつや不安を有する患者では自己効力感（セルフエフィカシー）が低い場合が多く，自己効力感の低下は治療アドヒアランスの低下を招きやすい．このため，患者の自己効力感を高められるような支援が必要である．

　患者とともに達成可能な療養行動の目標・プランを立て，それを達成できるように支援する．小さな目標であっても達成できた場合はその成

功を認める．そして，患者が成功体験を積み重ねることで自信がつけられるようにサポートしていく．

療養行動に関する支援時は，これまでの療養行動の中でできていなかったことを指摘するのではなく，できていることを評価し，できないことへの落胆や不安を受け止め，家族や医療者が行動変容に協力していくような態度を示すことも大切である．

ソーシャルサポート

治療アドヒアランスの維持や改善のためには，患者を支える存在，すなわち，ソーシャルサポートも重要である．しかしながら，抑うつを有する患者ではソーシャルサポートが不足し，社会的に孤立している場合が少なくない．食事制限や活動制限，禁煙，禁酒など頭では理解できても実行するとなると心理的葛藤が大きい．このような患者の思いを理解し，常にそばにいてくれる人がいると患者の気持ちは揺れ動きながらも均衡を取り戻すことが可能である．医療者はこのような支援者を見つけることも大切である．

さらに，患者が抑うつであることを家族・友人が理解・納得し，周囲が焦らず長い目で患者を見守ることができるように環境を整えることも医療者に求められる．

C 循環器疾患患者に求められる療養行動

本稿では，精神疾患を併存するリスクの高い心筋梗塞および心不全に着目し，必要な療養行動とその支援について概説する．

心筋梗塞2次予防のために必要な療養行動と教育・相談支援

心筋梗塞患者は，高血圧や脂質代謝異常，肥満，糖尿病など冠危険因子をいくつか併せ持っていることが多く，これらの管理のため食事療法や運動療法，禁煙が重要となる．生活習慣の是正や心筋梗塞の再発予防のための知識・スキルを提供するとともに，心筋梗塞・狭心症等の急性症状を理解し，対処できるように教育を行う．

心筋梗塞2次予防のための治療・ケア内容について，心筋梗塞再発予防の観点から血圧は140/90 mmHg未満，慢性腎疾患・糖尿病が認められる場合は130/80 mmHg未満が目標となる．血圧管理のための塩分摂取は1日6 g未満が推奨されている．肥満は，高血圧に加え脂質代謝異常や高尿酸血症，耐糖能異常，糖尿病などを伴い，メタボリックシンドロームを呈することが多い．Body Mass Index（BMI）は25未満，可能であれば日本人平均の23.5程度まで下げることが望ましい[8]．

規則的な運動，日常生活・職業上の活発な身体活動は，高血圧や糖尿病，肥満，脂質異常症などの動脈硬化の危険因子の軽減ならびに冠動脈疾患の発生・再発予防，冠動脈疾患死亡の低減に有効である．

心筋梗塞再発予防のためには禁煙が必須であり，喫煙習慣のある患者に対しては禁煙指導を行う．受動喫煙にも注意が必要である．多量の飲酒は高血圧，脳卒中のみならず，中性脂肪の上昇など健康には悪影響となるため控える．

慢性心不全に必要な療養行動と教育・相談支援

ガイドラインでは，心不全患者の治療アドヒアランスの向上のために，患者・家族に対する症状モニタリング，食事療法，薬物療法，活動・

運動などの教育が推奨されている（表 1）[9, 10]．
　毎日の体重測定（毎朝，排尿後）によるモニタリングは，すべての心不全患者で推奨されている．患者がその必要性を理解し，毎日体重を

教育項目	セルフケア行動とスキル
心不全の定義と心不全の基礎疾患	心不全の原因と症状が出現した理由を理解する
予後	重要な予後規定因子を理解し，現実的に判断する
症状モニタリングとセルフケア	心不全の症状・兆候をモニタリングし，増悪時に気づく 毎日体重を記録し，急激な体重増加に気づく いつ，どのように医療者に知らせるべきか知っている 呼吸困難や浮腫の増強，突然の体重増加（3日間で2kg以上）を認めた場合は，利尿剤を増加もしくは医療チームに連絡する 適宜，利尿剤を調整する
薬物治療	薬の適応，用量，効果を理解する 処方薬の一般的な副作用に気づく
アドヒアランス	治療を遵守することの重要性を理解し，治療に対するモチベーションを維持する
食事	塩分制限はうっ血性心不全の症状コントロールに役立つ 過剰な水分摂取を避ける．重症心不全では1日あたり1.5〜2Lに制限する． 栄養不良を予防し，モニタリングする 健康的な食生活により適切な体重を維持する
アルコール	アルコール摂取を控える
喫煙と薬物	禁煙し，違法薬物には手を出さない
運動	運動の利点を理解する 規則的に運動する 安心・安楽に身体を動かす
旅行・余暇活動	旅行・余暇活動は身体活動レベルに応じたものにする 旅行時には，既往歴や服薬状況が記されたもの，余分の薬を持参する．機内や気温の高い地域では，水分摂取量を調整する．日光照射による副作用に気をつける．
性生活	安心して性行為を行い，問題があれば医療者と話し合う．状態が安定した患者の場合，心不全症状を誘発しない通常の性行為は可能である．
予防接種	感染症（例，インフルエンザ，肺炎球菌疾患）の予防接種を受ける
睡眠・呼吸障害	予防行動を理解する（例，肥満の場合は体重を減らす，禁煙，アルコール摂取を控える） 適宜，治療の選択肢を学ぶ
心理社会的側面	抑うつ症状や認知障害は心不全患者ではよく見られ，ソーシャルサポートが重要であることを理解する 適宜，治療の選択肢について学ぶ

表1　慢性心不全患者・家族に対する教育項目

（McMurray JJV, Adamopoulos S, Anker SD, et al.: ESC Guidelines for the diagnosis and treatment of acute and chronic heart failure 2012: The Task Force for the Diagnosis and Treatment of Acute and Chronic Heart Failure 2012 of the European Society of Cardiology. Developed in collaboration with the Heart Failure Association (HFA) of the ESC. Eur Heart J, 33: 1787-1847, 2012[10] より引用改変）

測定し，記録する習慣をつけられるようにする．労作時息切れや下腿浮腫，体重増加のみならず，食思不振や腹部膨満感なども心不全増悪のサインであることを説明する．心不全増悪が疑われた場合は，活動制限，塩分制限を厳しくするとともに，医療機関を受診するように説明する．

心不全では塩分・水分管理も重要である．重症心不全で1日3g以下，軽症心不全で1日7g程度の減塩食が推奨されている．軽症の慢性心不全では水分制限は不要であるが，重症心不全で希釈性低ナトリウム血症をきたした場合は水分制限が必要となる．

服薬支援では，薬剤師と連携し，薬剤名，投与量，投与回数，副作用の知識を提供するとともに，処方された薬剤を確実に服用できるよう支援する．

慢性心不全の急性増悪時には活動制限と安静が必要であるが，安定した心不全では適度な運動は運動耐用能やQOL，生命予後の改善につながる．安全に，そして安心して運動・身体活動ができるよう支援する．入浴や排便時のいきみ，旅行なども心不全増悪の引き金となりうるため注意を要する．

心筋梗塞後と同様に，糖尿病や高血圧，肥満，喫煙など冠危険因子を有する場合はこれらの是正をサポートする．

D 精神疾患を併存する循環器疾患患者の治療・ケアに関するエビデンス

抑うつを併存する循環器疾患患者の治療・ケアに関する興味深い結果が最近報告された．Katonら[11]は，コントロール不良の糖尿病もしくは冠動脈疾患に，抑うつを併存する患者に対する協働ケアマネジメントの効果を検証した．プログラム提供群では，プライマリケア医の外来受診時（2〜3週毎）に，抑うつ，血糖，血圧，脂質コントロール状況が評価され，ガイドラインに基づく薬物治療とセルフケア支援が提供された．12ヵ月間のプログラム提供に携わる看護師は，精神科医や臨床心理士，プライマリケア医から毎週スーパービジョンを受けた．その結果，プログラム提供群ではHbA1cやLDLコレステロール，血圧が有意に低下し，抑うつ・QOLスコアに改善が見られた．

一方で，心不全疾病管理プログラムの効果を検証したCOACH studyのサブ解析では，ベースライン時点で抑うつ症状を認めない群ではプログラムの有効性が示唆されたのに対して，抑うつを有する群ではプログラム提供によって心イベントリスクが増加する傾向が明らかになった[12]．

このような結果を鑑みると，抑うつ症状を併存する患者には一般的なプログラムの提供ではなく，心理状況を適切にアセスメントしながら，患者の状態に応じた個別性の高い治療・ケアを提供していくことが重要と考えられる．また，治療・ケア提供においては，循環器内科医や精神科医に加えて，プライマリケア医，看護師，臨床心理士，訪問看護師，保健師など，職種や地域の枠を超えて協働していくことが一層求められるであろう．

E まとめ

本稿では，循環器疾患と精神疾患を併存する患者の治療アドヒアランスについて述べた．精神疾患の併存により治療アドヒアランスが低下するリスクは高く，アドヒアランスの低下は，生命予後の悪化およびQOLの低下につながりうる．治療アドヒアランスを向上させるため，抑うつ症状や不安など患者の心理状況をアセスメントしながら，個別性の高い教育支援を多職種で提供していくことが重要である．

参考文献

1) Kato N, Kinugawa K, Yao A, et al.: Relationship of depressive symptoms with hospitalization and death in Japanese patients with heart failure. J Card Fail, 15(10): 912-919, 2009.

2) Kato N, Kinugawa K, Seki S, et al.: Quality of life as an independent predictor for cardiac events and death in patients with heart failure. Circ J, 75(7): 1661-1669, 2011.

3) Joynt KE, Whellan DJ, O'Connor CM: Depression and cardiovascular disease: mechanisms of interaction. Biol Psychiatry, 54(3): 248-261, 2003.

4) Johansson P, Nieuwenhuis M, Lesman-Leegte I, et al.: Depression and the delay between symptom onset and hospitalization in heart failure patients. Eur J Heart Fail, 13(2): 214-219, 2011.

5) Gehi A, Haas D, Pipkin S, et al.: Depression and medication adherence in outpatients with coronary heart disease: findings from the Heart and Soul Study. Arch Intern Med, 165(21): 2508-2513, 2005.

6) DiMatteo MR, Lepper HS, Croghan TW: Depression is a risk factor for noncompliance with medical treatment: meta-analysis of the effects of anxiety and depression on patient adherence. Arch Intern Med, 160(14): 2101-2107, 2000.

7) Riegel B, Moser DK, Anker SD, et al.: State of the science: promoting self-care in persons with heart failure: a scientific statement from the American Heart Association. Circulation, 120(12): 1141-1163, 2009.

8) 日本循環器学会：心筋梗塞二次予防に関するガイドライン（2006年改訂版）.
http://www.j-circ.or.jp/guideline/pdf/JCS2006_ishikawa_h.pdf.

9) 日本循環器学会：慢性心不全治療ガイドライン（2010年改訂版）.
http://plaza.umin.ac.jp/%7Ecirc/guideline/JCS2005_matsuzaki_h.pdf.

10) McMurray JJV, Adamopoulos S, Anker SD, et al.: ESC Guidelines for the diagnosis and treatment of acute and chronic heart failure 2012: The Task Force for the Diagnosis and Treatment of Acute and Chronic Heart Failure 2012 of the European Society of Cardiology. Developed in collaboration with the Heart Failure Association (HFA) of the ESC. Eur Heart J, 33: 1787-1847, 2012.

11) Katon WJ, Lin EHB, Von Korff M, et al.: Collaborative care for patients with depression and chronic illnesses. N Engl J Med, 363(27): 2611-2620, 2010.

12) Jaarsma T, Lesman-Leegte I, Hillege HL, et al.: Depression and the usefulness of a disease management program in heart failure: insights from the COACH (Coordinating study evaluating Outcomes of Advising and Counseling in Heart failure) study. J Am Coll Cardiol, 55(17): 1837-1843, 2010.

Ⅲ. 治療について③
ヨーガ療法

一般社団法人 日本ヨーガ療法学会 理事長
木村慧心

ヨーガ療法と統合医療

近年，西洋医学を補完する健康促進法に注目が集まっているが，伝統的ヨーガもそのうちの一つである．ヨーガはインドにおいて5千年とも言われる歴史を持って行じられてきた自己認知/精神制御技法である．インドマハラシュトラ州ロナワラ市に開所されたカイヴァルヤダーマ・ヨーガ研究所においては1920年代からヨーガ諸技法が有する医学・心理学的効用に関する研究が開始されている[1]．

インド中央政府の健康・家族保健省（Ministry of Health and Family Welfare）保健局（Department of Health）には他の部局に並び，ヨーガ・自然療法研究中央委員会（Central Council for Research in Yoga and Naturopathy/CCRYN）が設置されており，インド国内の大学等研究機関におけるヨーガ療法研究を主導している．我が国においても，ヨーガのぜん息患者に対する先駆的な心身医学的ヨーガ療法研究が九州大学医学部で行われており[2]，ヨーガ療法が世界各地で多用される契機を作っている．

循環器疾患患者に行われるヨーガ療法の技法は，呼吸と身体の動きを同調させることを目的としている．当然ながら，循環器系に影響を及ぼすような体位をとるものや，過度に呼吸を止めるもの，激しい動きなどは禁忌となる．ぜん息に対する技法では，呼吸を通して自律神経の働きを整えていくために，常に呼吸と身体の動きを同調させていくブリージング・エクササイズがある．

ヨーガ療法には心身の健やかさを回復させてゆく技法があり，患者自身が自己免疫力を向上させることで，投薬などの身体外部からの補助を最小限とした治療が期待できると考えられる．現在，ヨーガ療法を医療へ応用することを目指しさまざまな研究がされている．

ヨーガ療法による自己制御法を，健康な25〜35歳の30人に3ヵ月間毎日実習させたところ，メラトニンの分泌が促進されピークフローレイト等の心肺機能が強化された[3]．

全インド医科学研究所では，冠状動脈不全の男性患者42名に対し，ヨーガの諸技法指導と食習慣改善等の生活指導をし，1年間にわたり介入調査を行った．その結果，週あたりの狭心症発作に顕著な減少がみられ，さらには運動能力の向上，血清総コレステロール値の減少，LDLコレステロール値およびトリグリセライド値の減少が認められた[4]．

ヒトが深呼吸を行うと，血栓の形成を防ぐプロスタグランジン I_2 が分泌されることも確認されており[5]，ヨーガ療法で行われる意図的な呼吸法は，循環器疾患の改善に有効な治療の一つとして期待される．

一般的に伝統的ヨーガとは，ストレッチやポージング等の体操や瞑想等のリラクゼーション技法であると考えられているが，実際には心身の調和をはかり自己存在を認知する「自己制御法」である[6]．8段階にわたり，自己存在を客

1)	〈ヤーマ／禁戒〉	迷惑・嘘・盗み等の人間関係次元の自己存在の認知／制御法
2)	〈ニヤーマ／勧戒〉	清浄さ・満足の有無等の対物次元での自己存在の認知／制御法
3)	〈アーサナ／体位法〉	筋緊張・弛緩等の次元での自己存在の認知／制御法
4)	〈プラーナーヤーマ／調気法〉	呼吸次元での自己存在の認知／制御法
5)	〈プラティヤーハーラ／制感〉	味覚・触覚等感覚次元での自己存在の認知／制御法
6)	〈ダーラナ／凝念〉	感覚次元での集中・顕在意識の自己認知／制御法
7)	〈ディヤーナ／静慮〉	顕在意識における知性・感性次元での自己存在の認知／制御法
8)	〈サマディー／三昧〉	潜在意識における記憶次元での自己存在の認知／制御法

表1　自己制御法（8段階）

観視して再認識し，同時に自制下に置くことにより，ヨーガ療法実習者は肉体の制御だけではなく，意識次元の自制力を身につけるのである（表1）．

先行研究によれば，ヨーガ療法を長期に渡り実習した者とそうでない者とでは，不安や怒りの感情制御に差異があると報告されている[7]．これはヨーガ療法による「肉体の緊張/弛緩を介して自己存在を客観視するサイクリック瞑想実習」が，不安や怒りなどの陰性感情の制御に深く関わっていることを示唆している．怒りやいらつきといった感情に陥るとき，自己を客観視できている場合は少ない．呼吸の乱れ等から感情の高ぶりを感じ取り「今，自分は怒っている」と自分を客観視できるようになることにより，自己を制御していくことができるのである．肉体次元に生じる筋緊張や筋弛緩を客観的に感じ取ることでも，ひいては種々の陰性感情に支配されない自制心を涵養できるのである[8]．

ヨーガ療法を指導する際にもっとも重要視されていることは，実習者を決して他者と比較させないことである．指導者はできる限り体位など見本を見せず，声による指導を心がける．実習者には可能な限り閉眼で体操などを行わせ，常に意識を，実習者自身の肉体の動き，呼吸に向けさせる．ヨーガ療法でもっとも重要視すべきことは，意識を自己の内側に向けさせることで，自己制御力を養わせることなのである．

怒り，いらつき，孤独感，不安感，抑うつ感といった感情は，免疫力の低下を招き，さまざまな病因となり得る危険因子でもある．抑うつ感は，循環器疾患の病状と回復にも関わっており[9,10]，抑うつ感情の低い者ほど生存率が高い傾向にあることも報告されている[11]．

自分の健康は自分で守るという理念からすれば，患者自身が自分の健康を自分で改善，維持していくヨーガ療法の普及は，我が国における健康関連の諸問題の解決に役立つものと考えられる．

❖ 参考文献 ❖

1) S'RIMAT KUVALAYANANDA: BLOOD PRESSUE EXPERIMENTS ON SARUVANGASANA & MATSYASANA, YOGA-MIMANSA, Vol. II No.1(1), 12-38, 1926.
2) Goyeche JR, Abo Y, Ikemi Y: Asthma; the yoga perspective. Part II; Yoga therapy in the treatment of asthma. J Asthma, 19(3): 189-201, 1982.
3) Harinath K, Malhotra AS, Pal K, et al.: Effects of Hatha yoga and Omkar meditation on cardiorespiratory performance, psychologic profile, and melatonin secretion. J Altern Complement Med, 10(2): 261-268, 2004.
4) Manchanda SC, Narang R, Reddy KS, et al.: Retardation of coronary atherosclerosis with yoga lifestyle intervention. J Assoc Physi-

cians India, 48: 687-694, 2000.
5) Ishii Y, Kitamura S: Hyperventilation stimulates the release of prostaglandin I2 and E2 from lung in humans. Prostaglandins, 39(6): 685-691, 1990.
6) Swami Krishnananda: The Epistemology of Yoga. The Divine Life Society, India, 2008.
7) Yoshihara K, Hiramoto T, Sudo N, et al.: Profile of mood states andstress-related biochemical indices in long-term yoga practitioners. Biopsychosoc Med, 5(1): 6, 2011.
8) Pandya DP, Vyas VH, Vyas SH: Mind-body therapy in the management and prevention of coronary disease. Compr Ther, 25(5): 283-293, 1999.
9) Telles S, Singh N, Joshi M, et al.: Post traumatic stress symptoms and heart rate variability in Bihar flood survivors following yoga: a randomized controlled study. BMC Psychiatry, 10: 18, 2010.
10) Carney RM, Rich MW, Freedland KE, et al.: Major depressive disorder predicts cardiac events in patients with coronary artery disease. Psychosom Med, 50(6): 627-633, 1988.
11) Januzzi J, Stem T, Pastemak R, et al.: The influence of anxiety and depression on outcomes of patients with coronaryartery disease. Arch Intern Med, 160: 1913-1921, 2000.

Ⅳ. 治療について④
自律訓練法（Autogenic Training）

筑波大学大学院 人間総合学科研究科
杉江　征

　自律訓練法は1920年代の科学的な催眠研究の中から生まれてきた心理生理的な治療法で，中性的催眠状態にみられる治療的な作用を得るために体系化された一種のセルフコントロール法でもある．自律訓練法には緊張の緩和や抗ストレス効果などがあり，医療領域や心理臨床領域だけではなく，教育・スポーツ・産業領域や市民講座等においても広く用いられてきている．

A 自律訓練法の概要

自律訓練法の特徴

　自律訓練法は，その創始者シュルツ（Schultz, J. H.）によれば，中性催眠状態を得るための生理的合理的訓練法であり，「心身全般の変換」をもたらすものとされている[1]．自律訓練法は心身を緊張から弛緩へと変換させることを主目的にした一種の自己弛緩法であるともいえるが，具体的な変化としては，次のようなことが挙げられる[2]．まず生理的には，心拍数の減少や末梢の血流量の増加と皮膚温の上昇，皮膚電気抵抗値の上昇，脳波の徐波化などの変化が得られる．また，このような生理的な変化に伴い，環境刺激も遮断され，求心性インパルスが減少し，中枢神経系の過剰興奮が鎮静化する．これは，交感神経系の活動が鎮静化することによって相対的に副交感神経優位な状態へと変換されることでもある．そして，このような状態で，脳幹部の機能が調整され，向ホメオスターシス状態へと導く．そして，エネルギーを消費しやすい心身の体制から生体の内部環境を整え，疲労を回復し，エネルギーを蓄積しやすい心身の体制へと心身の全般的な変化をもたらす．一方，心理的には，身体感覚への特有の受動的注意集中から心身の変化や外界の諸現象に対する受動的な態度へと精神機能を変換させることによって現実的な自我機能を放棄し，意識変容状態（altered state of consciousness）をもたらす．この状態は自我の一時的な部分的退行状態であり，自我の休息と機能回復に役立つ．また，論理的，客観的な批判力が低下して，被暗示性が亢進している状態でもある．

自律訓練法の練習体系

　自律訓練法は，その成立過程から見ると，シュルツによって体系化された標準練習とその後の黙想練習，ルーテ（Luthe, W.）によって体系化された自律性修正法，自律性中和法，空間感覚練習などがあり，ルーテは自律療法として全体をまとめている．
　標準練習は自律訓練法の基本練習で，6段階の練習で構成されている（表1）．その公式は，中性催眠状態（深くリラックスしている状態）にある練習者に共通して体験された心身の感覚からまとめられたものである．第一公式の「両腕両脚が重たい」という公式は，四肢の筋肉の緩んだ感覚を示している．同様に，第二公式の

- 背景公式（安静練習）：「気持ちがおちついている」
- 第1公式（四肢重感練習）：「両腕（て）両脚（あし）が重たい」
- 第2公式（四肢温感練習）：「両腕（て）両脚（あし）が温かい」
- 第3公式（心臓調整練習）：「心臓が静かに規則正しく打っている」
- 第4公式（呼吸調整練習）：「楽に呼吸をしている／呼吸が楽だ」
- 第5公式（腹部温感練習）：「おなかが温かい」
- 第6公式（額部涼感練習）：「額がここちよく涼しい」

表1　標準練習の公式

「両腕両脚が温かい」は相対的に副交感神経優位な状態になり，末梢の血流がよくなっている状態を表している．このように，標準練習の各公式は，深くリラックスした状態の感覚を表したものである．

B　自律訓練法の指導の実際

動機づけ

自律訓練法は「訓練法」と名付けられているように，習得するためには，ある程度継続的な練習が必要であり，そのための動機づけが重要となる．治療における自律訓練法の必要性や練習の目的などを話し合い，練習者が納得した上で導入していくことが大切となる．

環境調整

自律訓練法は，自身の心身のリラックス状態を理解し，自らその状態を作り出していくすべを学んでいく練習ともいえる．それゆえ，練習の初期には，なるべく落ち着きやすい環境で練習したほうが習得しやすい．

練習姿勢と閉眼

練習を行う姿勢には，余分な筋肉の緊張が入らず，しかも筋肉が緩んでも安定した姿勢として仰臥姿勢，単純椅子姿勢（図1），安楽椅子姿勢の3種類が例示されている．また，外界からの刺激をなるべく少なくし，注意が自然に言語公式とその公式に示される身体感覚へ向かいやすくするために，通常は閉眼で行う．

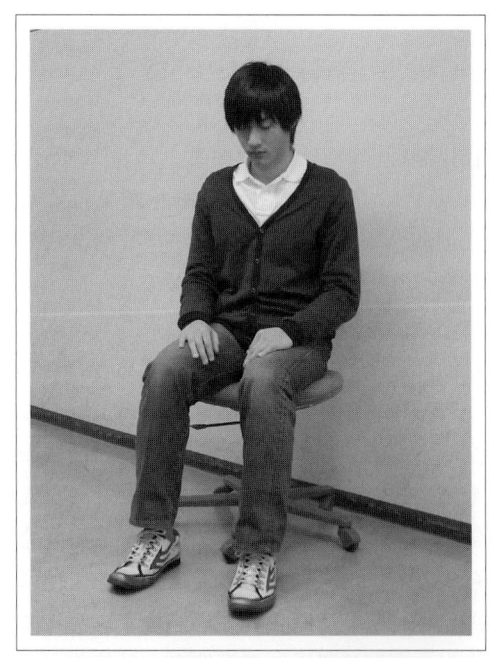

図1　練習姿勢（単純椅子姿勢）

受動的注意集中
(passive concentration)

　自律訓練法の練習は，落ち着きやすい環境で落ち着きやすい姿勢を作り，その上で目を閉じて，ぼんやりと身体の方に注意を向けて，公式を暗唱しながら，その公式言語に示された心身の感覚に気づいていく練習である．公式に対応した自己の心身の感覚に気づくには，公式に対応した身体部位に注意を向けることが必要となるが，注意を向ける行為自体が緊張を生む行為でもある．それゆえ，その注意集中の仕方を受動的に行うことが重要となる．つまり，練習効果の達成という目標に対する意図的努力をなるべく避け，さりげなく，当該部位に感覚的変化が起こるのを「待つような態度」でぼんやりと注意を向ける．

公式の暗唱

　姿勢を作って目を閉じたら，公式を暗唱する．まず背景公式「気持ちが落ち着いている」から暗唱する．背景公式を2・3回，ゆったりと暗唱してから，第一公式を暗唱する．第一公式「両腕両脚が重たい」は，四肢の重感練習であるが，シュルツの原法では，一度に四肢から始めるのではなく，まずは利き腕の重感練習から始める．これは，利き腕のほうが感覚を感じやすいという理由からである．具体的には，「右（左）腕が重たい」という言語公式を心の中でゆっくりと繰り返しながら，ぼんやりとした注意を右手の指先から，右腕の肩の付け根まで，右腕全体に向ける．その際，重感公式の間に背景公式を挿入し，「気持ちが落ち着いている・・・・右（左）腕が重たい・・・・右（左）腕が重たい・・・・気持ちが落ち着いている・・・・右（左）腕が重たい・・・・重たい・・・・」というように進めていく[3]．

公式の進め方

　公式練習の進め方は，マスタリー・ラーニングが基本となっている．背景公式は練習時に毎回行うものであるが，第一公式以降の公式は，原則として，その公式をある程度マスターできてから次の公式に進んでいく．

　第一公式と第二公式は，原法では利き腕から練習を行っていくことになっているが，指導の間隔（週に一回や月に一回など）や練習者の状況，全体の治療計画などにあわせて，適宜組み立てていく．たとえば，利き腕の重感練習から始めて，利き腕の重感練習がある程度できるようになったら，その後，非利き腕の重感練習，次に両腕，そして，両脚，最後に両腕両脚と進めていく場合や，初めから両腕の重感練習を実施し，ある程度習得できてから両腕両脚の重感練習を行う場合などもあり，状況にあわせて進めていく．

練習回数と練習時間

　一回の練習はおおよそ1・2分程度であり，それを2～3回繰り返して1セッションとし，一日2～3セッション練習を行えるとよい．不安感が強い場合などには，練習時間を短縮し，場合によっては1回10～30秒前後の練習を反復して行う．大切なことは毎日規則的に練習を行い，練習を生活パターンの中に組み込み日常化させることである．

消去動作

　一回の練習の終わりには，必ず消去動作を行う．これは練習によって起こっている意識水準の低下や四肢の筋トーヌスの低下を，日常生活を送るのに必要な水準まで回復させるためである．通常，消去動作は両手の開閉運動を5, 6

回行い，次に肘の屈伸運動を3，4回行う．そして深呼吸をしながら背伸びをして最後に目を開く．ただ，不眠症の改善のためなどに入眠時に行う場合には，消去動作は実施しない．

訓練記録

日々の練習については，可能ならば，練習中の心身の変化について記録をとってもらう．練習の大半はホームワークとなるので，練習がうまく進んでいるかどうかなど適切な指導を行う上で大切な資料となる．

◆ 参考文献 ◆
1）佐々木雄二：自律訓練法の臨床―心身医学から臨床心理学へ．岩崎学術出版，東京，1996.
2）松岡洋一，松岡素子：自律訓練法―改訂版．日本評論社，東京，2009.
3）佐々木雄二：自律訓練法の実際―心身の健康のために．創元社，大阪，1984.

自律訓練法は，その特徴を生かしながらさまざまな場面で用いることができる．認知行動療法の枠組みや力動論的な治療の枠組みの中などでも利用することができる．大人数での講習会・研修会から小グループでの集団療法として，また個別の心理療法としての展開も可能である．それゆえ，目的に合わせて自律訓練法のどのような特徴を利用していくかが実際の臨床では重要となってくる．個々の面接場面で自律訓練法によってもたらされる状態の諸特徴を利用することや，訓練法としての特徴を生かしながら生活全般への介入を試みることもできる．また，練習を指導していく中で，練習者のパーソナリティの特徴（強迫性など）や認知的特徴なども現れてくる．それを治療的に取り上げて介入していくということが効果的である．冷え症や高齢者の不眠の改善といったものにも役立つ．

第3章 ⅱ トピックス

Ⅴ. 治療について⑤
認知行動療法

*東京女子医科大学 看護学部 成人看護学　**早稲田大学 人間科学学術院

松岡志帆*　鈴木伸一**

　精神的問題とそれに伴って生じるさまざまな生活上の問題の改善に有効なアプローチとして，認知行動療法が注目されている．

　認知行動療法は，人間の思考・行動・感情の関係性に焦点を当て，学習理論をはじめとする行動科学の諸理論や認知・行動変容の諸技法を用い，思考・行動様式を修正し症状や問題を解決していく治療法である．これまでに，うつ病・パニック障害・不安障害・強迫性障害・PTSD・摂食障害・物質関連障害などの治療に用いられ，多くの効果が実証されてきた．また，近年では，身体疾患が抱えるうつ症状や不安のマネジメントに認知行動療法が有効であることがガイドラインに記載された[1]．そこで，本章では，認知行動療法の概要と循環器領域における適応および実践について紹介する．

> ①人間関係や生活環境の中にあるさまざまな背景要因（環境の問題）
> ②振る舞いや態度，行動（行動の問題）
> ③予測や判断，物事のとらえ方，価値観などの思考スタイル（認知の問題）
> ④気分，感情，情緒面（情緒の問題）
> ⑤身体症状（身体の問題）
> ⑥生活活力や興味，関心，動機づけ（動機づけの問題）

A 認知行動療法とは

認知行動療法の基本

　認知行動療法とは，「個人の行動と認知の問題に焦点を当て，そこに含まれる行動上の問題，認知上の問題，感情や情緒の問題，身体の問題，そして動機づけの問題を合理的に解決するために計画された治療法であり，自己理解に基づく問題解決とセルフ・コントロールに向けた学習のプロセスである」と定義される[2]．

　認知行動療法では，患者が抱える問題を，といった観点から構造化して理解しようとする．すなわち，患者がどのような環境の中で，どのように振る舞い，どのように考え，どのような動機づけをもち，そこで彼らがどのような感情や情緒の問題をもち，どのような身体症状を経験しているかという観点から整理するのである．

　このときに，単に問題や症状そのものだけでなく，それらを引き起こしたきっかけが何であるかを考え（先行刺激），どのような問題や症状が生まれ（行動・認知）そしてそうした問題や症状が生じた後に，患者はどのような結果を経験しているか（結果）という三者の関連性を明らかにする（図1，2）[3]．これらの関連性をもとに治療戦略をたてることで，問題と症状の変容を試みるものである．

認知行動療法の目標

　上述したように認知行動療法は，体験や出来

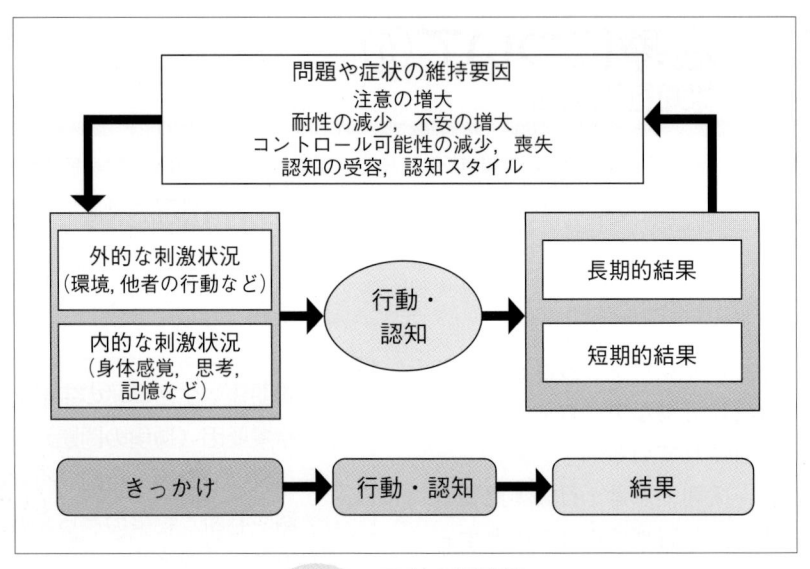

図1 三者の関連性

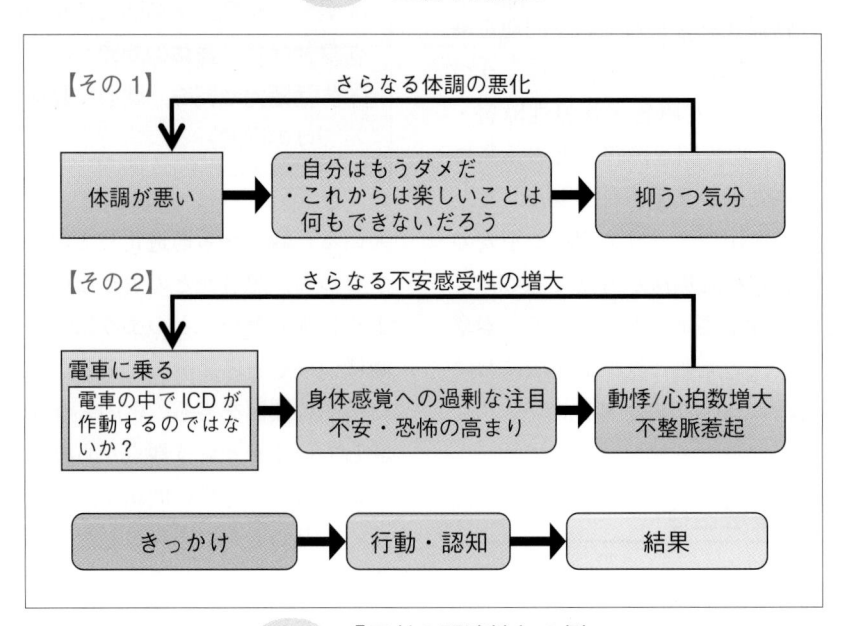

図2 「三者の関連性」の例

事に対する行動や思考（認知）に介入し，その変容を試みる治療であり，その結果，不安や抑うつ症状などの精神症状を緩和したり，適応を促すことが臨床上の目的である．この際，患者が将来起こりうる問題に，自分自身の力で対処する方法を習得できるよう支援する．つまり，単に症状緩和や適応行動の増加を目指すだけでなく，患者のセルフコントロール能力を養うことが，認知行動療法の最終目標となる．

認知行動療法の特徴

認知行動療法は以下の特徴を持つため，多職種協働アプローチとしても優れていると考えら

れる．

①実証性

原点となった基礎理論が実証済みの行動科学の成果であり，さらなる技術的展開も，客観的な検証に対して十分に開かれたものである．たとえば，アメリカ心理学会の第12部会（臨床心理学部会）が，一定の厳しい基準を設定し，「十分に確立された治療法（well-established treatments）」として18の技法を選出した結果，大半は，認知行動療法の関連技法に属するものであった[4]．

②明瞭性

明確でかつ構造化された介入技法として体系化されており，かつそれらが原則的にマニュアルとして記述可能である．

③普遍性

介入技法として適用できる範囲（症状や問題，ニーズ，援助の場や対象の層）が幅広く，かつ，言語や文化，因習，宗教などの違いによって効果が左右されにくい．

④多様性

多様な症状・問題に対応すべく数多くの技法が用意されていると同時に，それらが雑然とせぬよう，パッケージ化という枠づけが進んでいる．

B 認知行動療法の適応範囲

認知行動療法は，精神医学分野において，神経症レベルからうつ病，そして統合失調症と非常に広い範囲の疾患に適応され，その効果が示されてきた．また，心身医学分野においても認知行動療法が応用されている．さらに，日常的なストレスマネジメントにおいても認知行動療法の適応範囲は広がりをみせており，欧米をはじめ多くの国々で使用されている．

近年，精神疾患を伴う循環器疾患患者への介入に対しても認知行動療法の適応が欧米諸国のガイドラインで推奨されるようになった．たとえば，英国国立医療技術評価機構は，「慢性身体疾患を有する成人におけるうつ病の治療と管理」のガイドライン上で心理社会的介入として認知行動療法を推奨している[1]．さらに，アメリカ心臓協会は，通常診療の一貫としてうつ病をスクリーニングするようガイドラインを作成し，うつ病が中等症以上の患者に対する治療として，薬物療法と並び，認知行動療法をあげている[5]．

C 認知行動療法の効果

前述したようなガイドラインの背景には，認知行動療法の治療効果の蓄積がある．たとえば，米国では，認知行動療法を用いた介入がうつ病の合併もしくはソーシャルサポートの乏しい2,481名の心筋梗塞患者の予後に与える影響を無作為比較試験で検証した（the Enhancing Recovery in Coronary Heart Disease Patients study：ENRICHD）．対象者を心理介入群と通常治療群に割り付けし，心理介入群に対しては，最大6ヵ月間（個人セッション11回，可能な場合は，集団セッションを加えた）の認知行動療法を行った結果，心筋梗塞の予後改善を示されなかったが，うつ症状の改善が認められた[6]．また，Davidsonら（2009）[7]の研究では，急性冠症候群患者のうつ病を治療することにより，心血管イベントの発生率が低下することが示された．この研究では，うつ病治療に薬物療法もしくは，問題解決療法（認知行動療法）が用いられた．

また，Kohnら（2000）[8]は，抑うつ症状と不安を抱える可能性が高い，植込み型除細動器

(Implantable Cardioverter Defibrillator：以下ICD）挿入患者[9]に対して，作動への恐怖や回避行動をターゲットとした認知行動療法，ストレスマネジメント，復職支援，のパッケージを9ヵ月間で介入しており，とくに抑うつに対して高い効果を得ている．また，同様に作動への恐怖をターゲットとして，フランスで実施された認知行動療法，問題解決療法，リラクセーションのパッケージでは，不安の改善効果が得られている[10]．さらに，ICD挿入患者は，ICDのショック作動の経験を契機に，外傷後ストレス障害やパニック障害などの精神疾患を発症する可能性が高いことが明らかにされているが[9,11]，これらの精神疾患に対しては，エクスポージャーなど認知行動療法の技法が治療としてすでに認められている．

D 認知行動療法の実践

これまで述べてきたように，認知行動療法は循環器疾患患者のメンタルマネジメントに有効な支援であるといえる．そこで，循環器疾患患者の精神的問題に対して病棟などでの日常診療において認知行動療法を基盤とした介入を行う場合のポイントを概説する．

たとえば，「このまま死んでしまうのではないか」という不安が強い患者や，「もう，いままでのような生活ができない」と落ち込み，治療に対する積極性や生きる喜びが減退した患者など，精神症状が重篤であり，継続的なケアが必要な患者には，患者の不安や抑うつ症状の特徴とその形成・維持・増悪の心理メカニズムについての心理教育を行うとともに，症状の改善のためにどのような対応が必要であるかという認知行動療法の概要についての説明が行われる（心理教育セッション）．次に，患者の症状およびその経過を詳細に把握するためのヒアリング，生活場面における症状の記録（セルフモニタリング）を通して，不安症状や抑うつ症状の変化の特徴についての自己理解を促す．さらには，各種心理検査を実施し，詳細な状態把握へとつなげていく（アセスメントセッション）．そして，このようなアセスメントによって得られた患者の情報について病棟スタッフや心理士が意見交換をしながら患者の状態像を整理し，介入を立案，実施していく．

たとえば，不安が主訴となっている場合は，基本的に①不安コントロールスキルの習得，②不安場面（不安が引き起こされる状況）の整理，③不安場面における対処法の検討，④不安場面への段階的接近，⑤成功体験の蓄積と不安に関連した過剰な考え方の修正というプロセスを繰り返し行いながら活動性を向上し，日常生活への自信を取り戻していくという手順で行われる．一方，抑うつ感を主訴とする場合には，①一日の活動計画を立てて，少しずつ生活のリズムを整えていくとともに，②抑うつ気分の変化と気分に関連した考え方のパターンを整理していく．そして，③気分の落ち込みに関連したうしろ向きな考え方の特徴を把握するとともに，どのように考えることで気分が楽になるかを探索していき，④そのような考えを生活の中でできるだけ意識して思い浮かべることができるように練習していくという手順で行われる．

ただし，循環器疾患患者が抱える精神的問題のレベルは，深刻な問題ばかりではなく，患者の誰もが抱くような一般的な不安やストレスにいたるまでさまざまである．患者の問題のレベルに合わせた質の高いケアを実現するためには，上述した専門的な介入だけで対応することは難しい．そこで，診療やケアで患者に関わる医療スタッフが日常的に不安に対するリラクセーションや抑うつ症状が引き起こすスキル低下の影響を改善するための生活習慣改善アプローチなどを行うことも重要である．

E　おわりに―精神疾患を併発した循環器疾患患者に対する認知行動療法の課題―

　本章では，認知行動療法の概略，さらに精神疾患を併発した循環器疾患患者への適応とその効果，実践について述べた．循環器医療は，先端技術が急速に発展し，患者の生命予後を改善してきた．しかし，一方でこれらの治療が患者に新たなストレス，不安，抑うつ症状などの精神的問題を生み出している．認知行動療法は，精神症状の改善という従来からの目的に加え，認知を変容させ，実生活で役に立つスキルを獲得し，適応行動を高めていくという点においても大きな効果をもたらす．このことは，循環器疾患患者の精神症状を改善するだけでなく，その予防に対しても利用価値が高いことを示唆している．認知行動療法は，精神疾患を併発した循環器疾患患者の治療において多方面からアプローチできる治療・援助技法として，今後，現場でいっそう重要な役割を果たしていくと考える．

　なお，本稿では認知行動療法の実践については，詳しく述べられなかったが，テクニックについてさらに学びたい人は，以下のテキストを参照することをお勧めする．

1 ）鈴木伸一，神村栄一：実践家のための認知行動療法テクニックガイド　行動変容と認知変容のためのキーポイント．北大路書房，京都，2005.
2 ）鈴木伸一：医療心理学の新展開．チーム医療に活かす心理学の最前線．北大路書房，京都，2008.

❖ 参考文献 ❖

1) National Institute for Health and Clinical Excellence: Depression in adults with a chronic physical health problem: Treatment and management. British Psychological Society and Gaskell, London, 2009.
2 ）坂野雄二：認知行動療法．日本評論社，東京，1995.
3 ）坂野雄二：認知行動療法の基本的発想を学ぶ．こころの科学，121：26-30，2005.
4) Crits-Christoph P, Frank E, Chambless DL, et al.: Training in Empirically Validated Treatments: What Are Clinical Psychology Students Learning? Professional Psychology, 26: 514-522, 1995.
5) Lichtman JH, Bigger JT, Blumenthal JA, et al.: Depression and coronary heart disease: recommendations for screening, referral, and treatment: a science advisory from the American Heart Association Prevention Committee of the Council on Cardiovascular Nursing, Council on Clinical Cardiology, Council on Epidemiology and Prevention, and Interdisciplinary Council on Quality of Care and Outcomes Research: endorsed by the American Psychiatric Association. Circulation, 118: 1768-1175, 2008.
6) Berkman LF, Blumenthal J, Burg M, et al.: Effects of treating depression and low perceived social support on clinical events after myocardial infarction: the Enhancing Recovery in Coronary Heart Disease Patients (ENRICHD) Randomized Trial. JAMA, 289(23): 3106-3116, 2003.
7) Davidson KW, Rieckmann N, Clemow L, et al.: Enhanced depression care for patients with acute coronary syndrome and persistent depressive symptoms: coronary psychosocial evaluation studies randomized controlled trial. Arch Intern Med, 170(7): 600-608, 2010.
8) Kohn CS, Petrucci RJ, Baessler C, et al.: The effect of psychological intervention on patients' long-term adjustment to the ICD: a prospective study, Pacing Clin Electrophysiol,

23(4 Pt 1): 450-456, 2000.
9) Sears SF, Conti JB: Quality of life and psychological functioning of ICD patients. Heart, 87(5): 488-493, 2002.
10) Chevalier P, Cottraux J, Mollard E, et al.: Prevention of implantable defibrillator shocks by cognitive behavioral therapy: a pilot trial. Am Heart J, 151(1): 191, 2006.
11) Lemon J, Edelman S, Kirkness A: Avoidance behaviors in patients with implantable cardioverter defibrillators. Heart Lung, 33(3): 176-182, 2004.

VI. 治療について⑥
協働ケア（collaborative care）

東京女子医科大学 医学部 精神医学教室
西村勝治

近年，循環器疾患患者におけるメンタルヘルスの重要性が強調されている．とくに虚血性心疾患患者は高率にうつ病を併発し，うつ病が併発すると生命予後が悪化することが知られている[1]．しかしながらプライマリケアにおいて多くのうつ病が見逃されていること，見逃されなかったとしても十分な治療が行われていないことが繰り返し指摘されてきた．このため，内科医と精神科専門医，あるいは他のメンタルヘルスの専門家（臨床心理士，専門看護師など）がいかに連携するかが大きな課題となっている．近年，北米を中心にさまざまな連携が模索されており，なかでも多職種による協働ケア（collaborative care）はチーム医療の1つのあり方を示すものとして注目されている．

A プライマリケアにおけるメンタルケア：どのように連携し，ケアするか？

うつ病患者の膨大な数を考えると，精神科医だけで対応することは難しい．そもそも多くの患者は精神科への受診に抵抗感が大きいという障壁がある．このため比較的軽症のケースや初期治療に関しては，ある程度はプライマリケア医が担うことが求められ，ここでの適切な対応がその後の精神科専門治療への重要な足掛かりとなる．こうした考えに基づき，プライマリケア医への教育，トレーニングは近年，広く普及しつつあるが，このモデル単独ではほとんど効果が得られないことが知られている[2]．このた

め，メンタルケアを単にプライマリケア医にのみ委ねるのではなく，有用性，費用対効果などを考慮したケア・システムが模索されている．
その1つに精神科コンサルテーション・モデル（psychiatric consultation model）がある[2,3]．このモデルではコンサルトを受けた精神科医のアセスメントに基づき，プライマリケア医が治療するかたちをとる．アセスメントは通常，単回もしくはフォローアップを含めて2回行うことが多い．Katonら[4]はこのモデルに基づいたランダム化比較試験（RCT）を行ったところ，通常のケアをうけた患者に比べて抗うつ薬の処方数が増加し，治療コンプライアンスが向上した．しかしながら同様の5つの臨床研究をメタ解析した結果，うつ病の改善率は通常のケアと比べて必ずしも有効とは言えなかった[2]．

B 協働ケア

こうした試行錯誤を経て，Washington大学のKatonらのグループを中心に発展してきたのが，多職種が連携してケアを行う協働ケアである．このモデルには2つの鍵となる構成要素がある[5]．第一の要素は，専従のうつ病ケアマネージャー（一定のトレーニングを受けた看護師，臨床心理士など）がケアの中心的な役割を担う点である．彼らはプライマリケア医のもとに配置され，うつ病治療をサポートする．具体的には，うつ病と診断された患者に対して病歴などを情報収集し，うつ病に関する教育（ビデ

オや小冊子などのツールが用いられる）を援助し，エビデンスに基づいた治療プランを紹介する．プライマリケア医と協働して治療方針を決定し，治療が始まればフォローアップを行う．フォローアップには標準化された評価尺度を用いた症状と副作用のモニタリング，治療コンプライアンスの確認などが含まれている．第二の要素は，ケアマネージャーが定期的に精神科医のスーパーバイズを受けながら，ケアを進めていく点である[5]．うつ病ケアマネージャー，プライマリケア医，精神科医それぞれの役割を図1に示す[6]．

患者は治療プラン（薬物療法か精神療法か）を選択することができる．薬物療法を選択した場合，エビデンスに基づいたアルゴリズムに従って，選択的セロトニン再取り込み阻害薬（selective serotonin reuptake inhibitor：SSRI）を中心とした抗うつ薬が用いられる．精神療法であれば問題解決療法（Problem Solving Treatment in Primary Care）がケアマネージャーによって実施される．簡易に構造化された技法が用いられており，通常6～8セッションで終了する[5,6]．

段階的ケア・モデル（stepped-care model）（表1）に則って行われる点も協働ケアの重要な要素である[5]．はじめはスクリーニングと予防的介入（レベル1）から開始し，うつ病が顕在化した時点で協働ケアに移り（レベル2），初期治療に反応しない患者には精神科医にコンサルトし（レベル3），それでも改善しない場合には精神科医による専門治療に移行する（レベル4）．このような段階的なケアは英国のNational Institute for Health and Clinical Excellence（NICE）の診療ガイドライン[7]でも推奨されている．

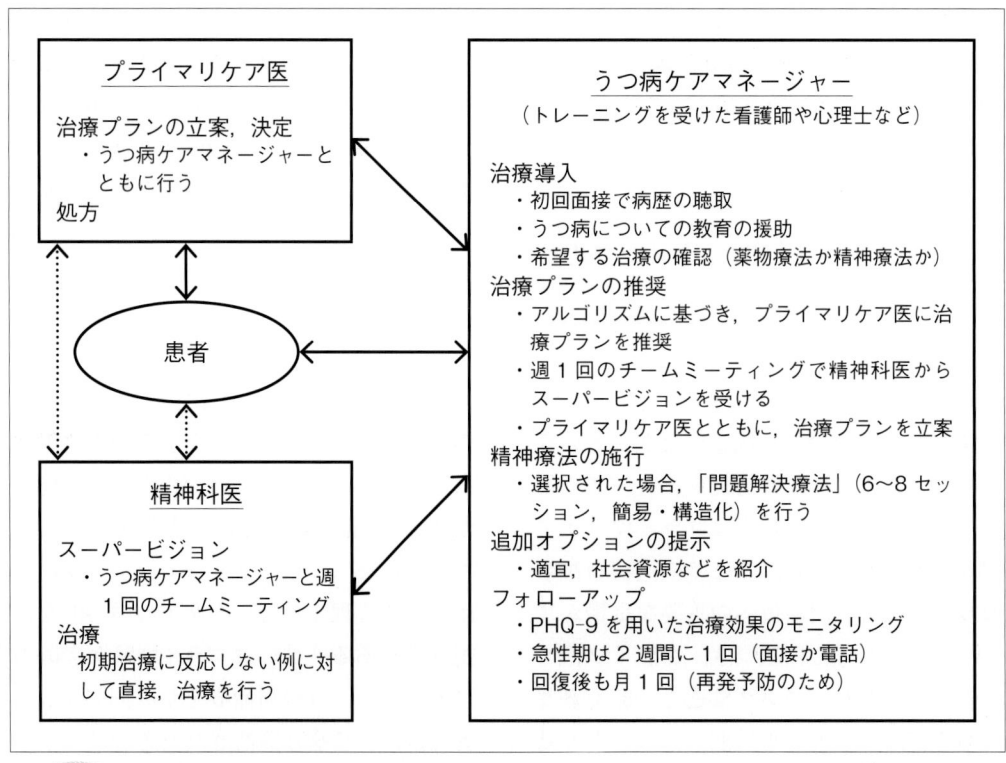

図1 プライマリケアにおけるうつ病に対する協働ケア（IMPACT研究[6]を例に）

```
レベル1（うつ病の予防とスクリーニング）
  ● プライマリケアにおける疾病教育の提供
  ● スクリーニング，診断，予防のためのサービス
レベル2（新たに診断された患者，または再発した患者のケア）
  ● 協働ケア
    うつ病ケアマネージャー（一定のトレーニングを受けた看護師，臨床心理士など）
    を中心としたケア
レベル3*（レベル2によって改善しない患者のケア）
  ● 精神科医へのコンサルト
    精神科医が数回の診察を行い，診断と治療を見直し，患者とプライマリケア医に助
    言を行う
レベル4*（レベル3によって改善しない患者のケア）
  ● 精神科医による専門治療
    薬物療法の強化，電気けいれん療法などの適応について検討
                          *重症例は最初からレベル3以上のケアに導入する。
```

表1 プライマリケアにおけるうつ病の段階的ケアモデル

(Katon WJ, Seelig M: Population-based care of depression: team care approaches to improving outcomes. J Occup Environ Med, 50: 459-467, 2008[5] より一部改変)

C　IMPACT研究

協働ケアがもっとも大規模に行われたものがIMPACT（Improving Mood：Providing Access to Collaborative Treatment）研究である[6]．米国の5つの州，18のプライマリケア・クリニック，450名のプライマリケア医の協力を得て，うつ病・気分変調症を有する1,801名の高齢者を対象として1年間の介入を行ったところ，通常のケアに比べて2倍以上のうつ病の症状改善が得られた他，うつ病治療への導入率，満足度，QOLに有効であったと報告された[6]．長期効果についての報告もあり，介入期間が終了後，1年後にもこれらの有効性は維持されていた[8]．

他の37の研究のメタ解析の結果，協働ケアは短期的（6ヵ月）にも，長期的（〜5年）にも，症状改善に有効であることが確かめられ[9]，さらに費用対効果にも優れていることが報告されている[10]．

D　循環器疾患などの身体疾患に併発したうつ病の協働ケア

協働ケアの対象はさまざまな身体疾患患者に併発したうつ病にも向けられている．たとえばうつ病を併発した糖尿病（Pathways研究[11]），関節リウマチ[12]，がん[13,14]などであり，協働ケアがうつ症状のみならず，各身体疾患に関連した臨床症状やQOLに有効だったと報告されている．

循環器疾患で入院中にうつ病を併発した患者を対象とした研究では，退院時に適切なうつ病ケアを受ける比率がはるかに高かった[15]．一方，うつ病を併発した急性冠症候群患者に対してIMPACT研究の介入方法を適用した12ヵ月のRCTでは，患者に高い満足度が得られ，うつ症状が改善し，さらには冠動脈イベントの再発も少なかった[16]．このようにうつ病に対する協働ケアが予後も含めた循環器疾患の改善にも有用であることが示されつつある．

最後に，協働ケアの介入をうつ病ばかりでな

く，合併した身体疾患自体のコントロールにまで拡大したKatonら[17]の研究を紹介したい．214人を対象とした12ヵ月間のRCTであるが，この研究のユニークな点はコントロール不良の糖尿病あるいは冠動脈疾患にうつ病が合併した患者を対象としたこと，うつ病ばかりでなく，血糖，血圧，脂質のコントロールを目的に服薬アドヒアランスとセルフケア（運動，血糖や血圧の自己モニタリングなど）を支援したことである．ケアマネージャーの看護師は週1回のスーパービジョンを受けながら，患者，プライマリケア医とともにガイドラインに基づいて治療ゴールを設定し，2, 3週に1回の通院日にあわせて患者をフォローアップし，そのつど動機づけのコーチングによって問題解決を促した．この介入によってうつ症状の改善のみならず，血糖，血圧，脂質のコントロールが大幅に改善し，ケアへの高い満足度が得られた．さらに社会的な役割機能やQOLも改善したと報告された[18]．このKatonらの試みは従来の協働ケアの可能性を一歩，進めたモデルと位置付けることができる．

E まとめ

わが国のプライマリケアにおいてメンタルケア・システムの構築はまだ発展途上にある．紹介したような協働ケアを直ちに導入することは，さまざまなリソースの問題から難しいと思われるが，それ以上に，このようなケアの必要性をプライマリケア医，精神科医が共有し，相互に連携しようという意識が必要だろう．

❖参考文献❖

1) Prince M, Patel V, Saxena S, et al.: No health without mental health. Lancet, 370: 859-877, 2007.
2) Cape J, Whittington C, Bower P: What is the role of consultation-liaison psychiatry in the management of depression in primary care? A systematic review and meta-analysis. Gen Hosp Psychiatry, 32: 246-254, 2010.
3) Van der Feltz-Cornelis CM, Van Os TWDP, Van Marwijke HWJ, et al.: Effect of psychiatric consultation models in primary care. A systematic review and meta-analysis of randomized clinical trials. Journal of Psychosomatic Research, 68: 521-533, 2010.
4) Katon W, Von Korff M, Lin E, et al.: A randomized trial of psychiatric consultation with distressed high utilisers. Gen Hosp Psychiatry, 14: 86-89, 1992.
5) Katon WJ, Seelig M: Population-based care of depression: team care approaches to improving outcomes. J Occup Environ Med, 50: 459-467, 2008.
6) Unützer J, Katon W, Callahan CM, et al.: Collaborative care management of late-life depression in the primary care setting: a randomized controlled trial. JAMA, 288: 2836-2845, 2002.
7) National Institute for Health and Clinical Excellence. 8 Depression: the treatment and management of depression in adults (update). 2009. (Clinical guideline 90.) www.nice.org.uk/CG90
8) Hunkeler EM, Katon W, Tang L, et al.: Long term outcomes from the IMPACT randomised trial for depressed elderly patients in primary care. BMJ, 332(7536): 259-263, 2006.
9) Gilbody S, Bower P, Fletcher J, et al.: Collaborative care for depression: a systematic review and cumulative meta-analysis. Arch Intern Med, 166: 2314-2321, 2006.
10) van Steenbergen-Weijenburg KM, van der Feltz-Cornelis CM, Horn EK, et al.: Cost-effectiveness of collaborative care for the treatment of major depressive disorder in primary

care. A systematic review. BMC Health Services Research, 10: 19, 2010.
11) Katon WJ, Von Korff M, Lin EH, et al.: The Pathways Study: a randomized trial of collaborative care in patients with diabetes and depression. Arch Gen Psychiatry, 61: 1042-1049, 2004.
12) Lin EH, Katon W, Von Korff M, et al.: Effect of improving depression care on pain and functional outcomes among older adults with arthritis: a randomized controlled trial. JAMA, 290: 2428-2429, 2003.
13) Ell K, Xie B, Quon B, et al.: Randomized controlled trial of collaborative care management of depression among low-income patients with cancer. J Clin Oncol, 26: 4488-4496, 2008.
14) Strong V, Waters R, Hibberd C, et al.: Management of depression for people with cancer (SMaRT oncology 1): a randomised trial. Lancet, 372(9632): 40-48, 2008.
15) Huffman JC, Mastromauro CA, Sowden GL, et al.: A collaborative care depression management program for cardiac inpatients: depression characteristics and in-hospital outcomes. Psychosomatics, 52: 26-33, 2011.
16) Davidson KW, Rieckmann N, Clemow L, et al.: Enhanced depression care for patients with acute coronary syndrome and persistent depressive symptoms: coronary psychosocial evaluation studies randomized controlled trial. Arch Intern Med, 170: 600-608, 2010.
17) Katon W, Lin EH, Von Korff M, et al.: Collaborative care for patients with depression and chronic illnesses. N Engl J Med, 363: 2611-2620, 2010.
18) Von Korff M, Katon WJ, Lin EH, et al.: Functional outcomes of multi-condition collaborative care and successful ageing: results of randomised trial. BMJ, 343: d6612, 2011.

索 引

【数字・欧文】

2質問法　60, 75, 127
3-methoxy-4-hydroxyphenylglycol
　（MHPG）　40
β_2受容体　30
β交感神経遮断薬　107
β遮断薬　113

A

adaptive servo ventilation（ASV）
　107
American Heart Association
　（AHA）　15, 19
amiodarone　113

B

bi-level PAP　107

C

CCU　141
CHD　19, 21
C-reactive protein（CRP）　37, 104

D

demoralization　138
dexmedetomidine　113
dipper型　105
Disability Adjusted Life Years
　（DALYs）　145
DSM-IV　125

E

ENRICHD　8

G

GR　27

H

haloperidol　116

I

ICSD-2　101
ICU　141
Implantable Cardioverter Defibril-
　lator（ICD）　68, 140, 142, 143,
　144, 145
INTERHEART　82
interleukin-6（IL-6）　37, 104

K

KCCQ　156

L

lidocain　113

M

mandibularadvancement device
　（MAD）　105
methyldopa　113
MHQ　156
midazolam　114
MIND-MAP　83
Mini-international neuropsychiat-
　ric interview（M.I.N.I.）　8, 126
MLHF　156
MR　27

N

New York Heart Association
　（NYHA）心機能分類　58, 68
NO　25
non-dipper型　102, 105

O

OACIS Depression Trial　84
olanzapine　116
Osaka Acute Coronary Insufficient
　Study（OACIS）　82

P

Patient Health Questionnaire-9
　（PHQ-9）　12, 15, 16, 18, 19, 58,
　75, 83
Patient Health Questionnaire
　（PHQ）　16, 17, 18
PEEP効果　105
PHQ-2　12, 17, 58, 83
Primary Care Evaluation of Mental
　Disorders（PRIME-MD）　16,
　126
propofol　114
PTSD　171

Q

QOLへの効果　156
QT延長　21, 92
Quality of Life（QOL）　43, 46
quetiapine　116

R

RAAS　24, 25, 26, 27, 29
riser型　102
risperidone　116
ROS（reactive oxygen species：活
　性酸素種）　27

S

SADHART試験　85
Selective Serotonin Reuptake

Inhibitor（SSRI） 21, 40, 84
Serotonin Noradrenaline Reuptake Inhibitor（SNRI） 40
SF-36 156

T

the Beck Depression Inventory（BDI） 82
the Sertraline Anti Depressant Heart Attack Randomized Trial（SADHART） 8
TNF-α（Tumor Necrosis Factor-α） 105

V

VIP ニューロン 32

W

WHO 42, 145

Z

Zung Self-Rating Depression Scale（SDS） 82

【和文】

あ

顎形成術 105
アセスメント 174
アセタゾラミド 107
アデノイド摘出術 105
アドヒアランス 21, 60, 64
アドレナリン 4
アドレノメデュリン 23, 26
アルコール離脱 113
アルドステロン 24, 25, 26, 27, 28, 104
アンジオテンシンⅡ 104
アンジオテンシン変換酵素阻害薬 107

い

息苦しさ 132
意識混濁 141
意識障害 141
意識変容状態（altered state of consciousness） 167
異状死届け出 95
移植医療 94
一酸化窒素（Nitric Oxide：NO） 23, 38
いびき 103
易疲労感 131
意欲（の）低下 33, 131, 142
院内心停止 95

う

植込み型除細動器（ICD） 68, 140, 156
うつ 6, 58, 68, 121
うっ血性心不全（congestive heart failure：CHF） 37
うつ状態 37
うつ病 6, 51, 112, 130, 131, 132, 134, 140, 142, 145, 149, 171
うつ病ケアマネージャー 177
うつ病性障害 16
うつ病のスクリーニング検査 12
運動耐容能 156
運動療法 154

え

エチゾラム 142, 144
遠心性連絡網 32
延髄弧束核 32
エンドセリン 23
延命 94

お

嘔気 132

か

開胸術後 155
介護 134
概日リズム 30
カウンセリング 133, 143, 145
過活動型（hyperactive type） 110
学習理論 171
拡張期血圧 52
仮面うつ病 126
簡易精神療法 7
簡易ポリグラフ検査 103
冠動脈疾患（CHD） 15, 73
冠動脈バイパス手術（coronary artery bypass grafting：CABG） 114
冠攣縮 23, 25
緩和ケア 94

き

希死念慮 122, 131, 142
気分安定薬 148
気分障害 15, 16
気分の日内変動 122
気分変調症 17
求心性連絡網 32
急性心筋梗塞（AMI） 21, 73, 140
救命 94
狭心症 140
胸痛 131, 140
協働ケア（collaborative care） 177
強迫性障害 171
恐怖感 140, 143
胸部苦悶感 131, 132
興味や関心の低下 122
興味・喜びの減退 131
虚血性心疾患 145, 154
虚血性心疾患の二次予防 83

巨舌　103
起立性低血圧　132

く

グルココルチコイド受容体（GR）　26, 28
グレープフルーツ　31
クロノミクス　34

け

経鼻的持続陽圧呼吸療法（Continuous Positive Airway Pressure：CPAP）　105
経皮的動脈血酸素飽和度（SpO2）モニター装置　103
血圧日内変動　53
血管内皮細胞機能障害　104
血漿脳性ナトリウム利尿ペプチド（Brain natriuretic peptide：BNP）　104
血小板　40
血小板活性　84
血小板凝集　105
血糖調節　31
健康　42
倦怠感　131

こ

抗うつ薬　132, 133, 134, 142
口蓋垂軟口蓋咽頭形成術（UPPP）　105
口乾　103
交感神経　23, 26, 27, 28, 53
交感神経活動　104
交感神経系　23, 25, 26, 29, 167
口腔内装置（oral appliance：OA）　105
高血圧　51
高次中枢神経細胞　31
甲状腺機能亢進症　134
抗精神病薬　92
向精神薬　132, 133, 141, 146
高炭酸ガス血症　104
行動変容　171
抗不安薬　92, 132, 133

抗不整脈薬　113
高齢者　64
呼吸苦　131, 133
呼吸障害指数（respiratory disturbance index：RDI）　104
誤作動　140
骨形成　30
コルチゾール　26, 27, 28
混合型（mixed type）　110
コンサルテーション　136
コンサルテーション・リエゾン　136, 140, 141

さ

サイトカイン　31
酸化ストレス　104
三環系抗うつ薬　21, 54, 142, 147
酸素飽和度低下指数（oxygen desaturation index：ODI）　103
酸素療法（home oxygen therapy：HOT）　107

し

ジギタリス製剤　113
自己効力感　159
自己弛緩法　167
自殺　134
自殺企図　133
自殺者数　135
支持的精神療法　92
視床下部-下垂体-副腎皮質軸（HPA 軸）　4
視床下部視交叉上核　30
視床下部室傍核　33
自傷行為　135
視床室傍核　33
自責感　131, 133, 134
事前指示　98
シタロプラム　21
しびれ　133
死別反応　132
社会保障　45
社交不安障害　130
周期性四肢運動障害　104
収縮期血圧　51
重症例の全例把握　95

終板器官　32
終末期　94
終夜睡眠ポリグラフ検査（Polysomnography：PSG）　103
手術後　140
術後せん妄　113, 114
受動的注意集中（passive concentration）　169
シュルツ（Schultz, J. H.）　167
循環器疾患の末期状態　94
小うつ病　17
小うつ病性障害　19
障害年金　134
焦燥感　131, 134
食欲低下　131
自律訓練法（Autogenic Training）　167
自律訓練法の公式の進め方　169
自律訓練法の消去動作　169
自律訓練法の標準練習　167
自立訓練法の標準練習公式　168
自律神経活動　31
自律神経系　32
自律神経系-内分泌系-免疫系　30
自律神経制御中枢　31
心移植　107
心筋虚血　104
神経体液性因子　23, 29
神経・内分泌・免疫系の統括的調節中枢　33
心血管イベント　105
腎交感神経活動　31
心臓移植　88
心臓再同期療法（CRT）　107
心臓手術後　155
心臓リハビリテーション　21, 154
身体表現性障害　130
心不全　58, 140
心不全末期状態　96
心理教育　133
心理教育セッション　174
心理査定　144

す

睡眠呼吸障害（sleep disordered breathing：SDB）　102
睡眠障害　122

スクリーニングツール　15
頭痛　103
ストレス　4, 156
ストレスマネジメント　156
スピリチュアリティ（spirituality）　43
スピリチュアル（spiritual）　43, 44
スピリチュアルケア　45
スピリチュアルペイン　45
スルピリド　142

せ

生活指導　105
生活の質　46
生活保護　134
精神運動抑制　122
精神科コンサルテーション・モデル　177
精神的ケア　140
精神的な効果　154
精神的なサポート　95
生命倫理　95
摂食障害　132, 171
セルトラリン　21
セルフ・コントロール　171
セルフコントロール能力　172
セルフコントロール法　167
セルフモニタリング　174
セロトニン再取り込み拮抗薬　77
セロトニントランスポーター（5-HTT）転写調節領域　84
セロトニン・ノルアドレナリン再取り込み阻害薬（SNRI）　92
全人（的）医療　44, 145
選択的セロトニン再取り込み阻害薬（selective serotonin reuptake inhibitor：SSRI）　54, 61, 92, 178
全般性不安障害　130
せん妄（delirium）　91, 92, 110, 138, 140, 141, 142

そ

臓器提供　95
臓器の移植に関する法律　88
双極性障害　16, 17, 19, 130, 150
躁病エピソード　18
組織依存性末梢時計　34
組織傷害　23, 27, 28
ソーシャルサポート　160

た

体位療法　105
大うつ病　88
大うつ病性障害　16, 20, 37
体重低下　131
大動脈弁置換術　143
体内時計　31, 33
体内時計の分子機構　31
タイプA行動パターン　73
タイプA性格傾向　5
タイプD性格傾向　5
大量服薬　133, 134, 135
多職種協働アプローチ　172
多職種チーム　95
多職種連携　136
段階的ケア・モデル　178
単極性大うつ病　145

ち

チェーン・ストークス呼吸（Cheyne-Stokes respiration：CSR）　103
チーム医療　46, 145
中枢神経系　167
中枢性睡眠時無呼吸（central sleep apnea：CSA）　102
中性催眠状態　167
中途覚醒　143
昼夜逆転　143
治療アドヒアランス　159
治療差し控え　94
治療抵抗性高血圧　104
治療の中断　94
治療不遵守　91

て

手足のしびれ　132
低活動型（hypoactive type）　110
定型抗精神病薬　146
低酸素血症　104
敵意性　73

適応障害　88, 90, 131, 132, 140
デバイス　68
転倒　142

と

動悸　130, 131, 133, 134
動機づけ　171
統合失調症　19, 149
トリアゾラム　143

な

内分泌系　32
ナトリウム利尿ペプチド　23, 25, 29

に

二次性OSA　103
二次性精神障害　136
日本臓器移植ネットワーク　89
入眠導入剤　92
認知　144
認知機能障害　91
認知行動療法　8, 19, 21, 62, 133, 156, 170, 171
認知症　18, 112
認知障害　63
認知的特徴　170

ね

眠気　103

の

脳死臓器移植　88
脳由来神経栄養因子（Brain-derived neurotrophic factor：BDNF）　38
喉のつまり感　131
ノルアドレナリン　4
ノルアドレナリン再取り込み阻害薬　55
ノンコンプライアンス（治療不遵守）　90

は

肺動脈圧　104
パーソナリティ障害　19
パーソナリティの特徴　170
発癌　33
発汗　131
発達障害　132
パニック障害　124, 130, 133, 171
パロキセチン　142, 143

ひ

冷え症　170
光照射　32
ヒスタミン受容体　31
非定型抗精神病薬　141, 147
否認　90, 143
肥満　103

ふ

不安　6, 7, 33, 62, 68, 90, 121, 131, 133, 134, 154
不安感　130, 155
不安障害　131, 171
不安状態　140
負帰還システム　103
副交感神経　23, 25, 53
副交感神経系　25, 167
不整脈　68, 140, 144
物質関連障害　171
不眠　130, 131
不眠の改善　170
フルニトラゼパム　142
フルボキサミン　84

へ

米国心臓協会　15
閉塞性無呼吸症候群（obstructive sleep apnea：OSA）　101
ベンゾジアゼピン系薬剤　113, 116
ベンゾジアゼピン系薬物　148
扁桃肥大　103

ほ

包括医療　46
包括的介入　156
補助人工心臓　89
ボディ・イメージの変容　143, 144
ホリスティック医学　44
本人の意思　95

ま

末期医療　95
末期心不全　85
慢性心不全　154, 155

み

ミネラル（鉱質）コルチコイド受容体（MR）　24, 26, 28

む

無呼吸低呼吸数（apnea hypopnea index：AHI）　101

め

迷走神経　32
メタボリック症候群　30, 32
めまい　132
免疫-神経応答システム　32
メンタルマネジメント　174

も

網膜　32
問題解決療法　178

や

薬剤惹起性うつ病　18
薬剤性せん妄　113
薬剤性パーキンソン症候群　141
薬物療法　133

ゆ

有酸素運動　21

よ

ヨーガ療法　164
予期不安　123
抑うつ　33, 73, 154
抑うつ気分　122, 131
抑うつ症状　90, 122
抑うつ状態　133, 140, 142, 144, 145
抑うつ度　51
予後改善効果　154
予後規定因子　83, 155

ら

ラベンダー　31

り

リエゾン　136
リエゾン精神看護師　144, 145
力動論的な治療　170
リストカット　135
リワークプログラム　134
臨床心理士　143, 145
倫理アシスタント　95
倫理アドバイザー　95

る

ルーテ（Luthe, W.）　167

れ

レーザー口蓋弓口蓋垂形成術（LAUP）　105
レニン-アンジオテンシン-アルドステロン系（RAA系, RAAS）　4, 23, 104
レプチン　30, 105

わ

ワーファリン　142

● 内容紹介 ●

　本書は，循環器疾患と精神疾患の併存に関する知見を，内科医の臨床に役立つようまとめたものである．内科医が最低限知っておきたい精神疾患の基礎知識，本書では特に循環器領域でよくみられる症候について，患者への対応，治療も含み，わかりやすく解説している．

　構成は第1章概論，第2章各論，さらに第3章精神科入門編，トピックスと続いており，各稿には症例やピットフォールも多く掲載．

　内科医と精神科医，さらには関連領域の専門職種とが，どのように連携をとっていけばよいのか，連携の具体的ポイントを列挙した．

©2013　　　　　　　　　第1版発行　　　2013年1月7日

内科患者のメンタルケアアプローチ
―循環器疾患編―

（定価はカバーに表示してあります）

検印省略	監修	樋口　輝彦
	編著	桑原　和江
		伊藤　弘人

発行者　　　林　　峰子
発行所　　　株式会社　新興医学出版社
〒113-0033　東京都文京区本郷6丁目26番8号
電話　03(3816)2853　　FAX　03(3816)2895

印刷　大日本法令印刷株式会社　ISBN 978-4-88002-732-6　郵便振替　00120-8-191625

・本書の複製権・上映権・譲渡権・公衆送信権（送信可能化権を含む）は株式会社新興医学出版社が保有します．
・本書を無断で複製する行為，（コピー，スキャン，デジタルデータ化など）は，著作権法上での限られた例外（「私的使用のための複製」など）を除き禁じられています．研究活動、診療を含み業務上使用する目的で上記の行為を行うことは大学、病院、企業などにおける内部的な利用であっても、私的使用には該当せず、違法です。また、私的使用のためであっても、代行業者等の第三者に依頼して上記の行為を行うことは違法となります。
・JCOPY〈(社)出版者著作権管理機構　委託出版物〉
本書の無断複写は著作権法上での例外を除き禁じられています．複写される場合は、そのつど事前に、(社)出版者著作権管理機構（電話 03-3513-6969、FAX 03-3513-6979、e-mail : info@jcopy.or.jp）の許諾を得てください．